杂症治验秘钥

许彦民　著

中国中医药出版社

·北 京·

图书在版编目（CIP）数据

杂症治验秘钥/许彦民著．— 北京：中国中医药出版社，2019.6
（2020.1重印）
ISBN 978-7-5132-4799-3

Ⅰ．①杂… Ⅱ．①许… Ⅲ．① 中医临床—经验—中国—现代
Ⅳ．① R249.7

中国版本图书馆 CIP 数据核字（2018）第 047019 号

中国中医药出版社出版

北京经济技术开发区科创十三街 31 号院二区 8 号楼
邮政编码　100176
传真　010-64405750
山东百润本色印刷有限公司印刷
各地新华书店经销

开本 880×1230　1/32　印张 13.25　字数 310 千字
2019 年 6 月第 1 版　2020 年 1 月第 2 次印刷
书号　ISBN 978 - 7 - 5132 - 4799 - 3

定价　56.00 元
网址　www.cptcm.com

社 长 热 线　010-64405720
购 书 热 线　010-89535836
维 权 打 假　010-64405753

微信服务号　**zgzyycbs**
微商城网址　**https://kdt.im/LIdUGr**
官 方 微 博　**http://e.weibo.com/cptcm**
天猫旗舰店网址　**https://zgzyycbs.tmall.com**

如有印装质量问题请与本社出版部联系（010-64405510）
版权专有　侵权必究

序 一

　　许公彦民兄，唐山人氏，河北省高等教育自学考试中医专业毕业。1970年因病自学中医，精研《黄帝内经》《伤寒论》《金匮要略》《温病条辨》《脉经》及本草和方剂类等中医典籍。1979年参加全国民间中医转全民的中医考试，获唐山地区第一名，被转正至唐山市房管局卫生所工作。1987年，留职停薪自办中医诊所。2007年应邀赴英国伦敦牛津街51号中医馆及Weste-Hampstead诊所从事中医诊疗。2010年应邀去乌克兰卢甘斯克某中医诊所、卢甘斯克儿童医院从事中医临床工作。2011年春回国后又应患者的强烈请求，创涌泉中医馆于唐山市路南区文化南北街盛泰庄园。

　　先生积四十余年"临证不忘读书，读书不忘临证"之求索，在临床方面，对胃病、哮喘、颈椎病、腰椎病、肝炎、胆结石、结肠炎、冠心病等病的治疗积累了丰富的经验。晚年精研食管癌、贲门癌等癌症的中医治疗，获效显著；其对三叉神经痛的治愈率极高；脑栓塞后遗症病程未超过半年者，疗效颇佳；重症肌无力、风心病等，亦验案累累。先生临床经验十分成熟，颇资同道参考。

先生不仅勤于学习，善于治疗，且长于总结。先生在《亚太传统医药》等期刊发表《天人相应是中医学的精髓》《足三里考》等论著多篇，在中国中医药报主办的《中国中医药论坛》(现《全球中医药论坛》)开设特色专栏。且做客央视网《华人频道·名医堂》，以《中医什么病治不好》为题，用医验实例驳斥"中医不能治病"；做客央视网《养生频道·人物访谈》以《开启疑难病的钥匙》为题，谈冠心病、癌症、三叉神经痛的中医治疗经验、养生经验。

近闻先生又将四十年的临床积累，择其要者，整理成册，洋洋洒洒，数十万言，名之曰《杂症治验秘钥》。杂症者，疑难杂症之谓也；秘钥者，先生独得之秘也。以此独得之秘，理疑难复杂之症，如钥开锁，故按图索骥，则证易识而治易效。综观全书，其独得之部分，既有中医医理、诊法、治则、方、药等诸内容，亦有临证心法与独得之验案。如临证碎语部分诊法之《论阴虚脉及舌》："患者阴虚而兼有寒证……而是紧中略带小数，寒盛者甚至不数，是迟而散大无根。阳盛寸脉实，阴盛尺脉实，在难以断定患者的脉象是否细数的情况下，可以以此定之。总体上，寸脉实而尺脉虚，关上盛而关下弱，阴虚可知，于

2

阴虚脉茫然者，以此鉴之。心肺为阳，寸部查之；肾脏为阴，尺部查之……脉见散大或者浮大而散，阴虚证。为何？阴者藏精而起亟，趋向内，收而敛，散大、浮大者，阴血不足，不能下潜敛纳，虚阳浮游于外，故脉散大。脉浮而模糊，重按不足，此亦是阴分不足……阴虚兼血虚，也就是阴血不足，舌上常有裂纹，裂痕在舌的上部，为心脾阴血不足；在中部，为肝阴血不足；在根部，属肾阴血不足。凡是舌上裂纹之阴血不足，较为难治，要辅助以养血，阴血同性，相互为用。此外，常常要补肾之阴血，以滋阴血之根。地图舌，亦为阴虚舌象，常是阴虚夹有湿邪。阴虚则无苔或苔少，湿邪当苔厚，两相搏击，故为地图舌，无苔处阴虚，有苔处湿显……有些严重疾病，阴虚血热而水肿，阴液将亡时也可以见到镜面舌，随着阴虚象被扭转，舌苔会很快出现且逐步变厚……显示出水肿的面目。这也可以提示医者，严重阴虚有水肿，先治阴虚，后治水肿。如阴太虚时再强行利水，必亡阴而不治。"则其观察之细，体会之深，对临床指导意义之大，可以概见。又如杂症治疗心得部分之《重症抑郁症多阳虚论》《火毒为癌因之首》《从中医学角度谈恶性肿瘤与良性肿瘤的区分》等篇，其独得之秘，可见一斑。相信此书之出版，必然嘉惠医林，造福社会，纸贵洛阳矣。

读稿毕，先生邀为序。自古作序者，非位高即学富之名人，借其名、位、学识以高其信。吾一民间医，位贱学浅，反附先生大著以传名，上苍其待我也厚矣。念及此，感恩之心遂生。感恩彦民兄！感恩读者包容！好在原书诸在，可以复案！是为序。

胡不群

2018 年 7 月 8 日

序 二

九州生气恃风雷，万马齐喑究可哀，

我劝天公重抖擞，不拘一格降人才。

175年前，清代著名诗人龚自珍创作了一组诗篇，共计300余首，此其中之一，为今人熟诵者，其振聋发聩之势，百余年不颓。

1979年，百废待兴，国家卫生部出台了招聘民间中医药人才的英明决策，不拘一格选人才，万名身怀岐黄奇技的民间人才荣登公有制金榜。

2008年，我在中医论坛曾发一帖"关注七九国拔才"，有言："时光流逝，白驹过隙，倏忽三十年快过去了，这批七九国拔的中医也'上道'三十年了，据笔者所知，其中不乏佼佼者，早已成为各地的中坚力量，希望关注这批国拔中医人才的成长……"本书作者许彦民先生，七九国拔之精粹者也。多年前，与先生邂逅于中医药论坛，网上交也，文字交也，中医药事业患难交也！当国内少数别有用心者掀起"废除中医"波澜、黑云压城之时，先生直立滩头，著文痛批，见字识人，知必为负嵚崎磊落之才，怀真情性之士；后每瞻高论，均不囿俗套，语出警人，知其乃有真见解者。待见先生走英伦、赴俄邦，又知先生是胸蓄鲲鹏之志者也。近年诊务稍繁，上坛见疏。一日忽得先生言示，其大著方成，屈尊索序。余一僻壤穷士，何德何能？然见先生之诚，且念多年先生推举之恩，自不敢推托。拜读彦民先生自序，身世经历感人；详览书稿目录，针砭之题每见；复阅载案之目，又多言我心声，拨我之迷障，醒我之耳目，真医者鉴镜也！聊赘陋言，虽充南郭不忌焉。

却波渔翁
甲午夏草成

自　序

小时候我是个体弱多病的孩子，上学的时候三天两头打针吃药。我的国文比较好，古文背诵起来朗朗上口。

到了青年时代下了乡，本来以为在农村锻炼一下，也许身体会强壮起来，没想到一场更严重的疾病袭来。

由于劳累，我患上了风湿性心肌炎，但这是在我病情严重到四肢都不能动的情况下住院治疗才确诊的。

住院时医生给我用了地塞米松，我的病情转轻，可以慢慢下床活动。但是，出院后病情没有继续好转，反又严重起来，历经市内数位名中医治疗，寸效皆无。后来母亲从老家农村请来一位老中医，吃了他的药我才逐渐好转。

偶然一次，我在新华书店看到了自学中医的书籍，买了两本，一本是《中医学基础》，一本是《濒湖脉学》，就是这两本书把我引上了自学中医之路。

1970年春天，我开始自学中医，奇怪的是，那些古文、阴阳、五行之类难不住我，《濒湖脉学》那些脉的体状、主病诗文，我很快就背得烂熟，大概得益于我的国文尚有些功底吧。

我开的第一张方子是给父亲的。父亲患有高血压，经常服用些中药，他看我整天给人诊脉，说"你也给我诊一下试试，开个方子，我找人给你鉴定一下"，于是我开出了平生第一张方子。这是一首平肝潜阳的药方，目的是治疗父亲的高血压眩晕症。第二天父亲回家时眉开眼笑，说"我找中医院的中医看过了，你开的方子可以使用"。

1973 年，我经常在民间给人诊疾治病，许多人反映效果还不错。街道里有一位无儿无女的五保户老太太患了腿痛，我给她针刺七八次，用了一些中药，治好了她的病，老人给我买了些礼物作为答谢，我的医名渐渐传播开来。但是，这在当时只能算作"非法行医"，成为一名真正的中医大夫还是遥不可及的事情。

直到 1979 年，百废待兴，中医界后继乏人的现状引起了党中央的重视，卫生部发布了要在全国招考一万名民间中医（包括在集体单位招考已经从业的中医）的消息，我兴奋地报了名。当时要求报名者的最小年龄要三十岁，可我只有二十九岁，向报名处的工作人员特别说明情况后才勉强登记上。

我参加的是河北中医学院的考试。最先进行的是综合考试，我得了 50.3 分，这个成绩居然是唐山地区几百名考生中的最好成绩，因此顺利进入复试，最终于 1981 年被正式录取。我结束了当时的民间中医生涯，步入国家正式医药人员队伍，进入单位卫生所工作。

由于卫生所的医疗范围比较局限，为了锻炼自己，1987年，我停薪留职在老家自办中医诊所。自办诊所期间，我积极实践，对多种疾病积累了宝贵的治疗经验。

我们那里的乡村百姓有个习惯，到了诊所把手一伸，看你能不能从脉象上说出些什么，如果不能，他们常常起身就走。这样的环境很能锻炼人，逼着我在脉诊、舌诊上下了很大功夫。此外，我还自己研究了一套特殊的诊断方法，就是通过观察人的手指和脚趾来判断疾病，此方法直观、简便、实用。这段时间最为突出的收获是在各种胃病、冠心病、脑卒中后遗症、腰腿疼痛、颈椎腰椎病、眩晕、肝胆病、妇科疾病等的治疗方面积累了较多的经验。1987—2002年，我在自办诊所里度过了十余载岁月。

那么我的中医研究有哪些收获呢？

在实践中，我经过十余年不懈的探索，发现了一些针对性较强的新穴位，不仅能够延缓或治愈一般的脑动脉硬化，而且用于治疗脑栓塞也十分有效。

在中草药应用方面，我总结出不少治疗三叉神经痛的经验。应用中药治疗肝癌、肺癌、贲门癌、食管癌等也取得了一些进展。在治疗晚期癌症并发弥散性血管内凝血（DIC）方面总结出一些规律性的内容。治疗肝硬化、抑郁症、过敏性哮喘、溃疡性结肠炎、脑萎缩、心肌梗死、脑梗死、末梢神经炎、腰椎间盘突出、子宫腺肌病等疑难杂症的技术也日趋成熟。

  时光荏苒，我从医已三十余年，也曾游历欧亚数国，临床实践中也算有些积淀和收获，现将从医以来治疗疑难杂症的经验编辑成册，冀望能对中医人有一点启发和帮助。医海无边，学无止境，书中纰漏与不足之处，敬望杏林同道批评指正。

许彦民

二〇一八年秋月

目 录

引 言

人间百态，欲望横流，孜孜汲汲，名利是物，
崇末抑本，愚智可睹。生命苦短，譬如朝露，
蝼蚁春秋，朝菌晦朔，白云悠悠，良可惶怖。

红尘滚滚，庸人处处，纵情犬马，恣意戏游，
酒色财气，浑浑汩汩。昆仑倾倒，玉殿折柱，
悔恨交重，泣跪神冥，临时佛脚，焉能验附？

天佑中华，福祉黎庶，中医斯立，解民疾苦。
吾及幼年，体弱禀赋，数次危厄，国医拯救。
心存涕零，诚惶诚恐，遂立大志，仇雠二竖。
不慕浮云，心在安度。研习岐黄，朝朝暮暮，
手不释卷，身心尽赴，亦有所得，如醉如慕。

渐能悟道，其乐潇潇，渐能纵横，其乐融融，
愈病救人，求索执着。

精研诊断，风格独树，体察针灸，以身验赴。
继旧掘新，心诚志笃。疑难杂症，颇多领悟。

收获日丰，皇天不负。

天生耿介，孑然孤独，友有三五，不入流俗，
座上千古，乾坤宇宙，把酒临风，得意踌躇。

年逾花甲，怜心愈露，忍见朋辈，猝登仙途，
妻子羸弱，总角无助，白发绝望，悲怆呼诉。
冷雨凄风，何甚殊路？

愿以有生，膜拜圣度，慈航广济，鞠躬尽赴，
倾尽绵薄，未敢疏忽，间或有得，不揣鄙陋，
愧登大雅，同仁共目。

直人快语，难避谬误，敬请疏正，恭谢贤诸。

临证碎语

癫狂的病机为痰郁于胆

胆为奇恒之府，与肝为表里。胆主少阳，其气升发，气机的升降出入通过少阳枢转才能完成，所以胆具有通达表里上下、斡旋升降枢机之重要作用。《脾胃论·脾胃虚实传变论》说："胆者，少阳春升之气，春气升则万物化安，故胆气春升，则余脏从之。"五脏六腑、四肢百骸无不因胆气而富于生机。

《素问·灵兰秘典论》曰："胆者，中正之官，决断出焉。"胆经起始于头部，关乎人体精神和思维活动。胆经穴位尤其是头部穴位，对人的神志思维、精神状态有良好的调节作用。人的思维活动是通过精、神、魂、魄、意、志、思、智、虑等各个环节来完成的，以心为主导，心与胆经络相连。《灵枢·经脉》曰："心手少阴之脉，起于心中……是主心所生病者，目黄胁痛。"《医学入门》称："心胆相通，心悸怔忡，宜温胆汤……"肝主谋虑，但还要通过胆气之刚果，故"胆主决断"。

《景岳全书·杂证谟》有"癫狂痴呆"专篇，指出了本病由"郁结、不遂、思虑、惊恐"等多种病因渐致而成，且临床表现具有"千奇百怪、变易不常"的特点，并指出本病病位在心及肝胆二经。

在临床中，凡是有精神障碍的患者，或癫病或狂病，其脉有一个共同特点，就是"滑"象。不仅是脉象，如果触摸患者的手心或皮肤，也会感到滑腻如膏如脂，这就是中医学所说的"痰浊"之象。凡是有精神分裂症一类疾病的患者，其脉多有"滑象"，而有精神、神经功能障碍的患者，如果脉不滑、无痰象，其病势通常不会发展为精神分裂症，或者即便存在精神问题，病情也较轻，例如失眠症、紧张症、焦虑症、强迫症等皆是如此。

痰郁于胆，极容易患癫狂症。其轻者，夹有热邪伤阴，则出现失眠、健忘、紧张、焦虑或极易恼怒（这里的紧张、焦虑、强迫是精神分裂症的一类表现，与纯粹的紧张、焦虑、强迫症等神经症有着本质的不同）。其重者，性情暴躁无常，痰盛而兼有阴盛阳虚，则表现为抑郁、消沉、自卑、恐惧、善惊、噩梦连绵不断，或心地狭窄，为了一点小事耿耿于怀，对前途悲观绝望。两者证候严重都可能发展为精神病，只不过一个是"癫"，一个是"狂"。重阴者癫，重阳者狂。其狂者如躁动多言、易怒、叫唱跑跳，甚至毁物伤人，通宵不眠，骂詈不避亲疏，甚至登高而歌，弃衣而走，逾垣上屋。其癫者，沉默呆痴、语无伦次、哭笑无常、表情淡漠。二者皆有幻听幻视和被害妄想，相当于西医学的精神分裂症之类。

我最初学习脉诊时，掌握了脉滑是由于痰浊对人体的影响后，发现几乎所有精神病患者都有滑脉，都为痰浊作祟。但是，具体是哪一脏、哪一腑受邪最重呢？按照传统理论，心主神，是不是心气最受影响？寸关尺三部脉，左寸为心，应该受影响最大，但经过反复的脉诊实践，我断定是胆脉，也就是左关下（左关脉分为二部，上属肝，下属胆，邻近手部为上）最易受影响，精神病患者的胆脉最容易出现"滑象"。

一次，我给一个患痛经的小女孩诊病，发现其左关下部脉滑甚，根据以往的经验，我怀疑其精神状态有问题，便询问了她的母亲，得知她的父亲是因患精神病而去世的，而这孩子也有哭笑无常的症状。

又一次，我出诊，患者的几个儿女也找我诊脉，我发现其二儿子胆脉滑，便嘱咐患者注意他的精神问题，患者表示他确实有些症状。第二年夏天，患者的二儿子因为婚姻不如意导致精神分裂症发作。

　　我临床诊断的精神分裂症患者，无一例外都在胆脉诊察出"滑象"。经过反复临床脉诊实践，我确认这个观点不会错。左脉关部下胆脉有"滑"象，人的精神极易出现问题，易罹患精神分裂之类的疾病。已经患有精神分裂疾病的患者，其胆脉肯定是"滑象"。

　　为什么痰郁于胆会得精神分裂症呢？我认为原因有三：①胆经络于脑，胆的气血参与了脑功能的一部分。②心胆关系密切，如前所述，少阴之脉起于心中，心胆相通。心主神志，胆主决断，功能相互辅助。③少阳胆气为升降之枢机，能协调脾胃的消化功能，胆气一虚，脾胃功能失和，运化失职，极易产生痰浊，而痰浊迷惑神志是癫狂的根源。简单一句话，就是"胆虚易令痰浊内生而产生精神问题"。

　　西医学认为，精神分裂症患者的脑部结构与正常人相比没有异常之象，精神分裂症属于功能性精神障碍，即以当前的科学水平还未能发现患者的脑部有明显的形态学改变或肯定的生理生化改变。也就是说，中医学所谓的"痰邪"造成了脑功能异常，在西医学还找不到证据。西医学多把其归结为"心理因素异常"所致。弗洛伊德的心理学说尤其如此。我认为这是一个误区，相信西医学终究有一天会发现中医学所说的"痰浊"在人的大脑里的具体表现，进而从根本上揭示精神分裂症的病因和病理。

小议邪气致病对人的情志影响

　　病邪（或称致病因素）对人的性格、情志、精神状态有一定的影响，早在《内经》中就已有论述。《素问·风论》说"肝风之状，……善怒，时憎女子。"《脉经》卷六云："肝病，胸满胁胀，善恚怒，叫呼。"结合中医学理论，我在长期的医疗实践中发现，风、寒、湿、火、痰浊、瘀血等病邪对人体的情志和精神状态确实有深刻的影响。以下做一简要综述（注意，如果邪气轻微，人的情志不会明显变化，只有致病邪气较强时才有可能形成一定的影响）。

1. 风邪壅盛致病的情志特点：性急，做事没有耐性，烦躁，易怒，易吼叫，情绪易变，不喜交友，社交能力差，因小事容易反目，时常牢骚满腹，性刚，不惧权势，性格冷酷。

2. 寒邪壅盛致病的情志特点：性格沉静，内向，自卑，不易动怒，情绪较缓慢。易胆怯，魄力不足，情志容易抑郁，看事情易悲观，兴趣较少，常闷闷不乐。

3. 湿邪壅盛致病的情志特点：性格懒惰，做事疲沓，久拖而不为。情绪沉闷，反应迟缓，犹豫不决，工作效率低下。魄力不足。

4. 火邪壅盛致病的情志特点：性急，做事没有耐性，烦躁，易动怒，办事迅速，雷厉风行，但是细微处常粗心，有魄力，胆大，不畏惧权势，但是行为常为情绪左右，有时脑瓜一热就干事情，对后果考虑不周。理性常不足。易同情弱者。交友重义轻财。

5. 痰浊壅盛致病的情志特点：遇事缺少主见，犹豫不决，常常需要别人拿主意。甚至朝三暮四，胆小怕事，谨小慎微，性情多疑，性格变化无常。有时对某些事情又异常执着，固执而不听别人劝阻。内心常恐惧，不能担当大任。

6. 瘀血阻滞严重的致病情志特点：性情执拗，处事执着、死板，缺乏灵活通便，情绪不稳定，易怒，急躁，或性格抑郁，考虑事情钻牛角尖，心眼较窄，不爱交友，性格内向。如果是膀胱经有瘀血，有发狂倾向。

论滑脉

滑脉，是往来流利、应指圆滑、如珠走盘的脉象。《濒湖脉学》谓："滑脉为阳元气衰，痰生百病食生灾。上为吐逆下蓄血，女脉调时定有胎。""寸滑膈痰生呕吐，吞酸舌强或咳嗽。当关宿食肝脾热，渴痢颓淋看尺部。"

或有人疑问，涩脉是往来艰涩，如轻刀刮竹，如病蚕食叶。涩脉艰涩不流利，滑脉流利，但涩脉和滑脉并非对立相反的脉象，与涩脉相反的是流通无阻的正常脉象。

还需要强调的是，滑脉不主阳，不是阳盛之脉。滑脉在正常人是血分比较旺盛，血为阴，所以脉类或可以归于阴。

深刻理解滑脉，应当从以下五个意义来体会。

第一，滑脉见于正常人，滑而和缓，为常脉，是营卫充实、气血充盈、津液润泽的脉象。其滑象特点是滑而滋润、荣华、充实，可见于正常人之血分较旺盛者。

第二，滑脉见于孕妇，为正常人的特殊脉象，不属于病脉。由于妇人血气养胎，所以血分旺盛，"脉来滑象，血来养胎也"。滑的特点也是滋润、荣养，这个滑象要甚于正常人的和缓滑脉。并且，尺脉滑中稍带一点气血蕴集之象。

第三，痰浊脉滑最显著的特点是"流利如珠"。其实，在脉象上多用些神思，能感觉出脉象在指下有一种比水浓稠的滋腻滑利的物质，如脂如膏，在脉管中游动，这就是"痰邪"，是痰邪作祟造成了滑脉。

如果仅凭脉象不能深刻体会，也可以摸一下患者掌心。痰盛患者的掌心也有滑腻如膏如油的感觉。此方法为我独创，极易鉴别患者是否有痰邪。

第四，滑脉主饮食积滞。患者有食积，腑气壅滞，气血阻隔，脉也见滑。之所以食积脉也见滑，是因为饮食积滞日久，气血塞涩不通，必有水湿浊邪停滞中焦，宿食裹挟气血及湿浊泛溢，故脉滑。食积这种滑脉，是夹有涩滞不通的脉象，重点在右关上体会。

第五，蓄血脉滑。《伤寒论》说："太阳病不解，热结膀胱，其人如狂，血自下，下者愈，其外证不解者，尚未可攻，当先解其外，外解已，但少腹急结者，乃可攻之，宜桃核承气汤。"太阳膀胱本为水腑，血结于内，与水气相搏，故脉滑。这个尺部滑脉是表面滑象，重按必然显滞涩象，重点在尺脉中体会。

论阴虚脉及舌

一、阴虚之脉

阴虚之脉，诸医皆知"细数"，此非谬误，然，浅且局限，要知临床所见阴虚之脉，许多并非细数之象。例如，患者阴虚而兼有寒证，脉象绝不是细数，而是紧中略带小数，寒盛者甚至不数，是迟而散大无根。

阳盛寸脉实，阴盛尺脉实。在难以断定患者的脉象是否细数的情况下，可以以此定之。总体上，寸脉实而尺脉虚，关上盛而关下弱，阴虚可知，于阴虚脉茫然者，以此鉴之。心肺为阳，寸部查之；肾脏为阴，尺部查之。《难经》第二难说"从关至尺是尺内，阴之所治也"，第三难说"关以后者，阴之动也，脉当见一寸而沉。过者，法曰太过，减者，法曰不及"。

此外，芤脉外实中空如葱叶，大失血常见之，亦属阴虚。阴虚则内热，内热则血液沸腾，阴虚则不能敛纳，故为出血，脉象多芤。

脉见散大或者浮大而散，阴虚证。为何？阴者藏精而起亟，趋向内，收而敛，散大、浮大者，阴血不足，不能下潜敛纳，虚阳浮游于外，故脉散大。脉浮而模糊，重按不足，此亦是阴分不足。

二、阴虚之舌

阴虚之舌，诸医皆知舌红而少津，或无苔，此非谬误，然浅而局限，不能完全适应临床。

一般的阴虚可见红而津少无苔，但是阴虚兼血虚，也就是阴血不足，舌上常有裂纹。裂痕在舌的上部，为心脾阴血不足；在中部，为肝阴血不足；在根部，属肾阴血不足。凡是舌上裂纹之阴血不足，较为难治，要辅助以养血，阴血同性，相互为用。此外，常常要补肾之阴血，以滋阴血之根。

地图舌，亦为阴虚舌象，常是阴虚夹有湿邪。阴虚则无苔或苔少，湿邪当苔厚，两相搏击，故为地图舌，无苔处阴虚，有苔处湿显。

阴虚最甚者为镜面舌，即舌面光滑无苔而红绛，犹如镜面。重症见此，要十分重视，这是阴气将亡之先兆，很快就会阴脱而亡。大剂滋阴药或可挽救。在晚期癌症、肝性脑病发作或DIC病例中，常能见到此舌象，预示着患者已到最后阶段。有些严重疾病，阴虚血热而水肿，阴液将亡时也可以见到镜面舌，随着阴虚象被扭转，舌苔会很快出现且逐步变厚，亡阴救治成功出现的舌苔，是光的舌面出现一点黑苔，这是阴气来复。随着治疗有效，黑苔逐步扩大，苔形逐步变厚，显示出水肿的面目。这也可以提示医者，严重阴虚有水肿，先治阴虚，后治水肿。如阴太虚时再强行利水，必亡阴而不治。

预断生死的结代脉

我学习中医脉学是从《濒湖脉学》开始的，现在还能熟记许多体状诗。给我留下最深印象的是《濒湖脉学》中的结代脉。

关于结代脉，《濒湖脉学》是这样论述的：

结脉，往来缓，时一止复来（引《脉经》）。体状诗：结脉缓而时一止，独阴偏盛欲亡阳，浮为气滞沉为积，汗下分明在主张。

代脉，动而终止，不能自还，良久复动，止有定数（引仲景）。体状诗：动而中止不能还，复动因而作代看，病者得之犹可治，平人却与寿相关。

结脉与代脉的区别：结脉是脉止而能自还的歇止，止无规律，歇止时间较短，有自行补偿的能力。代脉是止而不能自还，歇止有规律，歇止时间也较长。无自行补偿的能力（我个人的体会是整整减少了一次搏动）。

我个人理解，结脉主气血瘀滞或阴盛阳衰，代脉主某些脏器的衰竭，危重证。因为代脉能断某些重病之生死，所以格外引起我的注意。

对于结代脉的"兴趣"，也源于我在患心脏疾病时也有过结代脉。那时我还没学中医，只知道自己的脉有"间歇"，究竟是属于结脉还是代脉，已无从探求。

我当时学习的《濒湖脉学》是 20 世纪 60 年代的版本，后来又买了新版本，但有关代脉断生死这一部分，已经注明因为"缺乏临床根据"而被删除，我个人认为这是非常遗憾的。古代医贤留下的知识，越是精华的内容越难掌握，而随便冠之以"缺乏临床根据"而删除，这不是科学的实事求是的态度。"临床根据"是中医还是西医的，并未提及。

记得我在1979年参加中医古典医籍学习班时，讲授脉诊的是一位很有名的老中医，他一生断过七八例主死的代脉，只有一例断错。

1990年，有一位朋友拜托我给他住院的父亲诊治冠心病。之后，朋友又请我为旁边一床的患者诊一诊。我诊后大惊，此患者是明显的代脉，跳数下后停一下，几动一止，但止而不能自还，甚至整整停过一下。我知此病甚重，暗中告知患者家属，此病我已无能为力，患者家属垂泪，表示医院已告知患者继续治疗已无意义。后听朋友说，那位患者随后出院，月余后去世。

1979年时，我进修中医经典医籍，邻座是一位西医，约四十五六岁，为本市某医院的医生。我问他，作为西医，为何要进修中医。他给我讲了自己亲历的真实事件，使他从根本上改变了对中医的认识。

他原在抚顺市某医院工作，所在的医院有一位老中医，威望颇高。有一次，他主持的病房收治了一位关节肿痛的女患者，由于用激素等药疗效不佳，便邀老中医诊治。老中医诊后，一言未发，方子未开就走了。

他追问老中医，为何不开方子，老中医说，开方无用，几天后患者必亡。他闻讯大惊，急忙召集内外科医生会诊，包括心电图等各种检查化验都做了一遍，除关节炎外查不出其他病来。大家只当老中医年纪大，必是脑筋糊涂了。

在诊后的第五天，别的患者早晨起床后发现关节肿痛的女患者出现异常，急忙通知医生和护士。他跑来一看，发现患者真的去世了。全院的医生护士惊诧不已，他更是百思不得其解。

他与老中医平时的关系不错，那年他利用过年的契机请老中医到家中做客，待老中医酒至半酣之时，他问老中医是如何判定那位患者生死的。老中医直言，就是根据中医的"代脉"，患者的脉跳几动一止，整整漏过一跳。一脏已衰竭无气，故而如此。

他到现在也不明白，什么是代脉，如何能预断生死。但从那以后，他对中医的看法完全改变，产生了极大的兴趣，所以才报名参加了这个学习班。

然而我却明白，这正是脉学中预断生死的"代脉"，居然从一位西医的亲身经历中找到了"佐证"。我真正体会到了中医的"博大精深"。可惜，像这样有经验的老中医大多作古，他们的无价精华也随之化作清风白云了。

如何通过舌象诊断瘀血证

人皆知瘀血证舌青紫或有瘀斑，此非错误，但是，以此验之临床则太局限。奉此为圭臬者，必误大事。临床80%以上的瘀血证，舌质都不是青紫或有瘀斑。青紫或瘀斑只见于瘀血证相当严重者，大多数瘀血证患者没有严重到这种程度。

下面，我谈一些自己对瘀血证的见解，或能补充传统医书对舌诊瘀血象论述的不足。

1. 舌边有齿痕，且颜色发深红，此为瘀血。大多数医书断齿痕舌为虚证，为气虚、心脾不足等。但是，我却发现舌边有齿痕，色稍深者，乃是瘀血为患，且多为肝胆瘀滞。边有齿痕、色淡者为虚证。

2. 舌边挛缩，而且有细小横向纹，此为瘀血，往往是阴血不足兼有瘀血者。有此舌，多见瘀血而兼有肝肾阴虚的患者。

3. 正常的舌面有稍微疏松的颗粒，其间有界限。但是，如果舌面某区域或整体舌面板结，这是轻度瘀血象。而板结的区域，舌尖为心，两边为肝胆，舌根为肾。板结在哪个区域，预示哪个区域有瘀血，如板结在舌的前部，多为肺、心的瘀滞。

4. 舌质紫蓝，首先是寒证，而且是大寒，但是，必须明白其中必夹瘀血证，为寒凝血瘀。

5. 舌前部有深红点，往往是热邪郁结，但是其中也有血脉瘀滞类型。也就是说，舌尖的红点表示有的属于热结，有的纯属血瘀，没有热象。在冠心病和甲状腺结节（包括甲状腺癌）等疾病中都能见到。

如何通过脉象诊查疾病

当今是以西医学为主导的时代，而中西医学理论有着巨大的区别。在实际的临床工作中，我们每一个中医都面临着如何用望闻问切的手段来诊查患者的证属于西医学哪些疾病。譬如从脉象上，颈椎增生、甲状腺功能亢进和减退、糖尿病分别从哪些脉象诊查？我们如果只用中医的病证分析方法，告知患者属于"气虚""血虚""肝胃不和""肾不纳气"等，患者往往如坠云里雾里，如能分析判断属于西医学哪些疾病，患者会更加满意。

通过长期的临床实践，笔者逐步摸索出一些规律，有了一些自己的见解，现总结出来，就正于同道。

首先要明确一下中医脉象的定位，大致取《医宗金鉴》的脉象脏腑分布图。

左手脉象，从手到肘，寸部：心、膻中；关部：肝、胆；尺部：肾、膀胱、小肠。

右手脉象，从手到肘，寸部：肺、胸中；关部：脾、胃；尺部：肾、命门、大肠。

1.脑动脉硬化，从左关部肝胆脉象诊查，左关脉肝脉或胆脉涩滞不通，都可能是脑动脉硬化症。当然，也可能是涉及肝胆脉的其他疾病，需要结合患者的具体症状进一步确认。

左手关脉瘀滞不通，脑动脉硬化的可能性最大。但是，患者还可能是脂肪肝、肝硬化等，这需要进一步结合患者的病史和主观感受判断，假如左关脉瘀滞，询问患者有无头晕、头胀、头痛症状，若有此类情况，几乎可以肯定是脑动脉供血不足。可以建议患者做脑血流图或脑部磁共振，多能印证中医的判断。

某些动脉硬化患者表现为胆脉瘀滞（关脉下部），其实这有区别。表现为肝脉瘀滞的患者多是大脑中动脉硬化或者斑块，表现为胆脉瘀滞的动脉硬化患者多是椎动脉供血不足。

脑血栓的脉诊也在肝胆脉，只不过瘀滞情况比一般动脉硬化严重。而脑出血和脑血栓对比，前者的瘀滞比较轻，但是脉象往往弦数或浮数，这是因为脑出血患者大多属血热阴虚。

常有人认为，肾主骨生髓，髓聚为脑，脑动脉硬化应该在尺脉肾部诊查，这是错误的。

2.神经衰弱及失眠症，从左手的寸关诊查，有时还要涉及尺脉。但是，以寸关脉为主。心主神智思维，肝主谋虑，胆主决断，左寸关细数，阴分不足，必定神经衰弱，心烦，睡眠不好。如果左寸关脉虚而浮，按之无力，主心肝血虚，也主神经衰弱，因心主血、肝藏血，阴虚血虚常共存。如果是心肾不交型神经衰弱，还要涉及肾，往往是寸脉细数，尺脉虚弱或细数，

临证碎语

形成寸、尺皆病。

3. 颈椎增生，中医脉学没有此病的相关文献参考。从实践中感觉，左关胆脉涩滞，复加肾脉变化，也就是尺部虚弱，多有颈椎增生。这是因为颈椎为骨骼，内为骨髓，为肾所主，故应从肾脉体查。而胆经、三焦经绕颈部，所以要体察左关下部胆脉变化，再结合肾脉变化，方能判断颈椎增生的病变。但是，有些颈椎增生没有肾虚之象，只有左关下部胆脉涩滞，也可能有颈椎增生。

4. 腰椎增生和腰椎间盘突出，从肾脉诊查，也就是两尺脉诊查。但据个人经验，常以右尺脉为主。脉象以涩滞为主，不通则痛也。脉虚者肾虚，虚而迟者阳虚，左尺虚甚为阴虚。腰痛、脉濡、舌苔厚者有湿邪。

5. 高血压的脉象，主要从肝脉得出，有时涉及胆脉。也就是左关上下。左关浮弦、浮滑，或弦滑，或沉实有力，多为高血压（但是也有例外）。

6. 糖尿病的脉象，以左关下部，也就是胆脉为主，兼看右关下部胃脉和尺部肾脉。血糖高者，左关下部脉多小数，同时右关下部胃脉也小数，尺部脉常虚（也有尺部不虚者）。

7. 肝炎的脉象，以右关为主，尤其是早期肝炎，左关肝脉几乎无多大变化。因为肝炎在中医学属于脾胃湿热范围。脉象变化主要是右关脉细数或虚数。

8. 肝硬化的脉象，诊在左关上部肝，脉象涩滞，右关也有变化，脉多细数或濡数。

9. 肠炎的脉象，诊在右关上脾胃脉。而结肠炎的脉象，除了右关脾脉外，有时还涉及尺脉，与肾有关。

10. 哮喘的脉象，主要在肺脉，具体看分型。如果是肺感染型，则右寸关肺脾胃脉数象明显；如果是肾不纳气，则两尺脉虚明显。应该强调，所谓"五脏六腑皆可令人咳，非独肺也"，哮喘也如是，肝脉（肝火刑肺）、心脉（心火旺、火克金）都可以是哮喘的脉象。

11. 前列腺病变，诊在右尺部肾脉。多沉涩、数，或虚。

12. 甲状腺病变，诊在左关下胆脉。有时涉及左寸脉。

13. 腿痛脉象，诊在两尺部肾脉，以右尺为主。但是，有些腿痛涉及左关及右关脉。如果四肢疼痛，脉象多涉及寸、关、尺三部脉。

14. 股骨头坏死，脉象在两尺肾脉，细数涩为主。但是，要兼看左关胆脉。

15. 红斑狼疮，诊在两尺肾脉，细数而涩。整体脉虚或虚数。

16. 精神分裂症，脉象滑，有的是整体脉滑，也有的主要是左关胆脉滑，而其他部脉不滑。

17. 梅尼埃病，诊在左关胆脉，兼看肝脉与肾脉。

18. 截瘫，诊在左关胆脉与两尺肾脉。脉细涩不通。

19. 三叉神经痛，诊在右关胃脉，参考左尺心脉、肺脉与肝脉。多浮数。

20. 白血病，两尺肾脉，左尺虚数，右尺浮数，或细数。严重者寸关尺皆细数。

21. 冠心病，诊在左寸。脉象必涩，瘀血也，兼滑者痰阻，脉迟者寒盛。

22. 鼻炎、鼻咽癌，诊在肺脉与胆脉。脉多紧中带数。右寸兼有轻微涩滞。

23. 牙病，诊在胃脉与肾脉。

24. 脑瘤，诊在左关部，多滑中带涩。

25. 肝癌，左关脉弦涩，右关脉细数。

晋侯死于何病

　　觉病当宜早问师，病深难疗恨难追。
　　晋侯徒有秦医缓，疾在膏肓救已迟。

　　这是唐朝诗人周昙的诗，讲述的是秦医缓为晋景公治病的故事，强调有病应当尽早医治。历史上还记载了秦医和为晋平公治病的故事。故此，秦医缓、秦医和成为古代名医的代表人物。

　　关于晋平公的病情，医和说："疾不可为也。"医和很直率，首先点出了疾病的预后，认为已经是"不治之症"。对于病因病机，医和回答："是谓近女室，疾如蛊。"

　　"蛊"是什么意思呢？蛊字在古文里有多种解释，我们在此不一一列举，解释古文最重要的是不脱离原文的环境，因为文中对"蛊"字做出了注解，即"赵孟曰：'何谓蛊？'对曰：'淫溺惑乱之所生也，于文，皿虫为蛊，谷之飞亦为蛊，在《周易》，女惑男、风落山，谓之蛊。皆同物也。'"

　　这段文字意思是：蛊是会意字（可见《说文解字》"蛊"），皿、虫构成蛊字，谷中的飞虫也称蛊，在周易的卦象上，可以类比为"山风蛊"卦，如同女惑男、风落山。

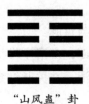

"山风蛊"卦

此卦上为山卦，卦象可以喻为山、少男、阻隔等。下卦为风卦，卦象可以喻为风、长女、柔顺等。

风落山，说的是这个卦象"山"在上、"风"在下，类比于风落在了山下，所以称为风落山。有的解释为如同"劲风吹落了山上的草木"，这是望文生义，不懂易经卦理的结果。

"蛊"字，古意通"鼓"，古代病名"臌胀"与"蛊胀"是一种病。

《诸病源候论》："此由水毒气结聚于内，令腹渐大，动摇有声，常欲饮水，皮肤黧黑，如似肿状，名水蛊也。"《仁斋直指方》："蛊胀而肚上有青筋，腹满而大便滑泄，久疟而转作虚浮。"《本事方》："脐腹四肢悉肿者为水，但腹胀而四肢不甚肿者为蛊。"这些地方所用的"蛊"字实际都是"鼓"的意义。

《丹溪心法》："臌胀又名单鼓，宜大补中气行湿。"又有"以其外虽坚满，中空无物，有似于鼓，其病胶固，难以疗治，又名曰蛊，若蛊侵蚀，有蛊之义"。《证治要诀》："盖蛊与鼓同，以言其急实如鼓，非蛊毒之蛊也，俗谓之膨脖，又谓之蜘蛛病。"《医宗必读》："在病名有臌胀与蛊胀之殊。臌胀者，中空无物，腹皮绷急，多属于气也。蛊胀者，中实有物，腹形充大，非虫即血也。"古时鼓、蛊不分，而把臌胀限用于气鼓，蛊胀用于虫鼓、血鼓，这是后来进一步的区分。

医易相通，古代的医家在论述疾病时，经常借助"卦意"来解释，而论及臌胀时，陈修园在《医学三字经》中说"单腹胀，实难除，山风卦，指南车"。陈氏认为，蛊卦之象，合乎单腹胀病机。艮为山，属土居上，巽为风，属木居下，上刚下柔，上情高亢而不下接，下情闭阻难于上达。木本疏土，脾土之气过盛而反侮肝木，巽木不能疏导脾之壅滞，脾土反而阻塞脉络，使肝血瘀滞，土壅木郁，形成了臌胀的病机。

懂得了蛊卦的含义，我们基本上可以给晋平公下大致的诊断了，他大概为肝硬化的腹水期。也就是说，晋平公最初得的是肝病，而后病情发展至肝硬化腹水的臌胀。这个病在当今也属于难以治疗的疾病，何况是在两千年前，那么，"疾不可为也"就是再自然不过的事了。

然而，这里又提出一个新的问题，臌胀的病因为何与女色惑乱、性欲不节有关呢？

张仲景在《金匮要略》中将黄疸分为黄疸、谷疸、酒疸、女痨疸和黑疸五种。女痨疸症状表现为"额上黑，微汗出，手足中热，薄暮即发，膀胱急，小便自利，名曰女痨疸。腹如水状不治"。发病原因主要为情志不节，纵欲房事，竭尽其精，肾阴亏损，阴虚内热，或肾病及肝，肝血瘀滞；或热与血结，血蓄下焦，致使血运受阻，胆泄失常而发生黄疸。由此可见，古人认为女色诱惑、房事不节是造成黄疸的原因之一。

关于如何对待女色的问题，古人不是没有疑惑，"公曰：'女色不可近乎？'对曰：'节之'！"意思是女色不是不可以近，只是应该节之，不可以纵欲任为。认为"君子之近琴瑟，以仪节也，非以慆心也"。秦医和说得很明白，要有节制，不能纵欲胡为，不能被迷乱心智。其实，古人在这个问题上有些不公平，女色何罪之有？正所谓"酒不醉人人自醉"也。

初学者运用中药杂谈

刚刚从事中医临床工作的人需要长时间的磨炼，才能较为熟练地掌握中药的应用。把书本上的知识转化为自己的经验，还有一段漫长的路要走。

中医不比西医，可以凭借各种临床检查结果来诊断，中医要依靠望闻问切来诊断疾病，所以对个人技术的要求更高，不同中医的水平差距也大一些。

四物汤是补血良方，但应用起来大有讲究。最初行医时，我没有应用四物汤的经验，方中的熟地黄多用一点，胃口稍差的患者必然呕吐。经历了几例患者呕吐后，我每次用熟地黄25g，几乎都要附加3g砂仁，才解决问题。

补血的药多滋腻碍脾胃，倘若熟地黄、当归同用（例如四物汤），要仔细审查患者的脾胃功能，如果右脉关部虚，或者舌胖大，或者舌苔厚，患者虽然血虚，也不可以大量使用熟地黄、当归，否则必然腹泻。遇到这样的患者，要加茯苓、白术来增强脾胃的运化，才不至于腹泻。增液汤也是如此，患者虽然阴虚液亏，但是如果脾胃虚，或者湿邪盛，必须加茯苓、白术来防止泄泻。如果患者脾胃虚弱，服用六味地黄丸可能出现腹泻现象。桃仁是活血的要药，但是还有润肠作用，服桃仁极容易引起泄泻，需要注意。柏子仁也容易引起泻下。

麻黄是发表平喘的良药，喘证中多用之，但是，初学者或最初临床的中医，可能对虚喘、实喘辨别不清。肾不纳气的喘证是不可以用麻黄的，如果患者身体情况差，一剂药下去，就可能大汗淋漓，呈现哮喘的危象，甚至致死。麻黄性发散上行，有轻宣肺气的作用，实喘在肺患者可放心应用。但是，肾虚喘病根在肾，是因为肾不纳气，麻黄会使气向上浮散，纳气不足而元气浮散无根，所以呈现危象。

患者脉太沉，不可以再用平肝潜阳重镇之类。脉太浮，不可以再用柴胡、升麻之类。此亦是常识。所以医者必须精于脉诊。

补益注意行滞，对于气虚的患者，一定要审查有无瘀滞现象，补气的人参力量较猛，如不配合一定的理气药，会使内气壅滞，患者闷胀不舒。所以我应用人参的时候，多要辅之以陈皮，使补而不滞。假令郁滞多，还要酌情增加理气药。

遇到血液瘀滞患者，应用活血药时需要注意的较多。

第一，看左尺脉虚不虚。如果虚弱，活血药力量不能太猛，因为左尺为肾阴，虚弱乃是阴血不足，活血时可能造成出血症，若是妇女，极容易造成崩漏。

第二，看唇淡不淡。唇淡者血虚，如强令活血，必不能承受。但是也有例外，有些癌症患者既贫血，血小板指数又高，这样的情况可以放心活血。

第三，看脉数不数。脉数，此为血热，也不能活血太猛，因为血热可以迫血妄行。非用不可时，选用那些既能活血又能止血的药物，例如三七、蒲黄、大蓟、茜草等。但是也有例外，有些患者热象严重，但是阴血并不亏（例如检查血小板指数仍高），这样的患者也可以活血，但是要时时防止出血问题。

第四，看脉浮散不浮散。脉浮散，气有外脱之势，用活血药会加重病情，使气血耗散而见危象。

第五，如果血小板太少或者凝血因子缺乏，用活血药也要慎重。许多癌症患者都有瘀血的病机和血小板减少的现象，活血药与既能活血又能止血的药并用，才能适应病情。

第六，查舌。舌面中间有裂痕，为阴血不足，不可肆意活血。舌质太红，血分太热，不可放胆活血。舌痿软挛缩，是肝肾太虚、阴血不足，活血宜慎。

患者有水肿，治疗要慎重，不能见水肿就用利水药，尤其是一些肝硬化、癌症患者，其水肿的原因是体内循环障碍，造成水湿停留。舌脉未必显示湿盛，有的可能还有阴液的不足，贸然使用大量利水药，不但不能利下水肿，反而伤及阴液，使阴液更加不足，甚至亡阴。治疗这种水肿，要用活血化瘀药，少佐一两味利水药即可。血液畅达，水肿自消。有些病症，利水要先想到活血，这是原则。

一般的水肿病，肾中阳气能气化行水，在阴气不虚的情况下，利水要重视温阳化气行水，所谓离照当空，阴霾自散。

峻猛利水药，对于肝硬化患者不可以轻用。常常是水肿下去，人也完了。记得我的方剂老师讲，他在外地工作，父亲得了肝硬化，有人送去一个偏方名十枣汤，他的父亲写信告诉他要试一试，他看了信大惊，连忙给父亲写信制止，但是为时已晚，他的父亲腹泻了一夜，第二天就去世了。

水肿患者如用下焦通利的利水药不能见效，有时要用清宣上焦的方法，加入桑白皮、紫苏叶等，上窍通则下窍开，疗效方著。有人称为"提壶揭盖法"。

对于瘀血重的患者，不可以重用收敛药，因为收敛药使气血敛纳，不利于血液畅达。

上焦瘀血严重的患者，用活血药治疗时可以佐一些宣散类药物，如防风、荆芥、麻黄、葛根、薄荷之类，能辅助活血药力的发挥。

治疗出血证，要谨记止血不留瘀，要多选用既能止血又能活血的药物，才不留后患。

气血太虚的患者有瘀血，不可以再用强力的破血药物，用之会使患者元气耗散。要使用作用较缓和的活血药物。

大出血患者要仔细审证，病机最多见的是阴虚血热，迫血妄行，但是也有气虚不能摄血者，两者治疗方法不同。阳虚出血不是没有，但是较少。

出血证应谨记脉象"缓小可喜，数大可忧"。必要时要加敛纳药物，如山萸肉、五味子、龙骨等。

患者手足汗出或者白天大汗淋漓，绝不可轻用收敛药物止汗。事实证明，因于虚证的大汗较少，临床最多见的是湿盛汗出，如果舌面苔厚，脉濡，湿邪无疑，利湿即能止汗。

患者怕冷，尤其是足部怕冷，未必是下焦阳虚，不可轻易温阳。气主煦之，气虚亦可以怕冷。此外，血脉瘀滞，循环不畅，是足冷最常见的原因，活血即能解除。

临床有几样重要的中药需要掌握其应用，即人参、生石膏、附子、柴胡、赭石、山萸肉、三七、黄芪等。

气虚气脱的危重患者，非人参不能补，量要稍大，补益要注意行滞。阳明热盛是危重病的常见症状，非石膏不能清大热，必须重用。张锡纯论石膏很详细，可以参照《医学衷中参西录》。

有些医家称石膏不可轻用，其实不必，只要认准阳明之热即可应用。不必拘于阳明四大证（身大热、口大渴、汗大出、脉洪大），有时气虚，加适量补气药即可。曾经治疗一位数月饮食不佳、瘦如枯柴的患者，因为有阳明热毒，我每剂应用生石膏260g，同时加以其他药物，家属买光了附近几家药店的石膏，连续20多天，患者才退热，也未见不适。

附子用于危重病也是斩关夺隘的良药，在治疗冠心病、风心病等重病中常用之。如果想用量大些，可以参照老中医李可用附子的经验。

气机的升降关乎疾病的转归，气沉郁病机者，非柴胡不升、不疏；气上逆病机者，非赭石不平、不降。掌握好这两种药物的应用非常重要。

阴阳离决，气脱血脱，非山萸肉不能固涩，量需稍大。此药应用范围广，阴脱、阳脱、气脱、血脱均可应用，常解危难于顷刻。凡大汗淋漓，气息微弱，脉浮游欲散者，紧急应用，疗效非常。

临床上治疗血症，比较特殊的是患者有出血象又兼有瘀象，活血则出血，止血则瘀滞。这类患者只要阴虚象不是太严重，用三七最有把握。假如阴虚明显则不用三七，改用大蓟、茜草、血竭等。

气虚兼气机沉郁者，非黄芪不能升提，量需大，少佐柴胡。

20世纪80年代，我应用活血化瘀药物十几克即可获效，但随着野生药源几乎枯竭，药农栽种的药物，药效比以前差得多。所以现在我应用活血化瘀药，丹参、赤芍、郁金等都用到20g以上，才能获得较为满意的疗效。

换履适足

实践是检验真理的唯一标准，这一论断于中医治病同样适用。

中医学在发展的进程中形成了许多流派。尤其是金元以后，诸家蜂起，代表流派如李杲的补土派、朱震亨的滋阴派、刘完素的火热派、张从正的祛邪派等。明清时期又兴起各家派别，极大地完善和丰富了中医学的内容，给中医学带来了新的发展。

但是，也应该看到，各家的论点从宏观的中医学角度来说都不甚全面。例如，刘完素对火热的阐发确有特色，但言六气皆从火化，未免失之偏颇。张从正主治病当先祛邪，自然精妙，但是过于强调汗吐下三法，未必完全合适。李杲升举清阳之法有利于脾阳下陷，但是每每不适当地频用柴、升，于病未必完全有利。因此，在肯定各家学说的价值时，亦应指出其所偏，正确认识各家学说，取其所长，去其所短，方能有效指导临床实践。

当今中医的莘莘学子，师从效法各家者比比皆是，而是否能正确发挥其长，避免其短，却值得商榷。常见某些"助阳派"，明见患者有火热之象，而附子、肉桂群上。某些"补土派"，明见患者有肾虚之象，而补脾胃之药横陈，还辩解曰"后天养先天"。患者病情属于虚不受攻，仍汗吐下尽施，还美其名曰"邪祛正自复"。此南辕北辙之法，有时观之令人胆战心惊。归根结底，实践检验真理。患者的病情是客观的，医家的认识是主观的，主观的认识当服从客观的实际，当换履适足，而不当削足适履。

派别并不重要，重要的是能医好患者的病，泥各家之法适百家之病，欲求良效，何异于水中霓月？师从各家之法，贵在临证变通。

杂症治疗心得

喘病治疗一得

外感内伤导致肺失宣降，肺气上逆，或肾失摄纳，发生呼吸困难、张口抬肩、不能平卧等为主要临床表现，古代医书称之为"上气""肩息""逆气""喘促"等。哮喘是个症状，多见于各种慢性疾病。

《内经》对喘病有较多论述。《灵枢·五阅五使》说"故肺病者，喘息鼻张"，《灵枢·本藏》曰"肺高则上气肩息咳"，均提示喘病以肺为主脏，并以呼吸急促、鼻翕、抬肩为特征。《灵枢·五邪》指出"邪在肺，则病皮肤痛。寒热，上气喘，汗出，喘动肩背"，《素问·举痛论》又说"劳则喘息汗出"，指出喘病病因既有外感，也有内伤，病机亦有虚实之别。此外，《素问·痹论》云"心痹者，脉不通，烦则心下鼓，暴上气而喘"，《素问·经脉别论》云"有所坠恐，喘出于肝"，提示喘虽以肺为主，亦涉及他脏。《伤寒论》《金匮要略》已经认识到许多疾病，如伤寒、肺痿、肺痈、水气、黄疸、虚劳都可导致喘病，并开始了方药治疗。金元以后，诸多医家充实了内伤诸因致喘的症治。如《丹溪心法·喘》说"六淫七情之所感伤，饱食动作，脏气不和，呼吸之息，不得宣畅而为喘急。亦有脾肾俱虚，体弱之人，皆能发喘"，认识到六淫、七情、饮食所伤，体质虚弱皆为喘病的病因。明代张景岳把喘病归纳为虚实两证。《景岳全书·喘促》说："实喘者有邪，邪气实也；虚喘者无邪，元气虚也。"指出了喘病的辨证纲领。《临证指南医案·喘》说："在肺为实，在肾为虚。"《类证治裁·喘症》则明确指出"喘由外感者治肺，由内伤者治肾"的治疗原则。这些观点对指导临床实践具有重要的意义。

喘病的病因很复杂，外邪侵袭、饮食不当、情志失调、劳欲久病等均可以成为喘病的病因，引起肺失宣降，肺气上逆或气无所主，肾失摄纳，便成为喘病。

外邪侵袭：外感风寒或风热之邪，未能及时表散，邪蕴于肺，壅阻肺气，肺气不得宣降，因而上逆作喘。

饮食不当：恣食生冷、肥甘，或嗜酒伤中，脾失健运，痰浊内生；或急慢性疾病影响于肺，致肺气受阻，气津失布，津凝痰生，痰浊内蕴，上阻肺气，肃降失常，发为喘促。

情志失调：忧思气结，肝失条达，气失疏泄，肺气痹阻，或郁怒伤肝，肝气上逆于肺，肺气不得宣降，升多降少，气逆而喘。

劳欲久病：咳伤肺气，或久病脾气虚弱，肺失充养，肺之气阴不足，以致气失所主而喘促。若久病迁延，由肺及肾，或劳欲伤肾，精气内夺，肺之气阴亏耗，不能下荫于肾，肾之真元伤损，根本不固，则气失摄纳，上出于肺，出多入少，逆气上奔为喘。若肾阳衰弱，肾不主水，水邪上犯，干肺凌心，肺气上逆，心阳不振，亦可致喘，此属虚中夹实之候。

我个人体会，本病主要病因为"火热"，或"寒""痰""饮"等病邪，病机的变化主要是寒邪束表，肺气失宣，清肃不利，发为喘。火热郁肺，气随火热上逆，肺气不降发为喘。痰饮停于中焦，肺气道中阻，呼吸不利，亦发喘。

然火热之因，有的源自内生，有的源自外寒不除，郁而化热，痰饮中阻，肺气道不利，肺气不降作喘。肾虚不纳气，肺气无所主，呼多吸少亦作喘。此外，肝郁不疏也可导致肺气壅滞，气道阻塞，宣降不利而喘。久咳久喘，肺气耗散，气机涣散不收，亦可喘。小儿久哭，教师及吹奏音乐之人，肺气久耗，大气可以下陷，胸中大气无主，亦作喘。

病机变化不是单纯的，而是互为联系的，寒邪日久，可以化热，痰浊阻塞，郁而化热。实喘日久，可以导致肾虚不纳气，而肺气壅滞日久，也可以导致痰浊自生，或郁久化热。

临床常见，实喘多为"寒""热""痰""气"四种因素，虚喘可见肾虚肺虚。

我就临床最常见的外寒内热喘谈一下治疗。我认为外寒内热喘这种证型的病机，是外寒束表，郁久生内热，而外寒不除，内热清之不尽，随清随生。西医学治喘无有外寒之说，抗生素属于中药寒凉之药，虽然有的患者应用一段时间后喘证有所好转，但是，由于外寒不除，阳气内郁，不得宣发，旋生内热，久治不愈。

外寒内热喘证治疗，主用三拗汤加生石膏，麻黄与石膏相配，一散外寒，二清内热。若感觉力弱，散外寒可加细辛，清内热可加黄芩、金银花、栀子。

我据此拟定一方，定名为寒热定喘汤，应用外寒内热喘屡效。

组成：麻黄、杏仁、甘草、细辛、生石膏、知母、黄芩、栀子、金银花、枇杷叶、紫苏子、半夏。

果然属于外寒内热喘，此方颇效。假如外寒内热证夹有痰饮证，应当用小青龙加石膏汤，清热力不足加知母、黄芩。外寒除、内热清而喘平。虽有单纯的寒喘、热喘，但是不多，多见于外寒内热，或夹有痰饮。

肺气壅滞喘也不鲜见，但是，医者多不能识别，常贻误病情。其脉象特点是"实壮"兼有涩滞或三五不调，病机根本是肺气壅实，气机郁滞，万万不可用补药，例如人参、黄芪、党参之类，甚至甘草也是禁忌，误用可致危象。此证我组方名曰宣白导气汤，应用于肺气壅滞喘颇为有效。

组成：瓜蒌、姜半夏、桑白皮、木香、川楝子、麻黄、枇杷叶、紫苏叶、莱菔子、厚朴、川牛膝、香附、紫苏子。

方义：麻黄、瓜蒌为君药。麻黄宣肺，轻可祛实；瓜蒌散胸中滞气而化痰。辅助以厚朴、川楝子、木香、香附、莱菔子。尤其是莱菔子，既能理气平喘，又能下气，不可或缺。加枇杷叶、半夏、紫苏子降气化痰，壅滞的肺气通过宣散平降消解，消散于无形，其喘自平。

以下谈肾不纳气的虚喘。

虚喘病用药有一大禁忌，即不可轻用麻黄。医者如资历浅薄或脉诊不精，犯此错误，凶危立见。因为肾不纳气的虚喘，根源在于肾虚不能纳气于肾，乃无根浮游于上，再经麻黄宣散，一点游弋肺气必然外脱，危及生命。

鉴别是否为肾不纳气喘主要在于脉象，寸脉浮，尺脉虚甚，肾不纳气喘无疑。脉不精通，殊为难者。假如遇到这样的病例，也就是不适当应用麻黄造成喘证的危象，大汗淋漓，气有出无入，岌岌可危，可以用生脉散，即人参20g，麦冬15g，五味子20g，加熟地黄20g，山萸肉30g，收敛浮游的肺气，力挽危亡。西药可以用地塞米松注射液，也能挽救危亡。

应当提及的是过敏性哮喘。中医无过敏之说，其中有外寒内热证，有痰热中阻证，而更多的是肾不纳气证等。我拟方益肾平喘汤，主治肾阴虚不纳气喘证，疗效颇佳。

组成：熟地黄、山药、胡桃、山萸肉、茯苓、生龙骨、五味子、麦冬、生牡蛎、枇杷叶、半夏、紫苏子、灵磁石。

方义：熟地黄、山药、山萸肉、麦冬补肾滋阴为君，胡桃、龙骨、牡蛎、五味子、磁石敛纳肾气归根，紫苏子、半夏、枇杷叶降气化痰平喘。

还有两种喘证需要提及。这两种喘证都涉及气机的升降，一种是气机升之太过，一种是气机降之太过。

肺胃火郁于内，久则伤阴，火性上升，气机随之上逆，影响肺气肃降，加之痰浊中阻等原因，引发喘证，张口抬肩，不能行动，动则喘甚。其人面上多虚浮，脉象浮或微数，脉向上鼓动甚强是其特征。舌苔常黄白相间。此证降气为要，清热滋阴为其次，赭石、旋覆花为首选药物。单用紫苏子、枇杷叶、前胡等一般降气平喘药恐不能奏全功。我拟定一方降逆定喘汤，可治疗此证。

组成：旋覆花、赭石、紫苏子、陈皮、厚朴、法半夏、前胡、甘草、桑白皮、黄芩、玄参、生地黄、枇杷叶。

方义：旋覆花、赭石降逆气为君药，紫苏子、半夏、枇杷叶、前胡化痰降逆为臣，黄芩、桑白皮清肺火，生地黄、玄参滋阴，陈皮、厚朴条畅肺气。

另有一种喘证，病机乃与上证相反，气机下陷，上焦肺气微弱，气机沉郁于下，肺气失其所主，故发喘证。此证在小儿多因哭号过度，肺气耗散，大气随之下陷而成喘证。在成人，多是讲师、售货员、吹奏乐器者等，患者原本元气不足，加之说话等耗气过多，遂使上焦元气耗散，气虚下陷，肺气无所主而发喘息。脉诊特点是沉而虚，治疗以张锡纯的"升陷汤"为基本方（去掉柴胡），黄芪用量大一些。

论腰椎间盘突出的证治

腰椎间盘突出症是由于腰椎间盘纤维环退变或外伤发生裂隙，在外力作用下，使髓核等椎间盘组织向后及后外方膨出或突出，刺激、压迫脊髓神经根，进而导致神经根炎症、神经根营养障碍和传导特性损伤，出现腰痛、坐骨神经痛，甚至明显的神经功能障碍的一种疾病。中医学将其归属为"腰病""痹证""闪腰岔气""腰股痛""腰腿痛"等范畴。

腰椎间盘突出症，临床所见最多，患病率极高。我在临证中所治的许多此症患者，少见不效者。总结治疗此病的经验，记录如下。

腰椎间盘突出的病因病机，可以用虚、瘀、湿、寒这四类来概括。当然，更多的患者属于混合型，而不是单一的病机。

虚是指肾虚，有阴虚阳虚的分别。瘀血在所有类别中都存在，肾虚和血瘀是属于所有病机的普遍因素。以湿盛、寒盛为主的患者病机，往往间杂着肾虚、瘀血等因素。热邪、风邪致病的因素极少见，略去不论，主要类型如下。

1. 肾阴虚瘀血型

症状：腰痛、腿痛、足跟痛，夜间发病最重，严重可导致卧床不起。伴口渴、耳鸣、头昏、睡眠、盗汗、手足心热，女子月经先期，量多色红，男子遗精、早泄等症状。

脉象：尺脉虚数或细数，或浮而无力。

舌象：舌红，地图舌，或根部无苔。

治法：滋阴补肾，活血化瘀。

处方：自拟"滋阴腰痹汤"。熟地黄、山药、山萸肉、茯苓、牡丹皮、枸杞子、砂仁、怀牛膝、桑寄生、女贞子、制何首乌、龟甲、红花、桃仁、川牛膝、水蛭、川楝子、土鳖虫、花蕊石、白术。

方义：本方以六味地黄丸为主方，酌加枸杞子、龟甲、女贞子、怀牛膝、制何首乌滋润肾阴。桃仁、红花、川牛膝、水蛭、土鳖虫等活血化瘀。川牛膝、桃仁功专下行，下焦瘀滞常用之。水蛭、土鳖虫等虫类逐瘀血的要药，有下行之力，增强疗效。确为肾阴虚瘀血，用之有效。白术、茯苓者，用化瘀类药物极容易引起泄泻，取此二味药止之。

需要注意的是，肾虚，尤其是肾阴虚兼湿邪为患，因湿邪本重浊，容易造成泄泻，而肾阴虚滋补时，滋肾药又容易使人泄泻，处理不当，可以使患者出现严重的泄泻。解决这个矛盾没有其他办法，只有增大燥湿止泻药的用量，有时白术、茯苓要用30g以上，或再加入芡实5g。

2. 肾阳虚瘀血型

症状：腰痛、腿痛、腿麻木，早晨发病最重。严重者卧床不起。伴有四肢发冷，喜热饮，小便清长，大便溏泄，女子月经后期、痛经，男子阳痿等症状。

脉象：脉迟，尺部虚弱或沉弱。

舌象：舌面水滑，或白苔。

治法：补肾温阳，活血化瘀。

处方："温阳腰痹汤"。熟地黄、山药、砂仁、山萸肉、茯苓、泽泻、菟丝子、巴戟天、肉苁蓉、枸杞子、肉桂、乳香、没药、丹参、川牛膝、桃仁、红花、续断、自然铜、血竭。

方义：此方乃是阴中求阳，阴阳双补，以六味地黄丸为基础，加入了菟丝子、巴戟天、肉苁蓉等，辅以诸活血药，力专效猛。

3. 湿盛伴肾虚血瘀型

症状：腰痛、腿痛、腿软，腰部畏风寒，手足凉。饮食喜热，腰重如带五千钱，多汗，身倦，喜卧，口中多涎沫，膝关节肿胀，水肿，尿少，口淡不渴，头目昏蒙。

脉象：脉濡而迟，尺部虚。

舌象：舌苔厚腻而白。

治法：利水渗湿，补肾益气。

处方："利湿腰痹汤"。白术、茯苓、泽泻、苍术、独活、威灵仙、萆薢、羌活、熟地黄、山药、山萸肉、枸杞子、怀牛膝、川牛膝、乳香、水蛭、土鳖虫、没药、砂仁。

方义：以苓桂术甘汤为君，佐以苍术、泽泻、独活、萆薢、威灵仙等燥湿利水，辅助以熟地黄、山药、枸杞子补肾，乳香、没药、水蛭、土鳖虫活血。

4. 寒凝肾虚瘀血型

症状：腰痛，腿痛，畏寒，怕冷，下肢如在冷水中浸，冬天严重，口不渴，尿清长，关节发凉，甚则寒肿，忌冷饮，喜热食，严重者脚趾青紫，甚至坏死。

脉象：沉紧，或者沉迟。

舌象：水滑，或者舌面紫蓝，或者白滑苔。

处方："祛寒腰痹汤"。附子（单包，先煎 1 小时）20g，桂枝 12g，细辛 6g，麻黄 8g，菟丝子 12g，巴戟天 12g，白术 12g，茯苓 12g，山药 12g，枸杞子 15g，仙茅 12g，补骨脂 10g，乳香 12g，没药 12g，三七（冲服）6g，续断 10g。

方义：以麻黄附子细辛汤为君，辅助以桂枝、菟丝子、巴戟天、补骨脂、仙茅温阳散寒。乳香、没药、三七、续断活血。

5. 寒热混杂风湿兼肾虚瘀血型

症状：腰痛剧烈，转摇不能，腿痛，膝盖肿痛，下肢轻度水肿，不能行走，卧床不起，夜间痛重，甚至不能睡觉，口渴不欲多饮。

脉象：脉象特殊，紧中带疾，或者忽快忽慢。脉濡，尺部虚弱。

舌象：上部水滑，下部根薄黄。舌质红。

治法：寒热并治，补脾利湿，补肾活血。

处方："桂芍知母腰痹汤"。桂枝、芍药、知母、黄柏、白术、茯苓、泽泻、薏苡仁、独活、熟地黄、山药、枸杞子、女贞子、龟甲、桃仁、红花、乳香、片姜黄、水蛭、川牛膝。

方义：本方以桂枝芍药知母汤为基础方，加白术、茯苓、薏苡仁、山药健脾利湿。加熟地黄、枸杞子、龟甲、女贞子滋补肾阴。以桃红、姜黄、乳香、川牛膝活血化瘀。

由于本型病机肾虚、脾湿、瘀血证型混杂，有矛盾的病机，用药要十分谨慎。滋肾药物稍多，必然引起泄泻，活血化瘀药又能加重泄泻，所以，健脾利湿药要重用，方能防止发生副作用。

如何治疗瘀血证

我总结平时临床用药习惯时发现，活血化瘀药物应用最多，占 30% 左右。这是由现代人的生活特点及病机特点造成的。现代人生活较安逸，坐卧多而活动少，血液流动缓慢，加之饮食油腻较多，血脂及胆固醇容易增高，心脑血管病普遍。诸如糖尿病、颈椎及腰椎增生、肝病、肾病、肿瘤等各种重大疾病，也大多与中医的瘀血证有关。所以，如何应用好活血化瘀药物，是治疗现代常见病、疑难病，以及临床中的瘀血证所不可回避的重要课题。

1. 如何识别临床中的瘀血证

先谈望诊如何识别瘀血。"赤色出两颧如拇指"，《内经》定为不治。根据临床，这种情况通常可见于器质性心脏病、先天性心脏病，以瘀血为主证，病情大多比较严重。

那有没有"赤色出一颧如拇指"的呢？有。曾有一例肝癌患者，兼有胆道梗阻，赤色出左颧如拇指，黑红色，亦属不治之症。通过这个病例，我更加相信中医望诊面颊部位，左属肝、右属肺之说。

在两颧之上部，也常见有红丝满布者，约枣样大小一片，最常见是腰痛患者，病机大约是肾虚血瘀。

患者面色红而血丝满布，属于面部毛细血管怒张之类，大约属于中医学的瘀血证范围，在嗜酒患者中最常见。此类患者极容易罹患心脑血管疾病。

心脾瘀血严重者，还可以见口唇青紫。

2. 在脉象上如何识别瘀血证

涩脉是瘀血证的典型脉象，但是还应加以仔细区分。脉浮而涩，是血瘀在阳分；脉细数而涩，见于促脉，多数是血热兼瘀滞，或阴虚兼瘀滞；脉细涩多见于血虚兼瘀滞；脉迟而涩，是寒凝血瘀，患者疼痛比较严重，最容易造成血栓类疾病。

脉沉弦是气滞血瘀较为严重。若沉弦而迟，不可轻易认为是寒凝血瘀，因为瘀血的重症虽有内热，但可能被严重的瘀血象掩盖，反而表现出脉迟。随着瘀血象减轻，血脉通顺，热象就会显露出来。

脉无明显涩象，未必没有瘀血。某些脉沉滞不动，僵硬无活力，依然可能有郁血死血阻滞经络，需要活血化瘀。

据我临床体会，脉象一点瘀滞没有的患者很少。所以，在组方用药中或多或少加入一些活血化瘀药物，有利而无害。

3. 在舌象中如何识别瘀血证

传统中医书籍记载瘀血证的舌象，一般都是指青紫舌、舌上瘀斑，其实这是指瘀血的重症，在一般的瘀血证轻症中不易出现。

在舌象上还有许多征象能表明瘀血证，这里有些内容是我个人的发现。例如，舌上的红点密布，多是血热瘀血；舌边呈棱状而发紫暗，多为肝胆经瘀血；舌挛缩痿软而有横纹，这是阴血不足而血瘀；舌面呈板状，没有正常的颗粒间隙，多是痰凝瘀血。

下肢瘀血，可以见下肢血脉怒张，腿上青筋暴露，多属于气滞血瘀，但是阴气尚不虚。而阴虚瘀血者，多于赤红血丝或青紫血丝，且血丝比较细小。

4. 活血药的应用

首先应当清楚，常用药物中哪些活血化瘀药的力量最强，哪些活血化瘀药的力量中等，哪些活血化瘀药的力量较弱，然后根据病情选用药物。根据我的临床经验，列出以下药物。

强效药物：斑蝥、虻虫、水蛭、土鳖虫、穿山甲（代）、硇砂、三七、乳香。

次强药物：没药、桃仁、三棱、莪术、姜黄、血竭。

一般药物：当归、郁金、丹参、降香、赤芍、川芎、红花、苏木、延胡索、鸡血藤、牡丹皮、五灵脂、蒲黄、骨碎补、大蓟、茜草、花蕊石、王不留行、刘寄奴、川牛膝。

力弱药物：泽兰、玫瑰花、益母草。

这些药物要根据患者的瘀血病情应用。瘀血证重症，需应用有较强祛瘀血作用的药物；而血瘀证轻症，应用了力量较猛的药物可能会造成不必要的出血。尤其是某些脏器的病症，例如胃溃疡，虽然有瘀血证表现，但其本来就常有隐血，力猛的活血药会造成胃出血的严重后果。

治疗胃部瘀血的失笑散由蒲黄、五灵脂组成。蒲黄、五灵脂活血止血，使活血而不出血。说明古人在治疗胃瘀血时，已经充分考虑到某些类型的胃瘀血（如胃溃疡）在治疗中容易引发出血的问题。

气滞血瘀者，需要行气活血，要配伍一定的行气药，以及选用那些有行气功效的活血药。属于行气活血的药物有川芎、乳香、莪术、姜黄、延胡索、玫瑰花等。

血热阴虚血瘀，需要凉血活血，除了应用凉血药物，如生地黄、玄参、白薇、紫草等，活血药中要选用凉血活血药。属于凉血活血的药物有赤芍、郁金、丹参、益母草、牡丹皮、大蓟、茜草等。

阴虚血热出血需要更慎重对待，在温病发展过程中，以及肝硬化、尿毒症、脑梗死、癌症等严重疾病的治疗过程中，血热阴虚血瘀的症状是最常见的，活血时要采用凉血活血的药物，或者选用既能活血又能止血的药物。中医有些既能活血又能止血的药物，如三七、血竭、茜草、蒲黄、藕节、花蕊石、卷柏、大蓟、紫珠等，有着重要而广泛的用途。

在临床中应用既能活血又能止血的药物治疗血热阴虚瘀血证，是中医的一大优势，某些严重疾病的患者血小板减低，凝血因子异常，用西药溶栓药常有出血之弊，而中医应用既能活血又能止血的药物，能比较容易地解决这个难题，譬如中医治疗 DIC 常有较好的疗效。

活血化瘀药的应用是很有讲究的。在许多情况下，患者虽然有瘀血征象，也不可随意活血化瘀。

5. 活血化瘀药的应用注意

（1）斟酌瘀血的轻重，来决定用力猛的活血药还是力弱的活血药，以及用量。一般较重的瘀血象需要用五六种乃至八九种甚至十几种药物，其主要活血作用的药物用量要大，才能达到有效的结果。否则杯水车薪，不能奏效。

（2）活血药中花草类多轻扬升散走上，质重或者虫类活血药多走下。姜黄、郁金、没药入胆；当归、丹参、川芎、三七入肝；丹参、赤芍、红花入心；桃仁、牛膝、骨碎补入肾；三棱、莪术、蒲黄、五灵脂、延胡索入脾胃；乳香、没药气香窜走全身。临床可以斟酌使用，当然这不是绝对的，应该灵活配伍。

（3）瘀血证多伴有气滞，需要配伍行气的药物。

（4）气虚常是血瘀的原因，所以要补气以行血，黄芪是常用药。因为黄芪补气而动，人参补气而静，在需要补气活血的时候，更适宜应用黄芪。

（5）治疗四肢疼痛时，需要酌加通经活络的药物，例如桑枝、络石藤、地龙、丝瓜络等。

（6）活血化瘀治疗最应该注意的是要防止出血症。患者如果有出血的征象时，或者根据病情考虑应该防止出血时，第一要考虑应用既能活血又能止血的中药，第二也可以适当配伍一些止血药。此外，应当强调的是，引发出血的病机最常见的是血热、阴虚等，在治疗中有血热阴虚证时要及时纠正。血不热、阴不虚，自然无出血之弊。

6. 仔细诊察患者的脉舌象，谨慎使用活血化瘀药

从脉象上说，患者脉象左尺虚弱若无，活血一定要谨慎。这类患者肾阴不足，肾阴为全身阴气之根，有收敛之功，肾阴一虚，活血化瘀时易引发出血。

脉细数，或疾或促，其人血必热，活血宜慎，要选用凉血活血药物如牡丹皮、赤芍、郁金等，还要配伍凉血滋阴药物。

脉浮太过，活血宜慎，寸脉浮，尺脉弱，属于阳盛阴虚，活血宜慎。

舌红者血热，活血宜慎。舌中间有裂痕者阴血不足，活血宜慎。舌痿软阴血虚，活血宜慎。舌光剥无苔，阴津必虚，活血宜慎。舌战颤者气血俱不足，活血宜慎。

谈中风后遗症常见的类型治疗及黄芪的应用

有关中风的记载，始见于《内经》。《灵枢·刺节真邪》："虚邪客于身半，其入深，内居营卫，营卫稍衰，则真气去，邪气独留，发为偏枯。"《素问·生气通天论》："阳气者，大怒则形气绝，而血菀于上，使人薄厥。"

唐以前对中风的认识多主外风。金元时期，医家以内风立论，可谓是一个飞跃，中风病的治疗逐渐走入正轨。刘完素主"心火暴盛"，李东垣主"正气自虚"，朱丹溪主"湿痰生热"，呈现争鸣。而明代张景岳倡"非风"之说，是对外风致病理论的修正。叶天士《临证指南医案》阐明："精血衰耗，水不涵木……肝阳偏亢，内风时起。"而近代对中风治疗贡献最大者，非清代王清任莫属，他以气虚血瘀立论，所创制的"补阳还五汤"活人无数，使千千万万中风患者获得生机。

古代医家对中风的分类，有真中风和类中风之说。真中风又有中经络和中脏腑、闭证和脱证的区别，这是就中风病的初起治疗而言。而现代中医治疗中风，在病的初起抢救期几乎插不上手，所治的大都是中风后遗症偏瘫之类。所以，这里撇开中风抢救时的"闭""脱"证型不谈，只谈中风后遗症偏瘫的治疗，并且归纳论述。

我认为中风后遗症虽然症状复杂，变化多端，不可胜数，但是，按其病机归类，最常见的类型有三种。一种是阴虚阳亢型。此型类似于叶天士所阐明的肝阳上亢、水不涵木型。第二种是肝气不升、高巅失养型。此型类似于王清任提出的气虚血瘀类型。第三种是风痰上逆、痰浊痹阻型。此型类比于朱丹溪的"湿痰生热"。当然，这三种类型都会伴有瘀血阻滞的病机，治疗时都不应缺少活血化瘀药物。血脉瘀滞是中风病最本质的病机，这是应当着重强调的。必须说明古代医籍对中风的瘀血病机往往重视不够，这限于当时对中风病机的认识不全面。

阴虚阳亢型的症状表现，以脉浮弦、弦数、弦硬、舌红为主要特征，血压常常很高。症状表现：面红目赤、头晕头痛、耳鸣目眩、少寐多梦、口眼㖞斜、言语謇涩，或手足重滞、半身不遂。

肝气不升、高巅失养型，以脉沉弱而涩，舌淡白或淡紫为特征，血压常不是很高或者不高。症状表现：半身不遂、肢体无力、口眼㖞斜、言语謇涩，面色发暗、精神萎靡或抑郁。

风痰上逆、痰浊痹阻型以脉弦滑、舌苔厚腻为特征，血压常高。症状表现：半身不遂、言语謇涩严重、痰多堵塞于会厌、咳呛顿作、嘴角流涎、胸闷腹胀。

这里着重谈一下阴虚阳亢型与肝气不升型治疗要点的不同。中风后遗症这两个证型，代表了人体气机升降表现的两个极端，一种是阴虚阳亢，升发太过为患。一种是升之不及，气机沉郁，头部失养为患。太过与不及，物极必反皆成病理。

阴虚阳亢类型的中风患者，病变主要在阴虚生风，以滋阴息风通络为治则，以镇肝熄风汤为主治方剂。此证型患者不宜用过多活血药，因其易出血。而肝气不升型病变主要在肝气沉郁、头部失养，以升举肝气、活血化瘀为治则，以补阳还五汤为主治方剂。

这里存在一个问题，就是黄芪这味药在中风患者中的应用。是否所有类型的中风都能使用黄芪，还是仅限于某些症状、某些类型？

实践证明，黄芪应用于中风患者，只限于肝气不升、高巅失养型，而对于阴虚阳亢型、脉弦硬舌红的患者是应禁忌的。黄芪的升阳作用会使阳气亢更甚，加重病情。风痰痹阻型也不适合。这一点在张锡纯的《医学衷中参西录》一书中阐述得很明白，可以参阅"论治偏枯者不可轻用补阳还五汤"。

著名清末中医学家王清任创制了补阳还五汤，重用黄芪为君，辅助以活血化瘀药物，治疗中风后遗症所引起的偏瘫手足不遂，取得了巨大的成就。但是这个方剂只适用于肝气不升、高巅失养型，临床一定要辨证清楚。

为什么在现代中医治疗偏瘫偏枯的中风患者较多地应用补阳还五汤，而大都适用呢？这是因为肝气不升、高巅失养型的中风患者人数远超过其他类型。

在临床实践中，我发现脑动脉硬化很严重的患者，有的并不是很快中风发作，出现脑血管意外。而某些脑动脉硬化并不严重的患者，却很快发生了中风。也就是说，脑动脉硬化的程度与中风发生的概率并不一定成正比。

随着医学实践的深入，我在诊断学上发现了一些端倪。原来，脑动脉硬化患者如果左关脉实、肝气较旺，其人虽有较严重的动脉硬化，不一定较快发生中风。而那些左关脉细微而沉的患者，即使脑动脉硬化程度较轻，仍然容易演变为中风。同时我也发现，中风患者假如血压稍高些，其治疗也许容易些，而那些血压较低的中风患者治疗起来要倍加困难。

我的体悟是，肝气主升，肝气旺则气机上升，脑为人体至高之处，肝气上升则高巅血流充足，虽有部分瘀塞，人体仍能保持脑部的基本用血，所以未发生中风梗阻。而那些肝气衰弱的患者，体内气血上升不足，高巅之处血流缓慢，稍有瘀塞，即发作中风。

黄芪之性在于补气而升，能升提肝气，引血上行，使高巅之脑部供血充足，缓解脑部供血不足的症状。再加之活血化瘀药通畅脑血管的作用，使补阳还五汤治疗中风有显效。

黄芪能补肝，张锡纯论述详细："肝属木而应春令，其气温而性喜条达，黄芪之性温而上升，以之补肝原有同气相求之妙用。自临证以来，凡遇肝气虚弱不能条达，用一切补肝之药皆不效，重用黄芪为主，而少佐以理气之品，服之覆杯即见效验，彼谓肝虚无补法者，原非见道之言也。"

王氏补阳还五汤中黄芪要用"四两"，而其他活血药不过寥寥数钱，在于本方补气升提，活血乃为辅助。仔细辨之，黄芪在治疗脑血管病的过程中，其主要发挥的不是"补益元气"的作用，而功在"补益加升提元气"。通过补益肝气，升提元气，使头部高巅失养得到治疗和缓解。

换句话说，中风病一个主要类型为肝气不升、高巅失养，气机沉郁、阳气不能荣养于上乃是根本。有形的瘀血不能速消，无形的气机容易升提。故黄芪升提气机的效果是决定治疗成效的关键，另外还需要助之以活血化瘀。

阳痿治疗新视角

阳痿即男子阳事不举，或举而不坚之证。其病名首见于明代《慎斋遗书》，历代医家对其病因病机论述颇多，《内经》谓"思想无穷，所愿不得，意淫于外，入房太甚，宗筋弛纵，发为筋痿""湿热不攘，大筋缦短，小筋弛长，软短为拘，弛长为痿""经筋之病……热则筋纵不收，阴痿不用"。

清代林珮琴又提出了"恐惧者，胆虚精怯"及"心肾失交"的观点，即"伤于内不起，故阳之痿，多由色欲竭精，或思虑劳神，或恐惧伤肾，或先天禀弱，或后天食少，亦有湿热下注，宗筋弛纵者"。可见阳痿之因甚为复杂，概有情志、房劳、惊恐、六淫、饮食、久病、先天不足、后天失养抑或跌仆损伤、湿热下注、年高体衰等。中医内科学一般把阳痿分为四种证型，即命门火衰、心脾受损、恐惧伤肾、湿热下注。然而，临床所见绝不止这四种类型，情况要复杂得多。

我根据经验归纳了一下，根据发病率大约有以下类型：肾阳衰弱型、肝阳衰弱型、瘀血阻滞型、心脾受损型、肝气郁结型、恐惧伤肾型、湿气下注型。

阳痿的辨证需掌握一个要点，首先考虑是否属于肾阳虚，诊脉时着重体会脉右尺部虚弱，或沉弱或迟否。假令肾阳不虚，必定属于其他类型。据我临床体会，肾阳虚者占 40% ～ 50%。排除肾阳问题后，再细查肝、心、脾、湿、瘀等原因。这是基本路径。

1. 肾阳衰弱型

临床所见此型最多，占 40% ～ 50%。如张景岳所说"但火衰者十居七八，而火盛者仅有之耳"。张氏所言，从我的临床实践来看似有偏颇，也许古今人群发病原因有所差别。

诊断要点：脉右尺弱而迟，这是诊察肾阳衰型阳痿的要点。脉左尺为肾阴，右尺为肾阳。肾阴不足，脉是左尺虚；肾阳不足，脉是右尺虚，或兼迟。舌白苔或水滑，根部尤甚。

症状：阳痿，腰痛，腿软，腰部畏寒，四肢凉，神疲乏力，面色暗淡，饮食喜热食。

治法：温肾壮阳填精。

处方：右归丸为主，赞育丹亦可。

2. 肝阳衰弱型

此类型在传统中医书籍中少见，但是临床却屡见不鲜，医家多不识。此类型的患病比例仅次于肾阳不足。

《内经》称阳痿为"宗筋弛纵，发为筋痿"，认为男子阴器是宗筋所聚，弛纵则发生阳痿。肝气主升，肝寒则阳气不升，阴器不举，这是阳痿的主要病机。初学医时，我并不能体会肝气与阳痿关系之重要，乃是从临床实践中总结经验而得。查其理论根源，方知《内经》已明述。

诊断要点：脉左关沉弱或迟，舌淡苔白或水滑。

症状：阳痿，阴器凉冷，下肢畏寒，膝关节冷痛，头痛头沉，精神萎靡，面色阴晦，腹部冷痛。

治法：温阳暖肝，升提肝气。

处方：自拟"暖肝起痿汤"。黄芪、吴茱萸、丁香、肉桂、乌药、续断、川芎、当归、麻黄、细辛。

方义：以黄芪、吴茱萸为君，黄芪补气而升，乃升举阳气的要药，吴茱萸温肝效果最强，故二者为君药。丁香、当归、肉桂为臣，辅助君药增强温肝效果。乌药、川芎、续断理气活血，麻黄、细辛散寒，共奏暖肝温阳起痿之功。

3. 瘀血阻滞型

除肾阳不足、肝阳不足外，瘀血阻滞引发阳痿的比例可以列为第三。现代人血脂、血黏度常高，动脉硬化、心脑供血不足患者居多，前列腺疾病居多，都属于瘀血阻滞引发阳痿的类型。男子阴器需要充足的血液供应，才能正常发挥勃起功能。瘀血阻滞引发阳痿的人群绝不在少数，而传统中医教科书常忽略此类型。

在临床中经常可以看到，有些阳痿患者肾肝不虚，心脾无病态，湿邪不存在，但是却患有阳痿。细查其脉多有涩滞，此乃是瘀血阻滞经脉，阴器血液不充足，造成阳痿病。

诊断要点：脉涩滞，舌稍紫，边缘不齐。

症状：阳痿，经常半路痿软，勃起时间短暂。常有腰痛板硬或疼痛，尿路淋漓不畅，或腿部麻木。

治法：活血化瘀，通经活络。

处方：膈下逐瘀汤为主治方剂。可酌情增加水蛭、土鳖虫以增强药力。

应该补充的是，有些阳痿类型属于痰瘀互结。治疗此类型，在活血化瘀同时要加上化痰药才能奏效。

关于心脾受损型、肝气郁结型、恐惧伤肾型、湿气下注型阳痿，从发病率来说，比前面论述的三种证型要少见得多，并且传统中医教科书论述甚详，兹不赘述。

从肝治疗阳痿的体会

我从医以来遇阳痿患者无数，初从医时也是沿用补肾壮阳的套路，但许多病例试之不应。随着诊断技术逐步提高，我发现阳痿之病实为非常复杂的病机，绝不是一个肾阳不足所能解释。所以，阳痿患者常常屡治不效，且本病已成为当今社会流行通病，给无数男性患者带来烦恼，给无数家庭带来不和谐，为当前的顽症之一。

肾主生殖，男子为阳，阳气是作强之本，肾阳确实紧密关乎阳事成败。明朝医家张景岳说阳痿："火衰者十居七八。"这里所说的"火衰"，当理解为肾阳衰，也就是命门火衰。以今天之现实，我认为有些言过其实。我认为现代的肾阳衰型阳痿占40% ～ 50%，另一部分患者不属于肾阳衰。

前人所反复陈述的阳痿病机恕不赘述，我在这里要谈的是一些新观点。

1. 肝阳虚

这个观点前人论述较少。曾经看到某个中医考试题，题目为不属于阳痿的病机，答案就是肝阳虚。但我在实践中发现，肝阳不足，寒凝肝经，肝气不升，是男子阳痿的一条重要病机。与试题答案恰好相反。

为什么肝的变化能引起阳痿呢？阳痿从肝论治，缘于前阴与肝关系密切。就肝之经脉而言，阴器为肝经循行所过部位，肝经"循股阴，入毛中，过阴器，抵小腹"（《灵枢·经脉》）。诸筋为肝所主，而肝之经筋亦结于阴器。《灵枢·经筋》指出，足厥阴之筋，"上循阴股，结于阴器，络诸筋。其病……阴器不用，伤于内则不起，伤于寒则阴缩入，伤于热则纵挺不收"。这里明确指出肝之经筋结聚于阴器，并于该部位与诸筋相连，若房事不节，精血亏耗，经筋失于濡养，或伤于寒之邪，寒盛则收，阳道不振，可导致阴器不用，阳事不举。

我认为，肝气者，主升也，肝阳不虚，肝气鼓舞才能升发。而男子行阳事，在于阳气鼓舞上行，阴器才能坚挺，其肾气举阳的本质，赖于肝阳的生发鼓舞。临床病例证实，肝阳虚甚至比肾阳虚造成的阳痿还严重。

案例 李某因为年轻时纵欲手淫，几乎每日一次，后来阳痿，服用了很多中西药物，没有效果，眼看就要结婚，心中惶恐，求我给医治。我为其仔细诊脉，肾气不虚，唯有左关沉弱稍迟，这是肝阳虚，肝气不升，导致宗筋松弛而阳痿。

治疗方法：先用艾条灸肝经的太冲、中封、大敦等穴位；再用自拟"暖肝起痿汤"，组成为黄芪、吴茱萸、丁香、肉桂、乌药、续断、川芎、当归、麻黄、细辛。

方义：以黄芪、吴茱萸为君，黄芪补气而升，升举阳气要药，吴茱萸温肝效果最强，故为君药。丁香、当归、肉桂为臣，辅助君药增强温肝效果。乌药、川芎、续断理气活血，麻黄、细辛散寒，共奏暖肝温阳起痿之功。

艾灸 5 次，服药 15 剂，患者病愈，婚后不久妻子怀孕。

2. 肝血瘀滞

肝之筋结于阴器，其血脉畅通才能滋养，肝血一有阻塞，阴器之血则不能畅通，导致不能勃起。这种类型以前医家少有提及，但是，在现代社会里，血脂高造成的动脉硬化、脂肪肝等疾病比比皆是。从中医病机分析，这些都与肝血的瘀滞有关，都可以造成不同程度的阳痿。

此型阳痿有一个特点，就是半途忽然痿软，这是肝瘀血造成的后期阴器血液供应不上。阴器是肝经之所过，阴茎缺少血液的充盈，便造成阳痿。此型的发病人群以干部、老板、白领最多，因为他们是高血脂的高发人群。

肝瘀血造成的阳痿患者最为烦恼。因为众位医家治疗阳痿使用千篇一律的补肾阳法，对这种类型不会有多大效果。患者求医久治不愈而造成心理上的障碍，产生自卑感，治疗难度就会加大。

膈下逐瘀汤加减是治疗本类型的主治方剂。我遇到过几十例这一类型的阳痿患者，无不应手而愈。

案例 魏某，男，50 岁，唐山人。患者患阳痿多年，还有高血压、高血脂、血黏度高、动脉硬化、颈椎病、脂肪肝等疾病。阳痿 8 年，多方求治无效，对治愈已经不抱希望。2007 年 6 月 3 日初诊，患者面色红丝满布，舌质紫，脉弦而涩。治疗方剂为膈下逐瘀汤加水蛭、川牛膝。患者服用 6 剂见效；效不更方，24 剂痊愈。

治疗胃溃疡的体会

"胃溃疡"为西医病名，属中医学"胃痛""痞满"之类，多由于饮食失节、饥饱无时，劳倦过度而损伤脾胃所致，而长期的精神紧张、情志抑郁、恼怒也是致病因素。

证候特点：胃脘定时作痛、夜间居多，恶食拒按、嗳腐吞酸、腹满便秘，或恶心、嗳气呃逆、反酸、便血等。

我在临床实践中体会到一个规律，就是西医的胃炎如果性质属热，属实热、虚热兼有；西医的胃溃疡性质如果属热，多是虚热，胃阴虚者居多。

治疗胃阴虚证，中医内科学一般用"益胃汤合芍药甘草汤"。虽说有效，但是具体到胃溃疡，多伴有胃气虚、气滞、血瘀、运化失调的因素，所以治疗溃疡时要随症加减药物。而单纯用滋阴药物，反而会影响胃气消化降下功能，效果常不佳。

胃阴虚常用的中药有麦冬、玉竹、石斛、女贞子等。胃气虚者，要酌加党参、白术、炙甘草等；气滞者，酌加木香、陈皮、厚朴等；血瘀者，酌加蒲黄、五灵脂、茜草、大蓟等；消化不良、运化失调者，酌加砂仁、豆蔻仁、半夏、鸡内金、神曲、茯苓等。

需要强调的是，胃溃疡多有隐血，这是因为阴虚则血热，不能敛纳而迫血妄行。而胃阴虚又多兼有胃瘀血，说明这是一种阴虚兼有血瘀的病症。治疗胃阴虚而血瘀证，切不可随意应用大剂活血药物，破血药物就更不可，极易造成溃疡大出血，要谨慎选用既能活血又能止血的药物，如蒲黄、茜草、大蓟等，活血的药物选用五灵脂、丹参、郁金等，量不可过多。

古人制"失笑散"治疗胃脘瘀血，非常有道理。既能活血又能止血的蒲黄，配上五灵脂，使活血无出血之弊，配伍精当。唯一不足是力量较小，血瘀轻症可用，中度或重度都需要伍以茜草、大蓟、丹参、郁金等。丹参、郁金、赤芍活血而性凉，不易引发出血。

案例 魏某，男，58 岁，唐山人。确诊胃溃疡、胃炎、十二指肠溃疡，有隐血。中西药遍尝，基本无效。患者胃痛、反酸、嘈杂，饮食中阻，不能下行，凉、热、硬食俱不可，每日以粥汤类度日，体重减轻了十多千克。因久治无效，情绪低落。

2012 年 2 月 20 日初诊：脉细涩而数，舌质瘦薄而红，中间有一道裂痕，表面有黄白苔。

辨析：胃阴虚证，还兼有胃气虚、胃气滞瘀血。

治法：滋阴益胃，和胃建中，理气活血。

处方：麦冬 10g，石斛 10g，胡黄连 4g，白芍 12g，甘草 15g，砂仁 3g，党参 8g，茯苓 12g，白术 10g，木香 12g，陈皮 10g，厚朴 10g，蒲黄 15g，五灵脂 15g，丹参 15g，茜草 15g，大蓟 12g，4 剂。

方义：麦冬、石斛为君滋阴；芍药甘草汤甘酸化阴，缓急止痛；党参、白术、茯苓、炙甘草补中益气；陈皮、木香调胃气；蒲黄、五灵脂、茜草、丹参、大蓟活血化瘀止血；砂仁健胃化湿。

2012 年 2 月 25 日二诊：患者自诉，半年以来，病情首次有了好转，疼痛减轻，吃饭后的堵胀感减轻了，饭量渐增，但是还不敢吃太硬的食物。脉基本不数，舌质仍稍红，中间裂痕变浅。

处方：原方加女贞子 12g，6 剂。缘胃之阴气，其根乃是肾阴，益肾阴、滋阴气之源。

方义：胃病若阴虚，于肾阴求之，但不可轻用熟地黄，因熟地黄于胃之消化妨害较大。

2012年3月2日三诊：患者自诉病情有较大好转，胃基本不痛，堵胀感继续减轻，饮食有增加。但是，又添了新的问题，患者原来有心动过缓症，近期有所加重，诊脉中我数了一下脉率，每分钟51次。原来患者心阳不足，胃阴不足，阴阳俱虚，颇为棘手。补益心阳，非附子、桂枝莫属，但可能伤及刚刚恢复的胃阴。本着"有是证，用是药"原则，原方加附子8g，桂枝10g。2剂。

2012年3月5日四诊：患者告知无太大不适，看来阴阳同补可行。

处方：石斛12g，麦冬12g，桂枝8g，附子7g，白芍18g，甘草15g，砂仁5g，鸡内金12g，神曲12g，木香15g，厚朴12g，蒲黄15g，五灵脂15g，丹参20g，茜草15g，三七（单包，冲服）4g，党参10g，白术10g，牡蛎10g。

此方又服用18剂，诸证皆退，饭量增加，堵胀感基本消除。

方义："有是证，用是药"，有故无殒亦无殒，阴阳同补，胃阴与心阳同行，并无妨碍，斯为明证。

浅谈中医治疗胃病

胃病多表现为胃痛，临床以上腹近心窝处经常发生疼痛为主症，多见于胃、十二指肠的炎症、溃疡等。古人对胃病的认识，如《素问·六元正纪大论》说："木郁之发，民病胃脘当心而痛。"《灵枢·邪气脏腑病形》指出："胃病者，腹䐜胀，胃脘当心而痛。"《外台秘要·心痛方》说："足阳明为胃之经，气虚逆乘心而痛，其状腹胀归于心而痛甚，谓之心痛也。"这里所说的心即胃也。《伤寒论》中所谓"心下痞，按之濡，或心下痞，按之痛"等，大抵是指胃而言。

古人所说的心下痛多是指胃痛，即现在所说的上腹痛，而引发上腹痛最常见的原因莫过于胃炎、胃及十二指肠溃疡病。在临床中我遇到过较多的胃炎患者、胃及十二指肠溃疡患者，总结一下治疗体会。

胃炎、胃及十二脂肠溃疡，症状常有胃痛、嗳气、反酸、烧心、嘈杂、胀满、食不下、恶心、反胃、大便隐血等症状，其中隐血主要为溃疡的症状。

关于胃病的病机（这里主要谈胃炎与胃及十二指肠溃疡的病机），从阴阳的性质来讲，或胃虚热（胃炎亦有实热型，较少），或胃寒，或胃阴虚；从气机来讲，多伴有气滞血瘀。从胃气的虚实来讲，多伴有胃气虚；从侵犯胃的邪气来讲，除了热（火）、寒因素外，还常伴有湿盛、痰浊等。

在胃病的诸多症状中，最重要的有两条：一是大多伴有胃虚症状；二是大多伴有血瘀气滞症状。所以，补益脾胃之气，活血化瘀理气，是治疗胃病最常见的手段。补益脾胃之气，我最常用的是香砂养胃丸加减；而活血化瘀理气，我最常用的是失笑散加丹参、郁金、香附、枳壳、川楝子等。

胃气以降为顺，六腑以通为用，而胃气只要通顺就能下降。即使是补益脾胃，也要适时考虑通畅胃气，加一些理气活血的药物。

从阴阳属性分析，胃病最常见的病机有胃火旺、胃阴虚和胃寒盛，胃炎以胃虚火旺较多，实火较少，属于寒盛亦不少见。

杂症治疗心得

而胃溃疡最常见的症型是胃阴虚。治疗胃虚火旺，我最常用的药物是胡黄连，此药退虚热，消疳热，清热燥湿，泻火解毒，用于清胃之虚火，百医百效。假如胃实火较大，可以加知母。

应该强调的是，胃寒盛所形成的胃炎，是西医学治疗胃病的短板，治疗胃炎的西药大多属寒性的，与胃寒盛的病机不吻合，所以胃寒盛的胃炎患者服用西药，往往久治不愈，而这种寒盛的胃炎，用中药温寒暖胃，效如桴鼓。在我的医疗经历中遇到不少这样的病例。治疗胃寒最常用的是高良姜，由于桂枝常引发呕吐，故不常用。胃寒之较轻症者，只要加大砂仁的用量即可。

我治疗胃阴虚最常用的是石斛，附加玉竹、麦冬等，有些胃阴虚是因为阴液源头枯竭、肾水不足，应酌加女贞子、制何首乌等，一般不用熟地黄，因为胃的不适反应较大。

胃阴虚型溃疡非常普遍，溃疡病又多夹有胃瘀血，治疗胃溃疡的瘀血证要十分谨慎，万不可随意活血化瘀。因为胃阴虚夹有瘀血证，又多有出血证，大便常有隐血。胃出血的本质是阴虚血瘀，阴虚血不能敛纳，或者属于阴虚火旺，火热迫血妄行，血瘀出血则血隐隐渗出，绵绵不止。如果随意活血化瘀，可以造成胃肠大出血而危及生命。古人治疗胃瘀血用失笑散，非常讲究，因为蒲黄这味药同时具备活血和止血的功能，五灵脂除了活血外，也有轻微止血效果。两药合用，活血祛瘀而不出血，非常适合胃肠阴虚血瘀。然遇到阴虚瘀血象较重者，需要加丹参、延胡索、血竭、茜草、藕节等。

遇到胃阴虚的患者，理气药香附、木香等比较香燥，易于伤阴，需少用或不用。胃与十二指肠溃疡患者如患有其他病症，例如冠心病或脑血栓，在应用活血药时，也要谨慎小心，不能只顾他脏瘀血而忽视了胃肠出血。这样的失误在临床中并不鲜见。

治疗胃及十二指肠溃疡的胃阴虚症状不能一味滋阴，因为胃及十二指肠溃疡多伴有胃气虚症状。如果一味滋阴，不注意补益胃气，通调胃气，滋阴药常有滋腻妨碍胃气作用，胃气必然难以承受，效果不佳。所以，用滋胃阴药物时，应酌加补益和通调胃气的药物。

早期的肝炎属于中医学"脾胃病"范畴

我最初从医的时候，以为肝炎即是肝病，代表肝脉的左关必有显著的变化。事实证明，这一认识是错误的，肝病初期左关可以没有明显变化，有的仅是略弦一点或略虚一点。总之，根据左关的脉象无法确定是否为肝病。后来脉诊经验多了，总结出一个共同的规律，肝炎患者的右手代表脾胃脉的关部肯定数疾，或濡数，大多数还兼虚。于是我悟出，西医学的肝炎当列入中医学"脾胃病"的范畴。而严重的肝病，例如肝硬化的失代偿期，大约应列入中医"积聚""虚损""水肿"等范畴。

东汉时期张仲景的《伤寒杂病论》论述阳黄时说："阳明病，发热汗出者，此为热越，不能发黄也。但头汗出，身无汗，齐颈而还，小便不利，渴饮水浆者，此为瘀热在里，身必发黄，茵陈蒿汤主之。"此段论述了阳明病湿热郁积发为阳黄的机制。而《金匮要略·黄疸病脉证并治第十五》曰："寸口脉浮而缓，浮则为风，缓则为痹。痹非中风，四肢苦烦。脾色必黄。瘀热以行。"仲圣明确地把黄疸病列入阳明胃与太阴脾的病症中。

虽然古时的黄疸病未必等同于现在的肝炎，但是，肝炎被大多数古代医家列入脾胃湿热病的范畴是很明显的。薛生白说：

"中气实则病在阳明，中气虚则病在太阴。"即指素体中阳偏旺者则邪从热化而病变偏阳明；素体中阳偏虚者则邪从寒化则病变偏太阴。

再者，随着中医温病学说的逐步完善，肝炎大约应列入温病中湿温的范畴。吴鞠通说"内不能运水谷之湿，外复感合时之邪"，还指出"仅有外感而无内伤或仅有内伤而无外感，皆不易形成湿温。唯外邪里湿合邪能引发疾病"。

中医学所论脾胃功能几乎包括了西医学消化系统的所有功能。

中医治疗肝昏迷的一点见解

肝昏迷常见于肝瘟、肝热病、肝著、肝积及肝癌后期，预后不良，病死率高。肝昏迷属于中医学的"瘟黄""急黄""肝厥"范畴，以精神烦躁、神识昏蒙为主证。临床表现常在肝病症状基础上，出现以神识昏蒙为主的肝病及脑的疾病。肝昏迷症状极为险恶，且病死率很高，救治的难度很大。

中医学理论认为，肝昏迷的发病原因为肝病日久，湿热久郁，痰瘀搏结，或因肝瘀络损，呕血便血，逐水太过，伤津亡液；或在肝瘟、肝癌等危重病中，因其他邪毒突侵，使肝气严重受损。

我总结肝昏迷的病机主要有以下三点：一是血分热盛，热入心包，心神蒙蔽；二是阴液干涸，肝肾失养，将要亡阴；三是痰湿上逆，蒙蔽清窍。其中以第二种最为常见，热病要保全阴液，亡阴是最主要的威胁，其他类型本质也是阴虚。所以，治疗肝昏迷勿忘滋阴液。

1. 血分热盛，热入心包

症状：脉数，一息六至以上，甚至发热，舌红紫，苔薄黄，面红赤，口渴、身灼热，口唇红甚，夜卧不安，尿黄赤，甚则昏迷。

参考治疗方剂：清宫汤去犀角，代之以水牛角，合清营汤、白虎汤。加大青叶、青黛、白薇等。也可考虑应用安宫牛黄丸。

2. 阴液干涸，即将亡阴

症状：脉细数，舌苔全无，镜面舌，绛而干，面色黧黑，渴或不渴，夜热重，或低热，口唇红而干，时时说错话或胡话，甚则昏迷。

参考治疗方剂：增液汤为主，酌加龟甲、鳖甲、白芍、甘草、女贞子、牡蛎、五味子、山萸肉等。

3. 痰湿上逆，蒙蔽清窍

症状：面色污滞似洗不净，脉濡数，舌面浊腻淡黄，口不渴，尿黑黄浑浊，少气懒言，头脑昏蒙，甚则昏迷。

参考治疗药物：藿香、佩兰、杏仁、玫瑰花、菖蒲、郁金、川贝母、胆南星、泽泻、生地黄、玄参、女贞子等。

肝硬化辨治心得

肝硬化是一种影响全身的慢性消耗性疾病。其病理特点为肝弥漫性变性、坏死、纤维化组织增生或肝细胞结节状增生，致使肝脏变形、变硬。肝硬化病情恶化，就会引起一系列并发症，如腹水、胸水、肝脾大、门静脉高压、食管静脉曲张、出血、贫血、感染等。目前西医药对肝硬化尚没有特效治疗药物，患者最终死于肝衰竭、肝肾综合征等。

肝为乙木，中草药为草木之药，对肝脏有培补滋养作用。中医学认为，同气相求也，故中医治疗肝硬化有广阔的前景。对于肝硬化的辨证施治得当，则效果优于单纯西药治疗。

在医疗实践中，我接触了较多的肝硬化患者，其间若有所得，总结出几条，就正于同道。

1. 护阴气

肝硬化多由肝炎转化而来。肝炎为热病，最易伤及阴气，而肝硬化之所以形成，主要因为肝阴不足，瘀血阻滞。所以，治疗肝硬化，滋肝阴是主要的治疗方法。方剂可选用"一贯煎"，有时要滋水涵木，选用补肾阴的女贞子、龟甲、制何首乌等。熟地黄不能轻易用，因其对胃妨碍较大，而肝硬化患者胃气本来就很弱，不能再受损。

2. 益脾胃

脾胃是后天之本，有胃气则生，无胃气则死。重症肝硬化患者病情虽重，若能食，或可挽救。

故治疗肝硬化要时时注意护胃气。在滋肝阴时，注意不要太碍胃，酌加健脾益胃的药物，保护胃气贯穿治疗始终。护胃药物可选砂仁、鸡内金、神曲、半夏、佩兰等。滋阴的药物也容易妨碍脾气运化，造成泄泻，可选用白术、茯苓、泽泻、车前子、芡实等。

3. 治疗肝之"癥瘕""臌胀"要点

肝病多阴伤，血小板常低，凝血机制常有问题，所以，肝硬化除了瘀血之外，也需要十分警惕其出血倾向。特别是晚期出现的门静脉高压、胃底静脉曲张大出血，常是肝硬化的最后一幕。

所以，治疗肝硬化早期阴气伤及不甚时，可以选用比较峻猛的活血药，例如三棱、莪术、乳香、水蛭等，而到了中晚期，阴气大虚，不可轻用力猛的活血药，避免造成胃门静脉出血等无可挽回的后果。要选用平和的或者既能活血又能止血的药物。平和的活血药有丹参、赤芍、郁金、泽兰、益母草、虎杖、川牛膝等，既能活血又止血的药物有茜草、大蓟、花蕊石、藕节等。不宜用三七，三七辛温伤阴；也不宜用蒲黄，因蒲黄对肝功能有损。

4. 治疗肝腹水要点

腹水的本质，大多数是阴虚血瘀，造成三焦水道壅滞，瘀而变成停水。治疗肝硬化腹水的根本在于活血化瘀，疏通水道，轻用利水药即可。如果不化瘀而猛攻逐水，会造成水不去而阴先伤，在我所经治的病例中较为常见。而伤阴后无疑加重了肝硬化病情。

只要患者血脉通畅，水液断无停滞腹中之理。过用利水药也是引发肝性脑病的主因，不可不知。

肝硬化利水不可轻用攻逐利水的猛药，早期身体壮，尚可慎重酌情选用，中期以后则不行，否则弊病无穷，常使病情急转直下。

火毒为癌因之首

《内经》说："阳生阴长，阳杀阴藏。"春天阳气渐盛，天气转暖，万物复苏，植物开始生长。秋天阳气肃杀，草木开始凋零，万物收藏。所以，凡是生长迅速、增生旺盛者，皆可以理解为阳气盛壮。

癌细胞的生长速度远远超过正常细胞，甚至可以说是无限增生。这一现象可以理解为阳邪（阳气超过正常的度可以称之为邪）旺盛，火毒炽盛。西医学所归纳引发癌症的因素大多属于火毒之类。

导致皮肤癌最常见的原因是强烈日光的过度照射。生活在南非的白人比生活在北欧的白人患皮肤癌的概率高出很多。阳光者，火毒也。放射线为高能粒子流，也可以理解为火毒的一种形式。而核辐射更不用说，就是顶级的火热。熏烤的食品容易引发癌症，而其特点是性热，火毒盛也。油炸食品容易引发癌症，皆因油炸食品火毒太盛。吸烟可以致癌，而煤焦油的性质也是火毒。汽油的代谢品——汽车尾气，本质也是火毒。世界卫生组织发表报告，饮用超过 65℃ 以上的热饮可能导致食管癌。有关部门发表权威解释，红外线烤箱加工食物，在 200℃ 以内是安全的，高于 200℃ 则有致癌危险。综合各种资料可以说明，热量太高，本身就属于"火毒"，易引发癌症。

可以说，引发癌症的各种原因以类归之，火毒当仁不让占据主要位置。而癌细胞的特征——增生迅速、无限制生长、转移迅速，也都属于阳毒特征。

我们再看癌症患者，多为数脉。而那些脉不数的癌症患者，其癌症病变的速度也较慢，病程比较长，因而生存期也相对长一些。我曾诊治过一位 30 多岁的肝癌患者，脉缓慢而涩滞，审其病史，已患病 4 年，目前情况尚可。假令为脉数，病变要迅速得多。

原发性肝癌为什么病程非常迅速？尤其是原发性肝癌炎症型，一般不会超过 3～4 个月。这是因为肝为生发之脏，尤其到了春天，生发太过，加之癌细胞生长迅速，得肝气生发之助，故病情发展非常迅速。

儿童期的白血病病情发展迅速，皆因儿童多纯阳之体，又正处于生长发育期，两阳相加，其病更速。而老年癌症患者比起中青年癌症患者的病情发展要缓慢，也是因为老年阳气衰弱，增生和代谢速度变缓慢。

我曾诊治过一位肺癌患者，年已 90，肺癌史 8 年，病情发展不迅速，最后也非死于肺癌。

就其癌症本质，以弗洛伊德"生死的力量"喻之，我粗浅地认为，癌症是一种"生"的力量，而不是一种死的力量，但是这种"生"，不是正常的"生"，而是邪恶的"生"，它代替了人体正常的"生"，挤走了人体正常的"生气"，是"鸠占鹊巢"。人体正常细胞的生长竞争不过癌细胞，于是癌细胞占据了统治地位，使人体器官功能衰竭，人就迅速走向死亡。

曾经有科学家预言，未来人类实现长寿的秘诀，也许会在癌细胞的生长中得到启发，因为癌细胞"生气无限"。

老子说："福祸相依，长短相形，生中寓死，死中寓生。"巨大的死亡因素中蕴含着巨大的生的力量。这就是辩证法，是自然界的规律。而癌细胞这种蓬勃的"生"的力量，无疑是来自其"火毒阳邪"的本质。癌症以"生"的力量与人类"生"的本能竞争，如果人类"生"的力量不及癌细胞"生"的力量，最终会迅速败下阵来。

假如有一种药物，在有效地扶助人类"生"的本能的同时，又能有效给予癌细胞"生"的力量以致命的打击，那么人类攻克癌症就有了希望和曙光。

前列腺疾病治疗浅说

前列腺疾病的治疗颇费周折，病情往往缠绵难愈。之所以如此，是由于病因多样，诸多因素影响和制约着前列腺病情的发展和转归，治疗上必须全面顾及，否则疗效不佳。

尿频、尿急、尿失禁、尿无力、尿痛、尿等待、尿不尽和尿滴白，这是前列腺炎的基本症状，以下从中医学角度谈一谈我对该病治疗的一些看法。

尿频、尿急、尿失禁，原因多是阴虚、火旺。阳主布施，阴主敛纳，阴气不足，尿液不能正常敛纳，或因相火旺，伤及阴分，阳欲出而阴不能收，故尿频或尿失禁。治疗当补阴，或泄相火。肾气瘀滞也可以引起尿失禁。

尿无力多是阳虚，肾主作强，阳气为之，小儿尿远，皆因阳盛，老人尿近，皆因阳虚。前列腺炎患者尿无力，表明肾阳已衰。

由此可见，许多前列腺炎患者实际上存在阴阳两虚的症状，治疗要点为阴阳双补。

尿痛，也就是小便时阴茎中似火烧，疼痛，这多与相火旺有关，也与血瘀有关。

再谈尿不尽，许多前列腺炎患者每次尿后都要再滴沥一点，这是因为瘀血作祟，可以说瘀血的因素普遍存在于前列腺炎患者中。所以，活血化瘀利尿是治疗前列腺病的常用之法。

尿滴白，往往是湿浊混合其中，需要利湿化浊。而有一部分人是因相火太旺。

阴阳两虚，相火太旺，瘀血阻滞，湿浊弥漫，多数患者都是几种病因相互错杂，治疗当分清先后主次，依次进行，补多补少，清多清少，活血化瘀药的用量，需要仔细斟酌，掂量而行。

案例 陈某，男，21岁，唐山人。患前列腺疾病2年余，历经多家医院治疗，终不能愈。

2011 年 7 月 14 日初诊：患者主诉下腹、阴囊部疼痛，尿急、尿频、尿痛，尿滴沥，小便时烧灼感。小便黄，腰背疼痛。

刻诊：两尺脉虚微数，兼涩。裂纹舌。

辨析：肾阴不足，相火旺盛，瘀血阻滞。

处方：熟地黄 15g，山药 20g，山萸肉 10g，茯苓 15g，泽泻 15g，枸杞子 15g，女贞子 20g，龟甲 8g，赤芍 15g，黄柏 15g，知母 12g，黄芩 12g，瞿麦 15g，石韦 20g，虎杖 15g，没药 20g，郁金 30g，丹参 25g，茜草 15g，川牛膝 25g，延胡索 15g，冬葵子 12g。12 剂。

方义：以六味地黄丸合枸杞子、女贞子、龟甲补肾阴，黄柏、知母、黄芩、瞿麦泄相火，石韦、冬葵子清热通利小便，虎杖、没药、丹参、赤芍、郁金、川牛膝、延胡索、茜草活血化瘀。

2011 年 7 月 28 日二诊：患者主诉服药有效，尿急、尿频、尿痛皆有好转，阴囊部疼痛有减。但腰痛明显，尿无力增加，阳痿严重。

刻诊：尺脉沉弱无力。此因患者本有肾阳虚，泄相火加重了肾阳虚。

处方：原方加入菟丝子 15g，巴戟天 8g。

本方略有加减，服用 36 剂，病愈。

三叉神经痛辨治心得

三叉神经痛属于中医学的"面游风""偏头风""齿槽风""面风"等病症。《名医别录》曰："面上游风去来，目泪出、多涕唾、忽忽如醉……"《张氏医通》记载："许学士治鼻额间痛，或麻痹不仁，如是数年，忽一日连口唇、颊车、发迹皆痛……此足阳明经络受风毒，传入经络，血凝滞而不行，故有此证……"

本病发作时疼痛的特点，与风邪者善行而数变的特性相似。多数医家都认为治疗三叉神经痛主要以祛风邪为主。下面我仅就治疗三叉神经痛的经验略谈看法。

一、三叉神经痛病因

首先，我认为三叉神经痛的病因主要不是风邪，而是火热，病机主要是火热上攻，病久必然阴虚，则阴虚火旺。而此病以胃火居多，心、肝、胆、肺、肾火亦有之，而风邪致病的因素较小。中医学认为，火性上炎，头面居上部，火邪易犯之。且面部为阳明胃经所过，胃火上冲最容易导致面部疾病。

曾经遇到许多三叉神经痛患者，在我治疗之前，服用祛风之全蝎、僵蚕、蜈蚣等不少，而效果不显。

从分型上说，我把三叉神经痛分为风热郁表证、胃火上攻证、心火上攻证、肝胆火上攻证、阴虚阳亢证、痰火上逆证、瘀血阻络证。分型虽较多，但有些治疗要点却有相同之处，应当先阐明。

二、治疗要点

1. 不通则痛。几乎所有的证型都存在血脉瘀阻的问题，治疗任何证型都需要辅助以一定量的活血药物。

2. 邪壅则痛。要看清引发三叉神经痛的主因虽来自于火热，但要分清是哪一经络哪一脏腑的热象，分别清之。

3. 气机上逆。这也是三叉神经痛的常见病机，要仔细体察有无气火上逆症状，平降逆气也是经常应用的治法。

三、分型治疗

1. 风热郁表证

常因外感风热引发，头痛、咽喉痛、鼻流黄涕、尿黄、发热、口渴、面部痛，且舌薄黄，脉浮数。

治法：解表散风热，清热解毒。

处方：银翘散加栀子、黄连、延胡索、郁金。

方义：风热表证主之以银翘散，加黄连增强清热解毒之力。

2. 胃火上攻证

此类型最多。胃中嘈杂，多食易饥，面红、咽肿、尿黄、牙痛、口渴、便干、面部痛，且脉洪数，舌黄。

治法：清胃泻热。

处方：白虎汤合三黄泻心汤加延胡索、郁金。重用生石膏。

方义：阳明胃热主之以白虎汤，增强清热解毒力量合三黄泻心汤，然而非重用生石膏难以取效。

3. 心火上攻证

面红、口舌生疮、尿黄、牙痛、心烦、少寐、面部痛，且舌黄，脉左寸洪数。

治法：泻心火，通络止痛。

处方：三黄泻心汤合导赤散，加延胡索、郁金。

方义：三黄泻心火力量最强，合用导赤散增加药力。

4. 肝胆火上攻证

口苦、咽干、胁痛、易怒、尿黄、偏头痛、耳鸣、耳聋、目赤肩痛、面部痛，且舌红，脉左关数。

治法：清泻肝胆火。

处方：当归龙荟丸。

方义：当归龙荟丸泻肝火力量最强。龙胆泻肝丸远不能比。

5. 阴虚阳亢证

眩晕、头重脚轻、目昏花、少寐、心烦、耳鸣、五心烦热、盗汗、腰膝酸软、面部痛，且脉弦数，舌红。

治法：滋阴补肾，平肝息风。

处方：镇肝熄风汤加熟地黄、女贞子、墨旱莲。

方义：乙癸同源，肝肾相生，补肾阴所以滋肝阴，川牛膝引血下行，赭石平降逆气。

6. 痰火上逆证

口苦、头痛、眩晕、痰多、目红、胸闷、咽中不适、尿黄、易怒、面部痛，且脉滑数，舌黄腻。

治法：清热泻火，化痰安神。

处方：黄连温胆汤合三黄泻心汤。

方义：清热利胆化痰非黄连温胆汤莫属，合三黄泻心汤增强清热之力。

7. 瘀血阻络风邪上窜证

面部疼痛较剧，麻木、蚁行感、胸闷、脖颈疼痛不适或口歪、面跳痛，且脉浮涩，舌淡紫。

治法：活血化瘀，疏风通络。

处方：通窍活血汤加乳香、没药、天麻、僵蚕、全蝎。

方义：瘀血能生风，疏风必先化瘀，主之以通窍活血汤。乳、没增强活血之力，天麻、僵蚕、全蝎息内风而通经络。

疑难症辨治思路

从医几十年，我于中医疑难杂症下功夫最多，并从中总结出一些辨治疑难杂症的经验和思路及应掌握的原则，大抵归纳为如下几点。

1. 临床要精于中医脉、舌诊断

临床要以脉、舌象为主要依据，据此分析判断病症。莫要轻信患者主诉。

疑难杂症大多有复杂的病机，而患者的主观感受常常是不全面或者有偏差的，患者的主诉常常导致医生对疾病本质的不正确判断，从而影响了疾病的治疗。这往往是疑难杂症患者久治不愈的主要原因之一。

医者要具备过硬的中医诊断功夫，尤其是脉、舌诊，必须要精通。一般来说，患者不开口，我从其脉、舌象中往往能诊出许多病症，也可以联系西医的"病"来讲述。

以脉、舌为主，判断疾病的病机、转变、预后，可以免受患者主诉误导，透过表象直达病机要点所在，正所谓治病求本。

我不排斥中医的问诊。我也问诊，但是在脉、舌诊后，已经对患者的病情有了基本的判断，知晓符合中医的哪一个病症或者西医的哪一种病，然后与患者核对，得到基本的认可，而后遣方用药。

2. 临证要摈弃教条主义

中医书籍浩如烟海，前贤对多数疾病已经总结出辨识方法和治疗准则。但是，临床病情是千差万别的，任何时候都有例外发生，不可胶柱鼓瑟。中医学分各种流派，某派别往往主观地把患者的客观病情导入自己的派别，再加以治疗。殊不知这样最误事。须知主观判断必须符合患者的客观实际，先入为主的思维方式要不得，不只治疗效果不如意，甚至会加重患者的病情，把可治变成不可治，甚至置人于死境。

中医后学者切记不可用书本的条条框框来套患者的病情，应高度灵活辨识病症，才能达到主客观的统一，识别疾病的本质。医者要避免犯刻舟求剑的错误，古人所言"有成方，没成病"就是这个意思。张仲景说"观其脉证，知犯何逆，随证治之"，道出了高度灵活治疗疾病的本质，应当作为中医临床的金科玉律。

譬如哮喘，绝大多数属于气机上逆，但是也有例外。我曾经治疗一例3岁小儿的哮喘，脉寸口沉弱至极，我判断病机属于大气下陷，用升举大气的升陷汤后治愈。如果沿袭肃降肺气的治法，后果可想而知。

我还曾经治疗一例梅尼埃病患者，卧床不能站立活动已1个月，站立则天旋地转。她曾在本市某医院住院治疗2个月，没有效果，甚至有加重倾向。患者以前服用的方剂无一不是按照治疗眩晕的套路，平肝潜阳、化痰息风或者培补气血。而患者脉极沉，表明肝气沉潜在下，不能荣养头部，乃是肝气不升的典型，再平肝潜阳只能加重病情，要用升举肝气的方法来治疗。按照我的思路治疗，患者的眩晕迅速得到减轻，之后痊愈。

3. 治急性病要有胆有识，治慢性病要有方有守

这句话出自现代名医岳美中，可为中医治疑难病的座右铭。

急性病之关键在于"急"，尤其是某些濒临死亡的绝症患者，如果再求稳开方治疗，无异于延误病情，使患者陷入必死境地。所以，此时要"有胆有识"。不过事先应当和家属讲清利害，家属也往往能够理解医生的苦衷，配合治疗。

曾经遇到一例骨癌患者，高热39.7℃，高度水肿，并且每半小时便血一纸杯，血红蛋白极低，血小板计数也极低，身上出现大片紫癜，生命垂危。医院已经下了病危通知单，患者家属求我治疗。在与家属签订了免责协议后，我开始用药。患者如此高热，是导致肠道出血的主要病因，必须要尽快退热。患者右关阳明脉搏动甚剧，非石膏不能退热，但是，患者脉甚虚，已经几个月饮食不进，体重从70kg降到30多kg。石膏之药性寒，常有古代医家言极虚患者慎用，而我毅然用石膏260g，配合其他清热凉血、活血止血药物（没有加入任何补药），连续用了10多天（家属几乎买空了附近几家药店的石膏，总计用了十几斤石膏）。患者的高热出血得到较快扭转，生命得到了延续。

若没有大剂石膏来退热，此患者病情定然要继续恶化。事实也证明，石膏用于阳明胃热患者绝没有那么可怕，乃是挽狂澜于既倒的良药。最后补充一点，治疗阳明热证不必"四大"悉具，只要右关脉数，即可用石膏，若气、津两虚者加人参。

我体会治疗急症大症，石膏、附子、人参、大黄、山萸肉、柴胡、赭石等药都是临床"要药"。大热之证，非以大剂量石膏不能奏功。大寒之证，非以大剂附子不能救急。气脱危在顷刻，非以人参不能拯救。阳明腑实证，非以大黄不能挽救危亡。汗出如油，浮阳飞越，非以山萸肉不能收敛固脱。气机郁滞证，气陷不升，非以柴胡不能解郁、升举。逆气上冲，呕吐、头眩，非以赭石不能降下。学会在急症大症中灵活应用，往往有斩关夺隘之功，挽救患者的危重病机于顷刻。

治难症守方，也是一个重要经验，临证要心有定见，认准病机之后，就要持之以恒地用药，才能达到治愈的目的。曾经治疗一位脑苍白球钙化而眩晕的患者，严重到不能站立，长期卧床。我给开的一个基本方剂持续服用4个月以上，从第一年的10月吃到了第二年春天，眩晕终获痊愈。

4. 打硬仗必出奇兵，治奇难杂症必用奇方

凡属疑难病，历经多医以常法治疗不愈，其症必有特殊病理，需要特殊对待，特殊治疗。

我在第二条中举的两个例子就属于此类。凡是经我治愈的难症大症，大多采用了迥异于常理的思路和治法，才显殊效。

临证中要仔细研究前医用常法不能见效的原因，更要反复诊察患者的脉搏、舌象有无特殊之处，找出其特殊病机，施以针对性治疗。

我在英国行医时曾经治疗一个留学生，他身患一种怪病，身体时热时冷，热时大汗淋漓，冷时后背如冰，每天发作数次，苦不堪言。父母曾经带着他走遍各大城市，遍访中西名医求治，未有效果。当时我诊断他的脉时快时慢，发现其左脉关部涩滞，我判断其膈中可能有瘀血停留，由于瘀血阻滞，阴阳气不得交通，寒热不得调和，遂发此证。于是我开出了"膈下逐瘀汤"加减来治疗，3 剂就见了效果。

石家庄一个私企老板，其女儿在 4 岁时得了一种怪病，一次发热后头发全部脱落，连眉毛也不剩。10 年过去，老板带着女儿走遍全国，遍访名医，均无效。他带着女儿来唐山找到我，孩子摘了假发，其严重程度令我吃惊，头皮像面包皮一样。我翻看她以前服过的方剂，大都是补肾、凉血、滋阴之类。假如是属于一般的脱发，这样的方剂是能够见效的，而这个女孩屡服不效，必有特殊病理。诊脉后我发现其肝胆瘀血严重，根据清代名医王清任的瘀血导致脱发的著名理论，我开出了活血化瘀、补肾滋阴的方剂，几个月下来仍没有显效，我几乎怀疑治疗方向是否对路，但患儿家属对我的医术很有信心。患儿连续用药 1 年以上，终于收到了效果。

谈一点中医治癌误区

1. 癌症的病机以瘀血、痰凝、寒凝等居多

错矣！癌症以火毒证居多，占 80% 以上。其他诸如痰凝、

寒滞、湿聚等，远远不及火毒证者多。清热解毒法是治疗癌症的主旋律。

2. 癌症必有瘀血证

错矣！许多癌症未必有瘀血证，例如直肠癌，脉可能完全没有涩象，舌象也没有任何瘀血征象，完全是火毒，也能形成巨大的癌症肿物。

3. 治疗癌症必须活血化瘀

错矣！许多癌症治疗不一定要活血化瘀。根据日本医学界研究，抗癌中药以仙鹤草为佼佼者，可它恰恰是一味止血药。

4. 杀伤癌细胞为主要目的

错矣！治癌症要以人为本，以患者存活为目的，治疗并发症，维持正常生命体征，在任何时候都比一味地攻癌更重要。不能犯西医一味杀伤癌细胞的错误，癌细胞变少，患者的抵抗力却急剧下降，生命难以再维持下去。

5. 有毒的攻癌药为首选

错矣！有毒的攻癌药只适用于那些病情发现较早、身体状况较好的患者。晚期癌症患者体瘦如柴，吃不进饭，绝不可以随便动用有毒药物猛攻，促其速死。

6. 癌症标志物是唯一标准

错矣！癌症标志物只有持续、持久上升才有意义，偶然的上升只能作为参考。判断癌症好转的标准也主要看有无转移，癌瘤有无变大。标志物只能作为参考。

7. 见癌症有水肿就要用大量的利水药

错矣！癌症水肿多是因为血脉瘀滞，循环不畅，体内废液不能顺利排出，故水肿。治疗主要靠活血化瘀，通利水道，不强求速去，功到自然成。血脉通调自然无水肿。

8. 癌症危重时发生呼吸困难要气管切开

不一定！一般的呼吸困难，通过针刺天突、少商、商阳点刺放血，都可以部分缓解。

9. 发生胸腔积液一定要开胸引流

不一定！许多癌症患者的胸腔积液可以用利水中药来解决，葶苈大枣泻肺汤有良效。

10. 患者因呕吐不能食一定要下胃管

不一定！在大多数情况下，用中药都能解决患者的呕吐，如半夏、赭石等。旋覆代赭汤为首选。

11. 患者疼痛一定要打吗啡、哌替啶等

不一定！中药通过活血化瘀能够减轻患者大部分疼痛，中药外敷的止痛效果也很好，还可以通过经络穴位注射丹参等药物来止痛。综合的止痛方法能解决大部分问题。除非剧烈无法抑制的疼痛，才会用到吗啡等。

12. 治癌症中西药不能同用

不一定！实践证明，治疗癌症中西药可以同用，没有太多的冲突。但是，服用中药和西药的时间要岔开。

13. 癌症多虚，开始就要辅助以一定的补益药来治疗

不一定！以患者脉象为准，不虚不必加补益药。患者高热时也不要轻易加补益药如人参等。高热时补益无益，气有余便是火（当然，气、津太虚者例外）。

14. 癌症有出血现象时赶紧用大量止血药

不一定！因为癌症多有高凝血状态，其出血是因为血热出血，首先要凉血，其次是止血。要选用那些既能活血又能止血的药物，如龙血竭、大蓟、茜草、卷柏、蒲黄、花蕊石等。

从先贤治乙脑中领悟辨证施治的重要性

近十几年来，在广播、电视、网络等媒体上经常可以看到医药广告。诸如某新研制的中成药治疗某病特效，某方治某病特效，为造声势，不惜虚造"权威""国宝""大师亲制"等招牌，为其擂鼓助威，煞有介事，神乎其神。

其实，中医之所以成为中医，辨证施治为其灵魂。中医之所以区别于西医，辨证施治是重要标志。中医的证是疾病发展于某一阶段，病因病位病机以及正邪力量对比的全面反映。中医着眼于证，同一病处于不同的阶段，治法不同。不同的病出现相同的症状，治法相同。

有鉴于此，应当纠正一个误区。某中成药或某方能通治某病的宣传是背离中医宗旨的，是极其荒谬和不负责任的，是百分之百的误导。不管制方人的名气有多大，资格有多老，权威还是国宝，泰斗还是泰山，其所制之方都不能通治某种病。失去辨证施治，中医即失魂魄矣。魂魄既无，奢望愈病，正所谓水中捞月、镜中求花也。

近观先贤治乙脑医案，颇有领悟。以下载蒲辅周二案、岳美中一案。

1. 梁某，男，28岁，住某医院，诊为乙脑。住院检查摘要：（略）；病程与治疗：自发病以来，连服中药清热解毒养阴之剂，病势有增无减。会诊时，症见体温高达40.3℃，脉象沉数有力，腹满微硬，哕声连续，目赤不闭，无汗，手足妄动，烦躁不宁，有欲狂之势，神昏谵语，四肢微厥，昨日下利纯清黑水。蒲老辨为阳明热盛型暑厥，证属阳明腑实，尚未至大实满，蒲老以小承气汤下之，神清病退，再以养阴和胃之剂调理而愈。

2. 王某，男，9岁。1956年8月23日住某医院，诊为乙脑。西医检查及中医辨证从略。蒲老辨为暑湿并重型暑厥，先用辛凉重剂清热泄火，病稍退，继用清暑利湿之剂，豁然痊愈。

3. 黄某，男，3岁。1958年8月20日住院，诊为乙脑。患儿高热40℃，汗出口渴，面赤唇干，呕吐，舌苔黄而润，便溏，脉数，右大于左。岳老初辨为阳明热盛，与重剂白虎二剂不见显效。思虑再三，悟其证有下利，乃暑热夹湿下利，复投葛根芩连汤而愈。

按语： 同为一病，而先贤辨证者三（当然乙脑远不止这三证），用药相去甚远。患者梁某，曾服各种清热解毒养阴之剂而未效，蒲老辨为阳明腑实，尚未至大实大满，与小承气汤而效若桴鼓。此案曾刊于全国中医统考河北试卷中，大多数考生都答以大承气汤。阳明腑实之证，大承气与小承气证之区别只在微妙之间，若非上工，若非辨证功底之高，何能中的。

乙脑为热毒，清热解毒为医所尽知，然中医治病还要参以时令。乙脑发于长夏，多夹暑湿，二三症皆兼暑湿。第二症先用清热泄火而未见显效，继用清暑利湿而迅速热退。中医论时令对人之影响，岂为妄言。

第三症最为蹊跷，阳明四大皆在，白虎本司其职，二剂未效而热势转剧，思索再三而悟下利，乃为暑湿夹热，与葛根芩连而奏功。若非辨证于秋毫之末，岂有捷效。辨证论治之精妙，前贤淋漓尽致矣。

当今胡乱鼓吹广告者，弃辨证施治而奢谈疗效，包治保好，何异于痴人说梦。而最可哀者，乃为妄听妄信之众。既破财，又误病。

再谈一点，辨证施治当以中医的证为准，而不能以西医的检验指标为准。曾见某论坛有帖讨论黄芪能否用于高血压之中风，有言可者，有言不可者，有言黄芪升高血压者，有言降低者，有言双向者，并各自找出西医学之理论根据，此南辕北辙也。中药当然要以中医辨证为准，有中风者，只要具气短乏力、脉细弱无力，即可用之。若其人头痛头晕甚、脉弦硬有力、心中发热，即不可用之，不论血压之高低也。

赭石临床应用浅解

赭石临床应用源远流长，早在《神农本草经》中即有记载，近代对赭石注解最详者，当首推清末医家张锡纯，其《医学衷中参西录》有赭石解，余验之临床，卓有效验，体会颇多，记载于下。

赭石质重气寒，主要功能在于降逆气，兼有平肝止血等作用。其平肝止血之功，亦源于降逆。因肝性生发，升发太过即发为肝气冲逆之病，赭石能平降肝冲逆之气，所以能止血。出血之因常在气逆，血菀于上，导致出血。逆气降则气和顺，血方能止。此即缪仲淳治吐血之要诀，"宜降气不宜降火"也。

赭石所治证候，大抵可以归结为以下几个方面：头痛、眩晕、呕吐、呃逆、气喘、咳嗽、噎膈、便秘、鼻衄、癫狂等证，用之得当，其效甚捷。

1. 头痛、眩晕

赭石治疗头痛、眩晕，主要用于肝胆气逆型。张锡纯所制"镇肝熄风汤"为代表方，用于阴虚阳亢之头痛眩晕，确有良效。

曾治一位患者，50岁，长期患高血压，诊时血压为180/110

mmHg，脉弦数。

处方：赭石（单包，先煎）25g，怀牛膝 20g，钩藤（单包，后下）15g，夏枯草 12g，生龙骨（单包，先煎）12g，生牡蛎（单包，先煎）12g，地龙 12g，麦冬 15g，白芍 12g，丹参 15g，龟甲（先煎）12g，女贞子 15g。

8 剂，服后血压降至 150/95mmHg，各种症状消失。

2. 呕吐

治疗呕吐，此皆用赭石降胃气冲逆之功，疗效颇好。

曾治患者杜某，78 岁，在唐山某医院确诊为肝癌晚期，腹大如鼓，已经五六天不能进食，其家人邀我治疗，乃是宽慰患者之心而已。诊断后我对其家人说，肝癌难以图治，但是吃饭问题暂时可以缓解。其家人惊诧，言其喝水都吐，何况是汤药？我嘱咐先将赭石 30g 先煮 40 分钟，给患者服下，再服用和胃止呕、清热理气活血的药物。结果按此服用，果然不吐。几剂药后患者已经能进食米粥。

3. 呃逆

呃逆之病因，也常因胃气上逆。赭石止呃逆之功，方书少言。

曾治患者常某，女，26 岁，唐山人。患呃逆不止，昼夜不停，睡觉时能呃逆醒。诊脉时呃逆十几个。脉象右数左弦，证属肝郁气滞，胃火上逆。拟方重用赭石，加清火理气活血药，很快痊愈。

以后又曾治疗多位患者，皆患中风后遗症呃逆不止，不能睡眠，病机皆为血瘀阻络，胃火上冲。用赭石、旋覆花、黄连等，再加活血通络药物，呃逆皆愈。

4. 气喘、咳嗽

治疗气喘咳嗽，乃用赭石降肺气之上逆也，肺气以清肃下降为顺，肺气失于肃降，逆气上冲，或为气喘，或为咳嗽。皆可用赭石肃降肺气，此即《内经》"高者抑之"之意也。

曾治青年蒋某，唐山人，患哮喘4年余，兼有胸膜炎，西医治疗未能奏效。查其人体魄雄壮，面红目赤。诊其脉象数大而弦，知其肝胆火上冲刑肺，肺气不能肃降，痰热阻于中焦，故为喘咳。

处方：赭石20g，生石膏60g，知母20g，黄芩15g，栀子15g，桑白皮12g，紫苏子12g，陈皮12g，半夏12g，厚朴12g，杏仁12g。

服用此方20余剂后，病情大有缓解。

咳嗽病源多种，有因肺气上逆而咳者。治疗时可用赭石。不必拘于"上焦如羽，非轻不举"之说，而弃赭石于不用。

曾治患者张某，唐山人，咳嗽月余不止，脉浮数，舌红，证属肺胃火旺，肺失清肃。拟方以泻白散合止嗽散，服用4剂未见显效。复诊右关数疾，知其肺胃火旺，患者自诉咳嗽甚则呕吐，知其病根乃是肺胃火上冲而咳也，于药中加赭石20g，鱼腥草30g，金银花25g，知母30g，3剂药见效，10余剂痊愈。

5. 噎膈、便秘

治疗噎膈、便秘，乃是用赭石重坠下沉之力也。

曾治一青年，唐山人，其胸膈满闷，饮食阻塞，大便不下，证属气郁不疏，肝肾阴虚，肝胃不和，瘀血停留，阻于肠胃。拟方重用赭石30g，桃仁、红花、火麻仁、麦冬、生何首乌、当归、熟地黄、玄参、川楝子、厚朴、香附、枳实。10余剂即告痊愈。

总而言之，人体内气血运行当行常道，若有七情内扰，六淫外干，导致阴阳失衡，气血逆乱，逆气上冲，则百病由生，其证不一。赭石能平降逆气，诚妙药也。

对中药三七的认识

三七味甘、微苦，性微温，归肝、胃等经，功能止血散瘀，消肿定痛。主治吐血、咳血、衄血、尿血、便血、崩漏等各种血证，对兼有瘀滞者尤为适宜；也适于跌打损伤、瘀滞肿痛等证。

三七为"阳明、厥阴、血分之药"，阳明即胃经，厥阴即肝经，此外，还"兼入心、大肠"，又可"入肺、肾二经"。从三七所治疾病而言，五脏六腑之与"血"相关的病皆可治，故其归经不止上述几条，但归纳起来，主要是肝、胃、心经。

三七的功效与其性味有关，性温，能促进血行，与活血散瘀有关；苦能"泄"，与化瘀作用有关。李时珍将三七的功效概括为"止血、散血、定痛"，后世皆从其说。《玉楸药解》载三七能"和营止血、通脉行瘀，行瘀血而敛新血，至于甘味，能补"，三七的补益作用在《本草纲目》中并未提及，但广西民间一直将熟三七作为补药使用。

张锡纯所著的《医学衷中参西录》（1904—1924年）这样记载和论说三七："三七（诸家多言性温，然单服其末数钱，未有觉温者）善化瘀血，又善止血妄行，为吐衄要药。病愈后不至瘀血留于经络，证变虚劳（凡用药强止其血者，恒至血瘀经络，成血痹虚劳）。兼治二便下血，女子血崩，痢疾下血鲜红久不愈（宜与鸦胆子并用），肠中腐烂，浸成溃疡。所下之痢色紫腥臭，杂以脂膜，此乃膜烂欲穿（三七能化腐生新，是以治之）。为其善化瘀血，故又善治女子癥瘕，月事不通，化瘀血而不伤新血，允为理血妙品。外用善治金疮，以其末敷伤口，立能血止疼愈。若跌打损伤，内连脏腑经络作疼痛者……敷之可消（当与大黄末等分，醋调敷）。"

这里涉及几个问题：第一，三七到底是温性，还是诚如张锡纯所说"未有觉温者"。第二，三七有没有补益的作用？第三，平素三七的用量多少合适，用于活血和用于止血是否有用量的区别？第四，三七有没有相反相畏的药物？这四个问题十分重要。因为三七是临床常用的药物，疗效又比较强，有时三七的功效关系着整个方剂的效果。

先谈第一个问题，三七性味是否为温。我的临床结论是，三七性味确实属于温性，而且我还发现三七性味不仅是温性，还能伤阴分。假如患者的出血属于阴虚血热，应用三七时更要谨慎一些。

20世纪90年代初，我曾经复发心肌炎，有胸闷、胸胀、气短、乏力等症状，脉细数，以中医病机辨证，属心阴虚、心血瘀滞。我给自己开的方子里用了三七6g。但是我感觉此时的病情不宜用三七，因为心阴虚本来睡眠就很差，服用了含三七的方剂后失眠更加严重，并且还添了耳鸣。我突然悟出，传统中医书籍记载三七性温是有道理的，而且不但是性温的问题，还兼伤阴。一般阴气不虚的人服一点三七是不会有"热"的感觉。但是，阴气虚甚的患者用三七就会觉得不受用，阴气会更加不足，而产生各种症状。张锡纯服后不感觉热，其实是阴气不虚，不敏感而已。

如果我一个人的实践还不能完全说明问题，那么再举一个例子。

刘某，男，37岁，唐山人。患者早年曾经当过兵，在一次施工中，脖颈受过重创，险些截瘫，遗留下脖颈外伤性疼痛，骨质增生严重，四肢发麻而痛。我给他开了活血化瘀药物，内有三七 8g，他服用十几剂后感觉有效，症状有好转，麻木疼痛减轻多了。但是，他也反映了一个新问题，就是脑力衰退，睡眠减少，而且新添耳鸣。他是个象棋迷，原来一口气能下十余盘，但是现在下三四盘就顶不住，脑子混乱。我查看了他的舌头，舌中间有一道深深的裂痕，这是阴血不足。我突然想起自己用三七的感受，知道他的体质也有阴虚，不能长期服用三七。把三七换掉，以蒲黄、茜草代之，活血效果也不错。

从这以后，再遇到需要活血止血的患者，如果属于血热阴虚瘀血或出血，我就慎用三七，而以其他的活血止血药如花蕊石、蒲黄、大蓟、茜草、血余炭、藕节等为主。这些药不伤阴气，有些药物如藕节、血余炭、大蓟、茜草还有凉血止血滋阴作用，效果更好些。

在一些重症高热出血凝血的患者，例如西医的 DIC，气血两燔，出血象和瘀血象并存，我认为不适合应用三七。

三七的补益作用诸书少载，我认为是有的，甚至其作用似乎不比党参弱。单味口服几天以后，阳事觉强，脉搏也实壮。最能有说服力的案例是我治疗的一位脑中风患者，半身活动受限，脉弦实而涩。我用了平肝息风、活血化瘀药，内中有三七 8g。患者服用了 10 余剂后，告知手足不遂有所好转，但是难以再服药。我问为什么有效还不能继续服用？他说药方中有补药，本来就阳事特强，现在成了阳强不倒了。我仔细验看方剂，根本没有补药，忽然悟出三七原有补益作用。

三七在临床中用量多大？应用于止血和应用于活血的用量有什么不同，也许少有人知。其实二者的不同还是有的，我认为三七量小其止血力强，量越大活血力越大。一般我用三七止血，药量 3～5g；用于活血，药量 5～8g（供参考）。

三七应用量大，其副作用一般书中没有记载。但是，近年来西医学研究认为，三七用量大可以引起房室传导阻滞（供参考）。但是我用至 8g 尚未见过明显的不良反应。

三七在临床用药配伍中的禁忌药物，书中从来没有记载过，我在应用中却有了几个答案。与三七相反的药没有，但是有相畏的药，也就是同时应用这两种药物，三七活血的作用就会被抑制，只剩下止血的作用。

三七畏黄芪，这是我在临床实践中得出的结论。首先是我治疗自己的病同时应用了三七和黄芪，感觉三七的活血作用没有了，胸更加闷痛。但是当时我还没有十分重视。后来在给一位老人治疗脑血管病时，也同时应用了三七、黄芪。老人服药后对我反馈，说脑部闷胀有加重的感觉，非常难受。我检查了药方，把眼光落在三七和黄芪上。后来我去掉药方中的黄芪，加大三七用量，患者反映效果不错。

在以后的医疗实践中，我始终遵守着黄芪、三七不同用的原则。当然，这只是我的一家之言，究竟三七是否畏黄芪，有待进一步的实践来验证。

今人当慎用灸法

"要想安，三里常不干"。古人确有老年灸足三里保健的说法，也常见于各种针灸书籍中。但是，我认为古人所处的时代与我们不同，彼时人民疾苦，衣不裹体，居处不暖。民众受寒受凉者居多，病多寒凉之证，故古人的灸法能畅行。

今人有几人衣不裹体？有几人居处不暖？受寒受凉概率明显小于古人，故对于现代常人，我个人认为不宜多灸。

灸法，以火热加身，阳易升腾，阴液被损。伤津耗气，血

杂症治疗心得

易妄动，神机受伤。原本有寒证者可用，原本阴阳平和者即受病，况原本阴虚者，必致大病也。

张仲景《伤寒论》云："微数之脉，慎不可灸。因火为邪，则为烦逆，追虚逐实，血散脉中。火气虽微，内攻有力，焦骨伤筋，血难复也。"清代王孟英更竭力反对阴虚者用灸，提出"灸可劫阴"之说，把灸法用于热症视为畏途。

本人一友，亦为医，其外祖母七十余岁，一向身体康健，思为外祖母灸足三里，以保康建。余阻之，不听。数月之后，友谓余，其外祖母食量倍增，夜不能寐，寒冬衣单，且精神昏聩，记忆全无，外行常不知归途，渐渐不识亲人，问余何故？余曰：皆为灸之过也。

夫常人年过四十，阴已过半矣，晚年之发白、脱发、耳聋、眼花、齿摇、腰酸、腿软，皆阴气不足之表象也，故高年人之阴气珍贵无比。以其衰微之阴气，何当灼灼之阳热，其溃甚速也。此又不可不知！

此老妪之病，皆为灸之过也，原本阴阳平衡之体，阳热倍加，胃中热盛，故饮食倍常。体内热盛，必能耐寒，故寒冬衣单。热扰心神，必精神昏聩，记忆全无，渐渐不识亲人。罪魁祸首者，皆源于足三里之灸也。

有鉴于此，今人可不警惕乎？

友人问余何治？余曰：加病容易，祛病难也，中药滋阴清热剂几十服，服药几月余，未必能扭转乾坤。我有一便方，可于十几天内愈此病。友人用我方，果于十几天后基本愈病，患者一切趋常。

或有人问，此何方也？保密乎？不保密也，"烫伤膏"足三里外敷十余天。

湿浊、瘀血有时能掩盖某些病机

李某，男，32岁，唐山人。2013年1月初诊。

患者患疱疹，生殖器、背部、上肢都有，左手合谷处有一簇赤红疱疹。生殖器瘙痒疼痛，其他部位疱疹也瘙痒。病史1年左右。曾用西药阿昔洛韦等，疗效不佳。身重体乏，发懒嗜睡，关节异响，头脑昏蒙，手足汗出，一派湿盛征象。据患者自诉乃经历不洁性接触后发病。

刻诊：患者本肤白，但面部色泽晦暗。左手合谷处有一簇疱疹。背部有许多疱疹，生殖器有发硬的疱疹。白厚苔铺满舌面，舌质为苔掩盖而不见。脉沉濡而缓。

辨析：湿浊弥漫，气血不和。根据白厚之苔、脉濡缓，当断为湿邪弥漫三焦，外发为疱疹。

治法：健脾利湿，理气和血。

处方：当归12g，白芍12g，赤芍15g，厚朴15g，陈皮15g，川楝子10g，泽泻30g，茯苓30g，薏苡仁20g，木通8g，苍术20g，萆薢8g，车前子10g，地肤子12g，红花12g，川芎15g，白术20g，柴胡6g，黄芩12g。

方义：茯苓、白术为君，健脾利湿，苍术、薏苡仁、泽泻辅佐之。发疱疹，且色红，脉虽不数，虑其有热于内，用黄芩、萆薢、车前子、地肤子、木通清热利湿，其他尽为理气和血之药。6剂。

2013年1月27日二诊：手部合谷部位的疱疹已经收敛，将愈合。生殖器疱疹痒痛减轻。望舌苔白厚，苔已经略薄，苔色微黄，仍厚。脉濡而稍数。根据脉舌表现，已成湿热之象，颇为耐人寻味。

辨析：用药无热药，还有部分清热之药，舌苔反见黄色，脉见微数，思忖之，乃是患者病机原本有内热，由于湿盛弥漫，掩盖热象，用燥湿药后湿邪减而热象显露，如雾气散而景物尽出。

治法：清热燥湿，和血化浊。

处方：柴胡 8g，当归 12g，白芍 12g，赤芍 15g，陈皮 15g，泽泻 30g，茯苓 30g，薏苡仁 20g，龙胆 10g，栀子 10g，黄连 6g，黄芩 12g，车前子 12g，甘草 12g，苍术 20g，草薢 8g，地肤子 12g，土茯苓 12g，丹参 25g，郁金 25g，川芎 15g，白术 15g。

方义：增加龙胆、栀子、土茯苓清热燥湿。

2013 年 2 月 3 日三诊：手部疱疹完全愈合，背部疱疹大部收敛，无新出。生殖器疱疹稍痒，不痛。舌上黄苔满布，但是苔薄了一些。脉濡数。

辨析：治疗至此，一个湿邪壅盛的病症化成一个湿热壅盛的病症，皆因患者原本就是湿热病症，因湿邪益盛，弥漫三焦，掩盖了内热征象，外表热象不显。经过重用化湿药物后，湿邪渐退，内热之象逐渐显露。

处方：在二诊方的基础上再加金银花 15g，滑石 15g。

共用药 32 剂，病愈。

按语：此病例有很大的提示性，在患者湿浊壅盛的情况下，有时会掩盖其他病机，待湿退之后，被掩盖的病机就会显露出来。

在另一个病案中，有一个儿童患不明原因的水肿，腹大如鼓，手足、四肢都宣肿，舌苔白厚，因为水肿的原因，摸不出本质的脉象。曾用真武汤等多种方法治疗无效，后来我用活血化瘀法治疗，数十天内水肿消退。患儿本是瘀血证引发水肿，但是舌象因水湿壅盛而看不出瘀血象，脉象也因水湿壅盛也摸不出涩滞之象，这个患者水肿的治疗给了我极大的启示。

以上病例可以说明，水湿壅盛有时可以掩盖一些深层次的病机，第一个患者是湿盛掩盖了内热的病机，第二个患者是水饮掩盖了三焦瘀滞的病机，而三焦瘀滞正是引发水肿的本质。这些都应引起临床医生的重视，诊病时如何抽丝剥茧，去伪存真。注意观察在湿盛的同时可能掩盖的某些深层次的病机，临床中尤为重要。除了水湿壅盛能掩盖某些深层次的病机，还有某些病邪，譬如瘀血，也能掩盖某些病机。

例如在某病案中，7岁患儿患中耳炎，初期脉象表现以瘀滞为主，经过应用活血化瘀药物后病情大减，但是患儿突然发热38.5℃，这是因为原本有内热在其中，由于经络瘀塞而热象不显露，待活血化瘀药把经络通畅后，热象必然外露。

我还诊治过一位4岁女孩，咳嗽半年不愈，经西医输液服药基本无效，脉涩象显著，我用活血化瘀法，稍加止咳化痰，12剂药后，患儿突然发热38.3℃，这类发热我已经预见到，并向孩子的家长做了说明，原本孩子肺中有瘀热，活血化瘀后肺气宣通，内中瘀滞的热就会显露出来。这如同闷着的炉火，一经钩通，就会砰然腾起火苗。我继续用清热解毒、宣肺疏表、止咳化痰药物治疗，很快痊愈。

应当指出的是，如果脏腑内有热毒，复有瘀滞，如果不活血散瘀而单纯清热，清热药药力可能完全被血瘀阻隔而不能发挥作用，而使病情缠绵不愈。这个患儿之前曾经输很多抗生素而基本无效，是否是瘀滞病机不去而炎症不能消除呢？大可怀疑。

王某，61岁，患结肠癌肝转移，腹大如鼓，大便干结如羊粪,吃不下饭。脉沉涩稍迟,舌象灰白苔厚腻,舌质紫红。我最初认为是寒凝血瘀,治以活血化瘀、温中通络、燥湿通便,用了大量活血药、燥湿药,加火麻仁、柏子仁、熟大黄通便,并用了附子、桂枝、肉苁蓉温补脾肾阳气。不料患者服药即发热38℃以上。我百思不得其解,既是寒湿为患,为什么一沾温阳药就发热?我更改了方子,去掉附子等温阳药,主用活血化瘀、利湿通便,取得了较好的疗效,患者大便通顺,食量大增,从卧床不起到下楼聊天,蹬电动车逛市场,生活质量还不错。4个月的治疗过去了,患者体重增加8斤。这时我观察患者的舌苔舌质有了变化,灰白厚腻苔变成黄色,舌质红,脉象也变数。我恍然大悟,原来这才是患者的本质舌色,是严重的脏腑瘀血和湿浊掩盖了患者内脏的热象,造成真热假寒。经过活血化湿,本质的舌象逐渐显露出来。于是我在药中加入了清肝热的药物,病情进一步好转。

我总结,湿浊、瘀血病邪,确实有时能掩盖病情真相,而作为有经验的医生,要善于拨开迷雾假象,寻找病机的本质。

通因通用治疗出血证

"通因通用"语出《素问·至真要大论》,是中医反治法之一。通因通用是指用通利的药物治疗通泻的疾病,例如有泻下症状,而仍然用通下方法治疗;有出血症状,而仍然用活血方法治疗。《内经》说:"必伏其所主,而先其所因。"本意乃是治病求本。

在临床中,患者多有出血的症状,例如崩漏、胃出血等。从本质上说,这些病症的病因常常是瘀血作祟,因而应采用活血化瘀疗法来治疗。

案例1 李某，女，41岁，北京人。2012年12月初诊。

患者每月月经淋漓不断达十几天，色黑紫，有块，需要吃止血药才能止住，伴有腹部疼痛。妇科检查为子宫肌瘤，曾经做手术摘除了2个，但近期检查又有新的肌瘤长出，月经淋漓不断，无奈之下寻中医治疗。

刻诊：左脉沉弦，右脉尺部沉弱兼涩而濡。舌质稍紫，根部白苔稍厚。

辨析：肾气不足，气血瘀滞，痰湿瘀阻。

治法：补肾通络，活血化瘀，消痰散结。

处方：熟地黄12g，山药12g，怀牛膝12g，茯苓15g，泽泻15g，白术12g，砂仁3g，清半夏10g，柴胡8g，枳壳15g，香附12g，川楝子10g，红花12g，丹参25g，川芎15g，五灵脂15g，川牛膝25g，土鳖虫8g，水蛭6g，三棱12g，瓦楞子20g，海藻15g，昆布15g，浙贝母6g，桂枝4g。

方义：妇科癥瘕之本在于肾气不足，瘀血、痰湿等诸邪乘虚而入，裹挟凝滞而成。故以六味地黄为君药，辅诸理气活血药，如柴胡、枳壳、香附、红花、丹参、五灵脂等，组成功能较强的理气活血剂，通畅妇科血脉。又因肌瘤多为痰瘀互结，故用瓦楞子、海藻、昆布、半夏等消痰散结。稍佐一些桂枝，以温通血脉。

此方共服用28剂，因过年停顿10余天，历时2个月左右。复诊时，患者自诉经期正常，五六天左右，无血块，腹部无不适。

按语：患者本是月经淋漓不断的出血之症，因为病因本质是瘀血，所以应用了大量的活血化瘀药物，治疗1个半月之久，治愈了崩漏之症。或有人问，难道不怕活血太过而引发更大量的出血吗？只要识证准确，无此之忧。但是也有一个前提，患者的证候无血热或肾阴虚的成分，方可以如此大量使用活血化瘀药，否则应考虑用一些既能活血又能止血的药物来提供保障。

案例2 黄某，女，48岁，唐山人。1988年6月3日初诊。

患者腿痛10年余，伴有腰痛，经唐山某医院确诊为"坐骨神经痛"，住院治疗，历经多名中医调治未见效。今年又转增鼻衄，一日数次盈碗。其兄为某医院中医，以湿腿痛为治，药后疼痛转剧，日夜呼号，鼻衄更甚，现不能下床，其家人邀我至其家出诊。

患者臀部外侧至腿部疼痛异常，夜不能寐。痛则大汗出，脚心觉热。

刻诊：痛苦貌相，面红，舌红苔黄厚，脉左关弦数而涩。

辨析：肝胆火亢盛，瘀血阻络。

治法：清肝胆火，活血通络，祛风利湿。

处方：龙胆泻肝汤加减。龙胆14g，栀子12g，黄芩15g，生地黄14g，车前子12g，泽泻10g，木通8g，当归12g，甘草10g，桑寄生10g，独活15g，郁金20g，丹参20g，香附15g，乌药12g，陈皮12g，三七粉（单包，冲服）8g，乳香15g，大蓟15g。每日1剂，连服8剂。

方义：龙胆泻肝汤为主方，辅助以活血化瘀之郁金、丹参、三七、乳香，理气之陈皮、乌药、香附，通经活络止痛。因其有鼻衄，恐活血药增进出血，以三七、大蓟活血止血。

二诊：患者主诉腿痛减轻，夜间已经能睡觉。能下地稍走动。鼻衄减少。脉弦数稍减，舌仍黄。

处方同前。连服8剂。

三诊：脉数已减，热象消退，鼻衄已止，涩滞稍轻，活血继续。

处方：龙胆 10g，黄芩 10g，生地黄 12g，车前子 10g，泽泻 10g，当归 12g，桑寄生 12g，郁金 30g，丹参 25g，甘草 12g，香附 15g，川楝子 12g，乌药 12g，续断 12g，陈皮 12g，三七粉（单包，冲服）6g，地龙 12g。连服 10 剂。

共服药 26 剂，臀部及腿完全不痛，痊愈。能参加轻度劳动。

方义：臀部及外侧疼痛，多属少阳。本例治疗意在清泄胆火，活血通络。火热夹瘀血，其痛更剧。鼻衄者，也因火热血瘀而作，清火逐瘀鼻衄自止。

案例 3 张某，女，16 岁，唐山人。2013 年 1 月 12 日初诊。

患者平素腰痛，每逢经期就流鼻血，此为"倒经"，月经量多、色暗紫，有块。脉象右尺沉细涩。左关郁滞，舌质暗红无苔。

辨析：肾虚瘀血（偏于肾阴虚），肝郁不疏。

治法：补肾活血，疏肝理气降逆。

处方：熟地黄 20g，山药 15g，枸杞子 15g，茯苓 15g，泽泻 12g，砂仁 3g，制何首乌 15g，旋覆花 15g，片姜黄 15g，赤芍 20g，川牛膝 35g，土鳖虫 8g，茜草 15g，大蓟 12g，王不留行 12g，益母草 12g，厚朴 12g，女贞子 12g，续断 12g，川楝子 12g，三七粉（冲服）4 g。

方义：熟地黄、枸杞子、何首乌、女贞子为君，补益肾阴。姜黄、赤芍、川牛膝、土鳖虫、王不留行、益母草为臣，活血化瘀，通畅经络。用三七、茜草、大蓟者，活血而兼止血。旋覆花、川楝子、厚朴降气疏肝理脾。

此方大体不变，共服用 24 剂后，月经正常，腰痛止，无倒经。

关于胃溃疡的胃瘀血，因胃溃疡多夹有胃阴虚症状，除了要用滋胃阴的药物外，一味活血不行，往往要用既能活血又能止血的药物，失笑散是一良方，可酌加三七等药物。

从一例鼻炎、咽喉炎看辨证施治的次序

董某，男，42岁，唐山人，药剂师。2010年7月24日初诊。

患者患过敏性鼻炎、慢性咽炎4年余，经多种西药治疗，包括激素类药物，治疗未见显效，也曾就诊于本院中医科，服用中药没有显效。患者自诉，病发的规律很奇特，鼻炎发作时咽炎就好转，咽炎发作时鼻炎就好转。咽痛咽干，有异物感，鼻塞流清涕。咳嗽严重，痰多，白而清稀。黄痰时很少。晨起必打几个喷嚏。

刻诊：脉浮紧而中有数，左脉关弦涩，舌苔白，却是地图舌，无苔处舌红甚。

辨析：病情虽不是绝症类，却空前复杂，寒、热、阴虚互杂，表里病机相间，夹有痰湿，治疗次序很重要。一般来说，有表寒当先解表，待表寒缓解再图里证。此外，左脉关弦涩显示患者有血瘀证，可能对鼻炎、咽炎也有影响，不应忽视。整体辨治才对。

治法：首先重于散寒解表，轻于清热滋阴，兼以止咳化痰活血。

处方：麻黄10g，细辛5g，辛夷8g，甘草10g，荆芥12g，防风10g，苍耳子10g，知母12g，沙参12g，杏仁12g，百部12g，桔梗6g，枳壳12g，丹参20g，郁金20g，红花20g，没

药 15g。每日 1 剂，连服 3 剂，水煎服。

2010 年 7 月 28 日二诊：脉浮紧已不见，数象明显。舌白苔已消退，地图舌状显著，无苔处红甚。

辨析：表寒稍消退，阴虚内热象显著。

治法：滋阴清热，止咳化痰活血。

处方：沙参 12g，麦冬 12g，生地黄 12g，知母 15g，金银花 12g，杏仁 10g，百部 12g，枳壳 12g，瓜蒌 12g，川贝母 10g，桔梗 8g，款冬花 12g，木蝴蝶 10g，厚朴 12g，丹参 20g，郁金 20g，没药 12g，红花 20g。每日 1 剂，连服 6 剂，水煎服。

2010 年 8 月 6 日三诊：患者自诉咳嗽稍减。脉仍数，舌苔地图舌不见，舌红。

辨析：阴虚象有所恢复，血热未愈，凉血滋阴为第一要务。

处方：沙参 10g，玄参 12g，金银花 12g，大青叶 12g，白薇 10g，地骨皮 12g，杏仁 10g，百部 12g，桔梗 6g，款冬花 12g，木蝴蝶 10g，陈皮 10g，丹参 20g，郁金 20g，红花 20g，没药 15g，川贝母 10g。每日 1 剂，连服 6 剂，水煎服。

2010 年 8 月 15 日四诊：患者自诉咽喉炎基本治愈，咳嗽明显减轻，诸症皆有消退。脉数已减，但是有紧象。舌苔退尽，无苔，舌面多津液。

辨析：阴虚、内热皆缓解，原本寒象没有完全解除，又复现寒象。此应检讨首次散寒药剂应用不足，使表之寒邪仍存。

处方：麻黄 8g，细辛 3g，辛夷 8g，甘草 10g，荆芥 10g，知母 12g，沙参 12g，杏仁 12g，百部 12g，桔梗 6g，枳壳 12g，丹参 20g，郁金 20g，红花 20g，没药 15g。每日 1 剂，连服 8 剂，水煎服。

2010 年 9 月 6 日五诊：舌象又见红甚。阴虚象明显。

处方：麻黄4g，辛夷8g，桔梗8g，麦冬15g，玄参12g，百部12g，杏仁12g，枳壳12g，郁金12g，红花12g，丹参12g，百合12g。6剂。

2010年9月15日六诊：脉微数，舌面见淡黄苔。

处方：黄芩15g，桑叶12g，桑白皮10g，地骨皮10g，牛蒡子12g，杏仁10g，前胡10g，百部12g，玄参10g。8剂。

鼻炎、咽喉炎基本治愈。

按语：病久治不愈，其病情必然复杂。本患者之病起于空调病，室外太热而室内太冷，体内原本有热，外散时却因空调室温太低，寒气外罩，阳气内郁，发作为病。患者原本有内热，外受寒邪后阳气被郁，内热更加难以消除，返而内攻，发为阴虚内热。阴虚使病情更为复杂难治。

治疗次序：有外寒者必当先散寒气，辛温解表药为君，稍顾阴虚。待外寒散后，再细图阴虚内热证，以滋阴药为君，清热药为臣。待阴气复，以清热药为君，他药为臣。

张仲景在《伤寒论》第164条说："伤寒大下后，复发汗，心下痞，恶寒者，表未解也。不可攻痞，当先解表，表解乃可攻痞，解表宜桂枝汤，攻痞宜大黄黄连泻心汤。"

表证当解外，里证当攻下，表里证同见时，在一般情况下，也应遵照先表后里的原则而先行解表。如《伤寒论》第44条："太阳病，外证未解，不可下也，下之为逆，欲解外者，宜桂枝汤。"本条着重指出"外证未解，不可下也"，就是这个旨意。

顺便说一句，假令患者阴虚，经过滋阴生津，舌象和痰液变黄。这是因为阴气足之后，阴虚象化为实热，所以苔黄、痰黄。从虚热变为实热，这是向愈的表现。此患者就有这个过程。

活血化瘀治疗腿痛

腿痛是临床常见的病症，尤其多见于老年患者。引起腿痛的病因很多，如肾虚、寒邪、风湿、气血不足等。我通过临床体会，血脉瘀滞是引发腿痛的最主要病因。即使是其他原因造成的疼痛，也多兼有瘀血为患。

以中医瘀血导致腿痛的证来类推西医的病，包括风湿性关节炎、痛风、血栓性静脉炎、下肢静脉曲张、腰椎骨质增生、椎间盘突出、坐骨神经痛等。

瘀血导致腿痛，经常被一些医家忽视，有作寒湿痛而温者，有作气血不足而补者，有作风邪盛而祛风者，俱不中病，贻误病情而已。常言道：不通则痛。《内经》云："血实宜决之。"活血化瘀是最常见的治疗腿痛的法则。

诊断瘀血性腿痛要凭脉象和舌象，四诊不精难以为之。瘀血腿痛的主要脉象是涩滞不通。有沉涩者，有弦涩者，有细涩者，然必兼涩，舌象未必见紫舌。

在瘀血疼痛的肢体上，有的可以出现青紫，有的可以出现出血点（紫癜），或者静脉曲张，毛细血管怒张，但是也有的皮肤毫无变化，仍不排除瘀血病变。总以脉舌为凭。

治疗瘀血腿痛的方剂中，我喜用张锡纯的活络效灵丹或者王清任的身痛逐瘀汤加减，逐瘀血要佐以理气药，乃气行血行之意。临证当灵活加减，血瘀在少阴经，加熟地黄、独活；瘀在少阳经，加柴胡、川楝子；瘀在太阳经，加桂枝、藁本。我行医几十年，用活血化瘀法治愈腿痛颇多，轻者五六剂药即能痊愈。

我在伦敦行医时，有一位按摩员的孟加拉籍房东腿痛，我诊为瘀血腿痛，开出活络效灵丹加味治疗。按摩员去唐人街同仁堂抓药，药房有中医，看了方子问什么病，按摩员说腿痛，那位中医说这方子也不治腿痛啊。按摩员回来问我：开的是治疗腿痛的药吗？我回答：当然。按摩员问：为什么中药店的中医说这个方子不治腿痛？里面没有祛风湿的药物。我未多解释，但患者服药后很快病愈。

于某，女，52岁，唐山人，患腿痛10余年。1989年4月25日初诊。患者于市内大医院诊为"坐骨神经痛"，服吲哚美辛、吡罗昔康、保泰松等无效，历经许多中医治疗亦未见效。常因腿痛不能行走，每入秋则赶紧穿上棉衣。其脉沉涩有力，我断为瘀血阻滞经络，导致腿痛，拟方熟地黄、怀牛膝、乌药、桑寄生、乳香、没药、丹参、桃仁、川牛膝、木香、独活、当归，3剂后症状减轻，守方24剂而愈。

王某，男，63岁，唐山人，已退休。患者腿痛日久，不能下地，他与本市名老中医王某是邻居，求为医治，予祛风散寒利湿之法，药多为附子、乌头、桂枝、地龙、全蝎、羌活、独活之类，服药3个月未效。我诊断为瘀血性腿痛，予以身痛逐瘀汤加减，3剂有效，15剂治愈。

同病异治话头痛

头痛为常见病，很多人都被这一疾病困扰而长年不愈。西医治疗手段不理想，常求助于中医。

中医的同病异治，也就是同一种病根据不同的病因病机采用不同的方剂来治疗。我体会，头痛是中医治疗方法分类最多的证候之一。

在头痛的病因病机上,《内经》称本病为"首风""脑风",《素问·五脏生成》曰:"是以头痛巅疾,下虚上实。"张仲景《伤寒论》在太阳病、阳明病、少阳病、厥阴病中均论述了辨证施治治疗头痛。《三因极一病证方论》认为:"有气血食厥而痛者,有五脏气郁厥而痛者。"《诸病源候论》说:"风痰相结,上冲于头。"李东垣主张外感与内伤。朱丹溪认为病多痰与火。《普济方》认为头痛病机乃"气血俱虚"。

各家主张虽多,都是在论述头痛的不同类型,丰富了中医学关于头痛的辨证施治。中医内科学把头痛大体分为外感的风寒证、风热证、风湿证,内伤的肝阳证、肾虚证、气血虚证、痰浊证、瘀血证等。

我行医期间治疗头痛患者颇多,临床证型十分复杂,凸显了中医辨证施治的重要性。下附病案,以飨读者。

1. 肝火头痛

部某,男,41岁,唐山人,交警。2011年6月8日初诊。

患者头痛剧烈,酒后更甚,两太阳穴跳痛,患病已经几个月。

刻诊:脉左关弦数,舌质红。

辨析:本是肝阳旺体质,素常饮酒较多,复加劳碌繁忙,遂生肝火,木火燔灼,焉能不头痛?治疗应用清肝泻火,疏散风热。

处方:野菊花、夏枯草、钩藤、桑叶、龙胆、黄芩、葛根、赤芍、郁金、丹参、川牛膝、枳壳。

方义:野菊花、龙胆、钩藤为君,清肝息风散火。辅以桑叶、黄芩、夏枯草散风热。不通则痛,诸活血药旨在通络止痛。

本方略有加减服药12剂。病愈。

2. 肾虚头痛

倪某，女，39岁，教师。

患者头痛病史颇长，至今已22年，头痛绵绵不止，后头部为甚，睡眠差，体倦，腰膝酸软。西医诊为血管性头痛，而无论中西医治疗鲜有效果，也曾遍访名老中医，无功而返。

刻诊：脉两尺俱弱，余皆正常，舌象无大变化。

辨析：尺脉弱者，肾虚也，肾主骨生髓，髓聚为脑。中医有肾虚头痛类型，但我多年行医遇到的病例并不多。肾虚表现在头上，眩晕耳鸣症居多，头痛症较少。

处方：六味地黄丸加减。熟地黄、山药、山茱萸、茯苓、牡丹皮、泽泻、女贞子、龟甲、菟丝子、川牛膝、续断、葛根、赤芍、川芎、延胡索、首乌藤。

方义：六味地黄为君，补肾滋阴，辅以女贞子、龟甲。菟丝子补肾阳，取阳生阴长之意。葛根引药上行，活血药通络止痛。

基本不变方，服药18剂，症状大大改善。

3. 胆火头痛

杨某，女，44岁，唐山人。2009年2月24日初诊。

患者患头痛，被市大医院确诊为血管神经性头痛，历经8年，头涨而痛，左侧尤甚，疼痛起来茶饭不思，影响睡眠，服用过罗通定、阿司匹林、麦角胺、尼莫地平、桂利嗪、正天丸等，没有多大疗效，患者痛苦异常。

刻诊：面颊部稍红紫，有血管怒张，舌象舌质红，薄黄苔，脉象浮而稍数，左关尤甚，觉有逆气上冲。

辨析：《诸病源候论》说："风痰相结，上冲于头。"丹溪云："痛甚者火多。"斯言不谬。此患者乃是情志不和，肝胆郁火，木气上升，冲于脑部，并夹瘀血阻滞，此头痛之根源也。

《内经》云："上者下之。"肝胆之气最易上升，而上升之根源在于肝胆火也，岂不知火性上炎，最易发头部疾病，而血管神经性头痛是其症之一也。治疗当清泄肝胆之火，平降肝胆之气，久痛入络，必兼瘀血，佐以活血化瘀。

处方：白芍、甘草、龙胆、夏枯草、生龙骨、生牡蛎、钩藤、生地黄、赤芍、麦冬、红花、桃仁、川牛膝、郁金、灵磁石、旋覆花、赭石（单包，先煎）。

方义：此方仿镇肝熄风汤而制。赭石、旋覆花为君药，降肝胆逆气。辅助以川牛膝、灵磁石。以龙胆、夏枯草、钩藤清胆火。芍药甘草汤敛阴和营止痛。痛则不通，以桃仁、郁金、赤芍、红花疏通之。病久必阴虚，以生地黄、麦冬填阴。

8剂见效，头痛减半，效不更方，再服10剂，病愈。

4. 肝气上逆头痛

李某，女，35岁，唐山人，护士。1993年3月15日初诊。

患者头痛剧烈，伴随眩晕呕吐，两胁胀满，而且经血不来，鼻流血。此为"倒经"，肝气上逆之故。

刻诊：脉左关浮弦。

辨析：患者平素脾气颇大，性情刚烈。时值春令，阳气上升，其人肝气遂动，逆气上冲，血不归元，遂发倒经，且头痛眩晕，实为肝气随时逆而冲上，故令诸症发作。呕吐乃是逆气上冲犯胃。

处方：赭石、旋覆花、龙胆、半夏、木香、砂仁、川楝子、香附、白芍、甘草、茯苓、白术、炒荆芥穗、白薇、玄参、生地黄。

方义：赭石、旋覆花为君，平肝降逆。龙胆清肝泻火为臣。半夏、砂仁、木香和胃止呕。白芍、甘草缓肝急，白薇、生地黄、玄参凉血滋阴。

4剂见效,头痛、呕吐减,二诊加三七、茜草活血止血,复8剂痊愈。

5. 瘀血头痛

王某,男,36岁,唐山人,司机。2011年8月6日初诊。

患者患头痛、头涨、头晕2年,头部有压迫感,如戴小帽盔。时常困倦,健忘,近期加重。医院做脑血流多普勒,诊为椎动脉供血不足,左中动脉小斑块。

刻诊:左关脉弦涩,舌边有瘀斑。

处方:葛根15g,柴胡8g,桔梗6g,枳壳15g,乳香15g,没药15g,地龙15g,三七(单包,冲服)6g,赤芍15g,当归15g,川芎20g,桃仁10g,红花15g。

方义:三七为君,率大队活血药桃仁、红花、川芎、赤芍、乳香、没药,共奏活血化瘀之功。地龙通经络,葛根、柴胡引药上行。

6剂见效,再服6剂,头痛、眩晕愈。

6. 肝寒头痛

马某,男,29岁,北京人,银行工作。2006年4月10日初诊。

患者近年来头痛而畏寒,肌肉跳痛,不能多食冷饮,冷食则腹部易痛,胃纳稍减。在北京多处就医,未见效果。

刻诊:脉左关沉迟,舌色暗淡泛蓝,舌面津多。

辨析:卫阳不足,肝经寒凝,风窜经络。

辨肝经寒者,多呕吐上逆、头痛。非用吴茱萸不可解。风邪者,百病之长也,其身体卫阳充足者,自能当风邪也,不足为患。唯卫阳不足,风无所制,必生病患。此例是也。跳痛者,风盛则动也。

治法:温补卫阳,暖肝,疏散风邪,调和气血。

处方：防风 15g，荆芥 12g，僵蚕 12g，当归 12g，白芍 12g，甘草 10g，人参 8g，干姜 12g，桂枝 15g，川芎 12g，黄芪 30g，天麻 10g，枳壳 12g，羌活 12g，吴茱萸 6g。

方义：君药为吴茱萸，暖肝非此药不可。以桂枝、干姜佐之。以防风、荆芥、羌活、僵蚕、天麻祛风止痛。当归、白芍和营血。人参、甘草益正气。

连服 5 剂，每日 1 剂。1 周后患者来电，要求续服 5 剂。

10 剂服完后，患者复诊，言头痛畏寒减轻，自服药后未再出现肌肉跳痛，胃纳亦有增加。

刻诊：脉不迟，稍缓，舌色从暗淡转为明润。

处方：防风 6g，荆芥 6g，僵蚕 6g，当归 12g，白芍 8g，甘草 8g，人参 6g，桂枝 10g，川芎 12g，黄芪 12g，枳壳 12g，羌活 10g，吴茱萸 4g。

连服 6 剂，每日 1 剂。半个月后电话随访，痊愈。

7. 风湿头痛

刘某，男，34 岁，唐山人。

患者头脑昏蒙，头重如斗，疼痛。身体困倦、沉重，关节一动有响声，嗜睡多眠，口渴不欲饮，夏天终日汗出如雨。

刻诊：患者面色暗淡不明快，似有一层水锈。脉濡稍数，舌苔厚腻。

辨析：湿邪困于体，必身重；湿邪困于头，必昏蒙不清醒。头痛，必是湿邪兼有瘀血。

治法：当健脾利湿化瘀为主。

处方：平胃散加羌活胜湿汤。陈皮 12g，苍术 30g，厚朴 15g，甘草 12g，羌活 15g，独活 15g，防风 15g，川芎 30g，藁本 12g，白术 15g，茯苓 20g，泽泻 15g，车前子 12g，郁金 20g，丹参 20g，红花 12g，葛根 20g，柴胡 6g。

方义：苍术、羌活为君祛湿。独活、藁本、防风辅助之。白术、茯苓、甘草健脾，以杜湿气之源。泽泻、车前子辅助之。葛根、柴胡引药上行，诸活血药通络止痛。

此方连用 16 剂，诸症皆退。

8. 风寒夹瘀血头痛

宁某，女，38 岁，唐山人。2011 年 5 月 7 日初诊。

患者患鼻窦炎 5 年，缠绵不愈。鼻塞不通，流鼻涕有味，喷嚏多，经常感冒，头痛头胀，西医诊为鼻窦炎。

刻诊：脉象右脉浮紧，左脉涩。舌苔稍厚，淡黄苔。

辨析：风寒外束体表，湿浊郁结其中，日久必化热。瘀血阻滞于脑。

治法：疏风散寒，利湿化浊，活血化瘀。

处方：防风、荆芥、白芷、苍耳子、细辛、辛夷、藿香、佩兰、蔓荆子、薄荷、半夏、茯苓、甘草、红花、川芎、羌活、丹参。

方义：苍耳子、防风、荆芥为君，疏风散寒，细辛、辛夷利窍。藿香、佩兰化湿。薄荷、蔓荆子清热。诸活血药活血通络。

5 剂后，患者喷嚏及流涕大减，鼻通畅。但是头尚存微痛。当加重活血药，原方加乳香、没药、葛根，8 剂，遂愈。

中医治疗心肌炎小议

心肌炎在中医治疗方面少有系统全面的论述，较多的是零星的个方个药治疗。我年轻时曾患心肌炎，西药中药都服用过，有过切身的体会，从医后又较多地接触过心肌炎的患者，取得了一些经验。在此，我将临证体会总结如下，供读者参考。

一、方药治疗

1. 心肌炎早期

（1）气虚阳虚型：气短，乏力，还有心悸、畏寒，四肢厥冷，面色㿠白，惊恐不安；舌白苔，或舌面水滑，或呈紫蓝舌；脉软弱无力，缓慢，最重要的是脉结代。

治法：补气助阳。

处方：参附汤合桂枝甘草汤加减。人参 15g，附子 12g，桂枝 12g，炙甘草 15g，五味子 10g，龙骨 10g，远志 10g，茯神 10g，丹参 15g。

（2）心火旺盛型：平素心火较大，一遇外感等因素后引发心火暴亢。症见面红，口渴饮冷，口舌生疮，手足心热，心烦，失眠，惊悸，急躁易怒；舌质红，表面少津液；脉搏速率快而有力。

治法：清热泻火解毒。

处方：黄连解毒汤加减。黄连 15g，黄芩 12g，黄柏 12g，栀子 12g，生地黄 15g，竹叶 12g，大青叶 12g，连翘 12g。

2. 心肌炎中期

（1）阴虚火旺型：颧面发赤，手足心热，心烦失眠，盗汗，惊恐不安，极度乏力，稍作运动即心悸不止，甚至完全不能活动。舌质深红，或光剥无苔，脉率快而中有停顿，病情已属危重。

治法：滋阴降火凉血。

处方：生地黄 30g，麦冬 12g，玄参 12g，白芍 12g，牡丹皮 10g，白薇 12g，生甘草 12g，黄芪 15g，大青叶 15g，黄连 12g，阿胶 10g，丹参 12g，五味子 12g。

（2）阴虚血瘀型：手足心热，失眠惊恐，心悸胸闷，胸中刺痛，气短乏力，稍作运动即心悸不止，面发红，口唇发紫，舌红，舌尖有瘀点，脉率快而停顿较多，病情已属危重。

治法：滋阴凉血，化瘀通络。

处方：生地黄20g，麦冬12g，白薇12g，黄连10g，牡丹皮12g，丹参20g，赤芍15g，郁金20g，川芎12g，没药12g，生甘草12g，远志12g，酸枣仁12g。

3.心肌炎恢复期

气阴不足，心体失养。

治法：益气养阴，养心安神。

处方：生脉饮加减。人参10g，麦冬12g，五味子10g，黄芪12g，生地黄12g，丹参15g，柏子仁10g。

二、针刺治疗心肌炎

早期心阳不足型：取穴膻中、足三里、气海、通里、心俞。

早期心火旺型：取穴阴郄、曲池、内庭、大陵。

中期阴虚火旺型：取穴阴郄、膻中、复溜、三阴交、神门、心俞。

中期阴虚血瘀型：取穴膻中、阴郄、少海、支正、内关、膈俞、心俞。

恢复期气阴两虚：取穴膻中、三阴交、阴郄、气海、足三里、心俞。

三、病案举例

1. 王某，女，38岁，银行职工。1990年8月6日初诊。

患者患心肌炎半年余，曾住院治疗半年余，无显效。主诉气短乏力，胸部闷痛刺痛，动则心悸，手足心热，睡眠不实，惊悸不安，舌色红，脉搏软弱而快。中有停顿。

辨析：阴虚血瘀。

治法：滋阴养心，活血化瘀。

处方：黄芪 30g，生地黄 20g，麦冬 15g，当归 12g，茯神 12g，阿胶 10g，枳壳 12g，柏子仁 12g，乳香 12g，没药 12g，郁金 15g，丹参 15g，远志 12g。

中间稍有加减，服药 26 剂，诸症悉除。

2. 胡某，女，42 岁，唐山人，工人。1997 年 4 月 20 日初诊。

患者患心肌炎 1 年余，曾住院治疗，服用地塞米松等激素疗效尚可，但是遗留的气短乏力等症状始终不能痊愈。

刻诊：体胖，面红颊赤，心悸气短，胸部有微痛，肢体无力，不能参加体力劳动。舌微红，脉搏跳动稍快。

辨析：气阴两虚，心体失养。

处方：中成药人参生脉饮，每日 2 支，共服 10 余盒，痊愈。

从中医学角度谈恶性肿瘤与良性肿瘤的区分

西医区分良性肿瘤与恶性肿瘤，一般通过以下几点。

1. 恶性肿瘤增生迅速，无限制生长。而良性肿瘤的生长是有限制的。

2. 恶性肿瘤无包膜，浸润性生长。与正常组织边界不清。与正常组织粘连，不能移动。而良性肿瘤多与正常组织边界清晰。

3. 恶性肿瘤易转移，良性肿瘤一般不易转移。

4. 恶性肿瘤易于破溃、出血，良性肿瘤一般无此特征。

从中医学角度看待恶性肿瘤有别于良性肿瘤的特征，下文将逐条做出分析。

1. 恶性肿瘤增生迅速。中医学认为，阳生阴长，阳杀阴藏。阳主生，当正常的阳气化为"阳邪"，化为燔烁的"相火"，就产生"增生无度"的特性。从中医学角度看恶性肿瘤的发生，与"热邪""火毒"关系最大，大多数恶性肿瘤都与热邪、火毒有关。故此恶性肿瘤的特性首先表现为增生迅速和无限制增生的特性。

2. 浸润性生长，边界不清，与正常组织粘连。这些表现大约属于痰湿的性质。痰湿性黏滞不清，浸润腐浊，留连不去，与恶性肿瘤的表现相符。事实上，有许多恶性肿瘤患者表现为痰湿盛的症状，而许多化痰药，例如半夏、胆南星、瓜蒌、贝母、山慈菇等，也对恶性肿瘤的治疗有较好的效果。

3. 恶性肿瘤易于转移。我认为与两种情况有关：第一，痰湿的特性是易于流动，人体各个组织无所不到。第二，瘀血的特征，我曾经撰文论述一脏的瘀血可以影响到与它有功能关联的其他脏腑的功能状态，造成其他脏腑也产生瘀血的病机。譬如肝瘀血日久，可以产生心的瘀血。另外，脏腑之间的瘀血也可以波及和传导，如肝硬化的瘀血可以引发胆道的瘀血。

4. 恶性肿瘤易于破溃出血。这主要是由于火热之邪造成血热阴虚，迫血妄行，所以容易破溃和出血。治疗上主要采取凉血滋阴止血的方法。

综上所述，我认为火热之邪对于恶性肿瘤的病机变化有着巨大的主导意义，火热之邪是恶性肿瘤发生、发展、变化的主要因素。当然，除了火邪之外，还有痰湿、气滞、血瘀等其他致病因素。

论失眠及证治

《灵枢·大惑论》载:"黄帝曰:病而不得卧者,何气使然? 岐伯曰:卫气不得入于阴,常留于阳。留于阳则阳气满,阳气满则阳跷盛,不得入于阴则阴气虚,故目不瞑矣。"此论可为不寐(失眠)病的总纲。阳气满,不能入于阴,这是不寐的根本病机。

此外,《黄帝内经·灵枢》还认为,外邪袭扰也是不寐的原因。"今厥气客于五脏六腑,则卫气独卫其外,行于阳不得入于阴。行于阳则阳气盛,阳气盛则阳跷陷;不得入于阴,阴虚故目不瞑。"《素问·逆调论》还说:"胃不和则卧不安""阴虚故目不瞑。"这是中医对不寐病因的重要观点。

古时中医对不寐就有深刻的认识,汉代张仲景的著作中记载"黄连阿胶汤""酸枣仁汤"治疗不寐,至今仍有重要的临床价值。

明代张景岳较全面地总结了不寐的病因、病机、辨证施治,曰:"寐本乎阴,神其主也,神安则寐,神不安则不寐。其所以不安者,一由邪气之扰,一由营气之不足耳。"《医宗必读》将不寐的原因概括为:"一曰气盛,一曰阴虚,一曰痰滞,一曰水停,一曰胃不和。"

《医效秘传》分析:"夜以阴为主,阴气盛则目闭而安卧,若阴虚为阳所胜,则终夜烦扰而不眠也。心藏神,大汗后则阳气虚,故不眠。心主血,大下后则阴气弱,故不眠,热病邪热盛,神不精,故不眠。新瘥后,阴气未复,故不眠。"吴塘《温病条辨》论述最精:"阳入于阴则寐,阳出于阴则寤。"并图解阴阳出入的机制，甚为明了。

不寐的根本道理在于阳主动、阴主静，白天阳气出于营阴，阳盛而阴衰，故寤。夜晚阳气入于营阴，阴盛阳衰，故寐。然而，根据我40余年行医治疗不寐的经验，其深层次的机制还要复杂得多，以下做一个基本的阐述。

睡眠的根本机制正如前贤所论，但是，这里要涉及多脏腑功能的合作，涉及某些脏气的盛衰，以及外邪对脏器功能的干扰。

心主神明，睡眠之关键要点以脏腑而论在心。睡眠所涉及脏腑，其主在心，其次为肝、肾、胆、脾、胃、小肠。其中睡眠的枢机还在于各脏腑功能的相互配合，这一点也很重要。例如心肝相濡、心肾相交、水火相济、气血相合、心胆相应等。其中我要强调的是心肝相濡，这一点前人很少提及，但是，临证却最多最常见。

再者，睡眠不但关乎阴，还关乎阳，以阴为主，以阳为辅。以气机为枢纽，以相互配合为主基调。譬如，假令全部以白天阳气盛则寤，那么如何解释中午的午睡？还有，有的人任何时候倒卧即能睡，身体又无病，如何解释？

1. 从心的角度谈失眠

心主神，神足则能睡。心主血，血能养神，心血充足则能睡。这一点应无异议。当然，阴主寐，心阴为睡眠主中之主。心气充满，心阴血充足，自然能睡。再者，心，阳脏也，人中午心气最旺，所以，能午睡者，心气、心血、心阴、心阳俱旺也。此为阳中之阴。

所以中医治疗不寐，临证多从调心的功能着手，多能见效。滋心阴、补心血，为治疗不寐最常见之法。心阴血不足，症见失眠、怔忡、惊悸、健忘、盗汗、心烦、舌红、脉细数，治疗用天王补心丹一类。单纯的心气不足，脉象左寸细弱无力，舌胖大，症见失眠、胆怯、惶惶不安、若睡若醒、心悸、气短、乏力等，治疗用柏子养心丸之类。外邪扰于心，譬如热扰心神，症见失眠、心烦、口舌生疮、小便黄、舌红、苔黄、脉数，用朱砂安神丸有效。痰火扰心，心神不宁，也可以导致失眠，症见失眠、心烦、神志不清、胸闷、痰多，治疗用黄连温胆汤之类。

关于心引起的失眠还要谈到心包。《内经》说，心包乃臣使之官，喜乐出焉，对心包功能的论述并不完善。其实心包的功能主要是清心热、凉心血，还有部分泻心气和升肝阳功能。心包代心受邪，心包有热肯定会引起失眠。治疗热入心包的失眠，取心包经的大陵穴针刺即能治愈。但是应该强调，心包无热者不应随意针刺大陵（按摩也不可以），无心火而泻心火有害无益，因为心包经并不能补益心的阴气。

2. 从肝的角度谈失眠

我认为影响睡眠的脏器除了心以外就属肝。这乃是临床实践而得。

《内经》说："故人卧，血归于肝。"肝之病，肝阴虚、肝血不足、肝血瘀滞，均是影响睡眠的病机。

肝与心是相生关系，肝为心之母。木旺能生火，肝气足能养心。肝阴血不足，不能养心，则心也受影响。此外，肝主谋虑，与思维活动息息相关，也主要由肝阴血来完成。肝阴血不足，可以直接导致失眠，也可以间接导致心阴不足与心血不足，引发睡眠障碍。

强调一下，肝阴虚的脉象未必细数，往往是左关浮而无力，尤其是重按若无，这是肝阴不足的典型脉象。此外，舌象两边红，中间常有裂痕，这也是肝阴虚的典型舌象。临证只要见到此脉此舌，即可断为肝阴不足。

肝阴不足的症状，除了失眠，常见视物模糊、头中隐痛、健忘、耳鸣、脑力衰退（不能久用脑，稍微用久则脑中昏乱）、性情急躁、头部轰热、目中红丝满布、小便尿急、头发早白等。还有一个最显著的特点，就是肝阴虚失眠多在夜间 1 时至 3 时醒，醒后很难再入睡。因为这个时间段是丑时，为肝经所主时间。治疗此证我多用自拟"安卧汤"。

肝阴虚阳亢型多见于高血压患者，症状为脉左关弦劲（未必数），舌红、失眠、头痛、眩晕甚、急躁易怒，且伴有肥胖。治疗用镇肝熄风汤，加女贞子、首乌藤。

肝血不足，脉多左关弦细，舌淡，症状有目视不明、心烦、失眠、睡时极易惊醒、四肢麻木、口唇淡白、健忘、心悸、头痛、头发早白等。治疗以四物汤为主，酌加制何首乌、女贞子、砂仁。用砂仁者，在于防止滋补阴血药物滋腻碍胃；用何首乌、女贞子者，在于乙癸同源，水能涵木。

肝血瘀滞型失眠，此类症型在临床中常见，其症状颇为复杂。左关脉弦涩，这是典型的脉象。舌的两边青紫或有瘀斑。应当指出的是，肝血瘀在阳分，瘀血之轻型，表现的症状不是失眠，而是多眠，头脑不清醒而昏睡。

瘀血进一步深入阴分，瘀血重型，患者失眠，而且相当严重，只能睡一两个小时，或者彻夜不眠。伴有其他症状如头痛头涨，有如戴帽感或者感到头部被绳索勒住，且目转不灵、思维迟缓、计算能力减慢、反应迟钝、严重健忘、手足四肢麻木、颈部转动不灵、心路狭窄、精神抑郁、面部僵板、脾气急躁易怒，或抑郁、不爱说话、不与旁人交流、两胁胀满、吞咽咳呛等。而更严重的是，一般的安眠药对其他症型的失眠有效，对这种类型的失眠基本无效。又由于这种类型的失眠难以辨认，治疗多南辕北辙，没有效果。所以，这种失眠患者处于巨大的痛苦之中。

清代医家王清任所制的血府逐瘀汤对这种失眠有效。但是，由于现代种植中药效果退化，需要在原方基础上加大药量，并且还要加用其他的活血药以增强药力，如乳香、没药、水蛭之类。

关于肝瘀血（脑瘀血）导致多眠与失眠的病机，我认为从阳入于阴则寐的道理来讲，在肝瘀血的轻证阶段，由于瘀血属于阴，而睡眠也属于阴，阳气易郁而不出，故多眠。由于瘀血逐步加重，病情由阳分转入更深一步的阴分，瘀血阻于阴中，阳气在外，受瘀血阻碍而不能入于阴中，故失眠。也就是说，肝瘀血（脑瘀血，脑动脉硬化）可以表现出两种状态，其病情轻者可以表现为多眠；其病情重者可以表现为失眠，而且失眠的程度很严重。当然，这只是我个人推测，这方面的复杂病机有待于进一步探讨。

应当说，对瘀血失眠的病机探讨有较大的意义。王清任首创血府逐瘀汤治疗失眠，但他没有说明瘀血瘀在何脏何腑。而且，瘀血引发的不仅是失眠，早期往往是多眠，重者才引发失眠，而且非常严重。其病位在肝，西医学常认为是脑功能受损所致（多是外伤造成脑部瘀血或者脑动脉硬化之类）。

再讲一种类型，肝气沉郁，肝气不升，脑缺荣养，也能造成失眠，而且失眠比较严重。这个类型是我偶然遇到的。曾经遇到几位肝气不升的患者，头沉、头晕、脖颈不舒，最主要的是脉象左关沉郁，重按至骨方得。这种类型几乎不见于前人的著述之中。这种失眠的治疗在于升举肝气，兼之安神，以柴胡、黄芪、葛根、川芎为君，辅之以当归、茯神、酸枣仁、远志之类养血安神药。这一类的失眠类型应当引起充分的重视。

3. 从肾的角度谈失眠

最常见的是心肾不交，肾阴虚型。睡眠属于阴，少阴肾脏为阴脏，故睡眠与肾的关系是密切的。一天的时令，早为肝，午为心，晚为肺，夜为肾。水火应相济，阴阳当相交，人体功能才能正常。

如果肾阴虚，阴液不足，不能上济于心，滋养心阴，时间长了必心阴无源而虚弱，引发失眠。症见脉细数、舌质红而少苔、失眠、耳鸣、腰酸、腿软、头晕、头痛、心悸、怔忡、盗汗、精力衰退、健忘、精神易于亢奋、男子早泄遗精、女子月经不调或经血过多。若患者处于更年期，症状会更加严重。治疗用左归丸合天王补心丹之类，或酌加交泰丸交通心肾。

4. 从胆腑的角度谈失眠

因为胆主少阳枢机，关乎阴阳升降。再者，胆为奇恒之府，主决断。胆经络于头部，胆与人的思维和睡眠关系甚为紧密。

在临床中我观察到，凡是胆气旺者（其脉左关充实有力），其人多胆大有主见，善决断，而且特别能睡，不管什么时候，倒卧即可睡着，鼾声多响亮。

临床因胆引发失眠的症型，大约有心胆虚弱型、胆热痰扰型及胆经瘀滞型。

心胆虚弱型，心气和胆气都虚弱不足，心主神，胆主决断。症见脉软弱无力，左脉尤甚，舌淡苔白，极端胆小、易惊易恐、惴惴不安、惊悸健忘，且睡时极易惊醒，或噩梦不断，常被惊醒，口苦咽干，两胁隐痛，疑心重，常处于惶惶不可终日之中。治疗常用安神定志丸。

胆热痰扰型，临床并不鲜见。症见脉滑数、舌红苔腻、失眠、惊悸、口苦、咽干、胸闷、痰多，且轻者惊恐不安，重者精神恍惚，易患精神分裂症，脾气大，动辄谩骂，言语狂妄。

治疗用黄连温胆汤、涤痰汤之类。

胆经瘀滞型，此类失眠不鲜见。胆经瘀滞失眠最显著的特点是夜半而醒，时间多在夜间 12 时左右，这是因为子时胆经主令，一般过了丑时还能睡些。此外，伴随症状有口苦、咽干、便干、头痛、脾气暴躁、易怒、两胁胀满、右肩疼痛，右腰胆的对应部沉重，腿痛、腰痛。治疗用血府逐瘀汤或者通窍活血汤。

还要说明一点，诸脏腑有热，多能影响睡眠，使睡眠减少。但是，胆是个例外，虽然也有胆热痰扰型失眠，但在某些时候有热反而多眠。嗜睡症有一种类型就是胆热，但睡眠往往是昏睡。

5. 从脾脏的角度谈失眠

脾为土脏，主静，人静则能睡。脾为生化之源，气血由此滋生，人气血旺盛才能安睡。脾与心息息相关，脾生血能濡润心血，临床多见心脾不足而失眠者。心脾血虚失眠的症状为脉软而无力，舌质淡、胖大有齿痕，失眠、健忘，面色无华，口唇淡白，消瘦，饮食减少，气短乏力，易惊易恐，多梦。治疗此类失眠用归脾汤。

6. 从胃腑的角度谈失眠

《内经》早已说明"胃不和则卧不安"。因胃中食滞，气不和顺，扰动其他脏腑，引发失眠。治疗用著名的半夏秫米汤。

7. 从小肠的角度谈失眠

小肠与心互为表里，小肠热盛，循经上扰于心，导致心阴不足，也可引发失眠。症见脉数、舌红苔黄、小便黄、失眠、口舌溃烂、心烦、健忘、身热、口渴、面红。治疗用导赤散合天王补心丹。

还要谈到一点，诸脏之虚，尤其是心、脾、肝、胆、肾，假令气虚，虽不阴虚，亦可引起失眠。从根本上说，阴血也需要脏气的滋养和维系。

失眠的机制未发现者还有很多，有待于更深入的探查。

如何治疗抑郁症

一、什么是抑郁症

我们的生活中充满了大小的挫折和失败，每当这些时刻来临的时候，我们都会体验到悲伤、痛苦。一个心理正常的人能够从容应对这些突然袭来的伤害，随着时间而淡化，逐步走出痛苦的阴影。但是，也有一部分人久久在痛苦中徘徊，不知不觉中患上了心理抑郁的疾病。

也有些人的抑郁症状并没有十分明确、合理的外部诱因。他们有一定的心理缺陷，在一般人看来没什么大不了的事，他们却深陷其中，不能自拔，甚至严重影响工作、生活和学习。他们属于极易患抑郁症的人群。

在古代中医文献中早就有"郁病"这一病名。在今天，我们通常所说的抑郁症其实指的是一大类心理障碍，统称为情绪障碍，可分为单向抑郁症和慢性抑郁症，其他尚有产褥期抑郁症、季节性抑郁症、更年期抑郁症等。

二、抑郁症的主要症状

1. 情绪症状

一是抑郁心情。抑郁症患者在生活中常感到悲哀、无助、绝望、孤单、不幸、闷闷不乐、羞愧。虽然抑郁症患者的基本情绪是抑郁，但他们的心情或者说他们的抑郁情绪随时间的不同而不同，即使是在一天的时间里也会有所变化。一般来说，抑郁症状在早晨最明显，随着一天的推移，情绪会慢慢好转，晚上的心情相对最好。

另外一个情绪症状是兴趣的消失。抑郁症患者往往体会不到生活的乐趣。过去感兴趣的事物、喜欢参加的活动，现在一点也引不起他们的兴趣。兴趣的丧失往往是从某一些活动开始的，比如工作。但是，随着抑郁症状的发展，患者慢慢地对几乎所有事物都失去了兴趣。

2. 认知症状

认知症状是抑郁症的另外一大症状。主要体现在无端地自罪、自责，夸大自己的缺点，缩小自己的优点，表现了一种认知上的不合逻辑性和不切实际性。抑郁症患者对自己的评价总是消极的，这种消极的思维给他眼中的自己和未来都蒙上了一层厚厚的灰尘。一旦有挫折发生，抑郁症患者就会把全部责任归咎于自己。

3. 动机症状

患者对做任何事情都缺乏主动性。不同的人有不同的动机水平，能够积极寻找各种方法来娱乐自己及他人。但对抑郁症患者来说，不要说积极寻找各种方法来娱乐自己，他们开始做任何事情都是一件极其困难的事。严重的抑郁症患者，每天会静躺在床上一动不动，茶饭不思，寡言少语，甚至痛哭不止。

4. 躯体症状

这是隐藏得最深的症状。随着疾病的发展，一切生理的、心理的快感都丧失。胃口常常不佳，美酒佳肴勾不起食欲。更主要的是睡眠也出现严重障碍，难以入睡，又早早醒来，有的患者甚至彻夜不眠。即使睡着，睡眠质量也很差。

抑郁症造成的失眠是个大问题，用一般的安定类药物往往效果不佳，颇为难治。夜间不得休息，头脑混乱，白天又情绪低落，胡思乱想，悲观厌世，无任何兴趣，抑郁症患者的痛苦可想而知。

西医西药对于抑郁症的药物治疗有一定效果，但也很不理想，许多人求助于心理医生，而心理医生能解决的问题也是有限的。我认为，抑郁症实际上是患者身体处于一种特殊的病理状态，这种状态的形成虽然与一定的外界刺激有关系，但一旦处于病理状态中，单从心理上给患者以解释、说服、劝说，只能缓解一部分患者的病情，多数患者需要用药物调节心理上的特殊病理状态。

与其他的治疗方法相比，中医对于抑郁症有独特的疗效。

三、抑郁症的中医学辨证分型

经过历代中医学家的探索和不断积累总结，根据辨证施治的原则，可将抑郁症分为虚证、实证两类；以阴阳属性区分，可以分为阳证、阴证两类。具体分为肝气郁结、郁久化火、气滞血瘀、心脾两虚、心肾阴虚、阳虚气郁等若干证型。

初起情志所伤，肝气郁结，多属实证，临床表现为情志抑郁，精神不振，胸闷胁痛，善太息，不思饮食，治疗以疏肝理气解郁为主。《证治汇补·郁证》中提出："郁病虽多，皆因气不调，法当顺气为先。"如病情迁延日久，由气及血，化火伤阴，病及心脾肾，多属虚证。治疗采用养心安神、补益心脾、滋肝补肾等法则。

心理治疗也被历代中医学家重视，《素问·汤液醪醴论》指出"精神不进，志意不治，故病不可愈"，强调心理活动直接影响疾病的病程和预后。清代名医叶天士在诊治抑郁症患者时，一再提及"唯怡悦开爽，内起郁热可平""各宜怡悦开怀，莫令郁痹绵延""务以宽怀解释"等。

1. 肝气郁结型

症见精神抑郁，胸部满闷，腹部胀满，胁肋胀痛，多嗳气，食欲不佳，性格孤僻，不善与人交流，沉默寡言，易于自生闷气。

治法：疏肝理气，解郁安神。

处方：柴胡疏肝散加减。

2. 气郁化火型

这种类型患者情绪急躁易怒，胸胁胀满，口中易泛酸水，大便易秘结，头痛目赤，耳中鸣响，失眠，舌质红，脉数。

治法：清泄肝胆之火，调和肝脾，理气解郁。

处方：丹栀逍遥散加减。

3. 气滞痰郁型

此类患者咽中常感觉不适，好像有物梗阻，吐之不出，咽之不下，患者常有喉中"咳咳"声不断。西医检查常有慢性咽炎的诊断，用抗生素基本无效。

治法：化痰散结，理气解郁。

处方：半夏厚朴汤加减。

应当指出，半夏厚朴汤治疗梅核气效果并不太理想，这是因为梅核气日久气郁，必然导致血瘀，应该根据脉象有无涩滞，酌情加活血药，疗效方著。我有多个病例皆是如此。

4. 忧郁伤神型

此类型多发于女子，表现为心理脆弱，精神恍惚，常感悲伤甚至哭泣，时时打呵欠，睡眠不实。舌常淡白。

治法：安神解郁，调养心脾。

处方：甘麦大枣汤加减。

5. 心脾两虚型

多思善疑，头晕神疲，心悸胆怯，失眠健忘，纳呆，面色不华，舌质淡，苔薄白，脉细弱。

治法：健脾养心，补益气血。

处方：归脾汤加减。

6. 心肾阴虚型

紧张焦虑，烦躁不宁，强迫思维，失眠多梦，盗汗耳鸣，腰膝酸软，头痛健忘。舌红，脉细数。

治法：滋阴安神，交通心肾。

处方：天王补心丹合知柏地黄丸加减。

7. 阳虚气郁

手足畏寒，身体怕冷，饮食喜热畏凉，衣被欲厚，面色阴晦暗淡，情绪低落，对生活失去兴趣，沉默寡言，独居孤僻，落落寡合，有自杀倾向。舌的表面有白苔，或舌中心呈浅蓝色。脉缓而涩滞。

治法：温阳解郁，活血理气安神。

处方：自拟温阳解郁汤。附子（单包，先煎）15g，甘草10g，桂枝15g，巴戟天12g，菟丝子12g，九节菖蒲12g，远志10g，砂仁3g，黄芪10g，郁金12g，桃仁10g，红花12g，合欢皮10g，香附15g，柴胡10g，炒酸枣仁25g，生地黄25g。

8. 瘀血不寐

患郁病失眠严重，仅睡两三个小时或彻夜不眠，头昏脑涨，思维受到影响。抑郁症的失眠常非常顽固，有脑动脉硬化的抑郁症患者失眠更加严重。病机为瘀血阻滞，阳不入阴。

治法：阴阳双补，活血理气安神。

处方：血府逐瘀汤加减。当归12g，川芎12g，赤芍12g，生地黄10g，桃仁8g，川牛膝12g，九节菖蒲15g，首乌藤

12g，茯神 12g，炒酸枣仁 12g，茯苓 10g。

郁病不寐患者常有阴阳两虚的病机，因阳气虚，气血郁滞而抑郁，因阴气虚，气血郁滞而失眠，治疗颇为困难，需要阴阳双补，活血理气安神来治疗。而补阳气与补阴气药量的孰多孰少是个关键，补阳过多则失眠更重，补阴过多则抑郁更重。治疗这类患者，我常用桂枝 10g、生地黄 30g、龟甲 8g 双补阴阳，达到既能治疗失眠，又不加重抑郁的目的。

四、病案

1. 邱某，女，46 岁，工人。1996 年 8 月 26 日初诊。

患者患抑郁症半年，最初医院以癔症治疗，病反加重。后诊为抑郁症，服用抗抑郁药物稍有效，终不能愈病，求治于中医。

刻诊：面色暗淡无华，情绪低落，身寒怕冷，手足畏寒，饮食喜热畏凉，食量减少，自言对生活失去兴趣，睡眠不好，易生闷气。缺乏自信。舌苔白，脉弦而迟。

辨析：阳虚气郁伤神。

处方：附子（单包，先煎）12g，桂枝 15g，吴茱萸 6g，砂仁 3g，巴戟天 10g，木香 10g，黄芪 12g，人参 10g，九节菖蒲 12g，首乌藤 12g，郁金 12g，丹参 12g，当归 10g，茯神 12g。

服药 20 余剂，病情逐步减轻。

2. 徐某，男，55 岁，唐山人，某卫生所医生。2006 年 7 月 6 日初诊。

患者患抑郁症 1 年余，自诉入夏以来身体、四肢畏寒，失眠逐步加重，甚至彻夜不眠，思维受限，不能看书用脑，情绪极度低落，甚至有轻生的念头。一般安眠药无效，需服强力安定类药，每天仅能睡两三个小时。

刻诊：舌淡苔白、边微紫，脉稍迟而沉涩。

辨析：气郁血瘀，伤及神明，阴阳俱不足。

处方：当归 12g，川芎 15g，赤芍 15g，丹参 30g，郁金 20g，川牛膝 20g，没药 15g，远志 15g，柏子仁 12g，九节菖蒲 12g，茯神 12g，龙齿 12g，酸枣仁 12g，陈皮 15g，香附 15g，合欢皮 15g，桂枝 12g，生地黄 30g，龟甲（单包，先煎）8g。

服药 50 余剂，基本治愈。

五、临床治疗体会

1. 阳气虚弱是形成重症抑郁症的重要原因，传统的中医内科关于抑郁症的阐述和治疗往往忽视这一点，应引起充分的注意。

2. 抑郁症的失眠多属瘀血伤神，治疗应着重活血化瘀兼安神。

3. 抑郁症精神症状严重者多有痰邪作祟，要注意涤痰醒神。

对抑郁症的点滴认识

我在诊疗中接触并治愈了很多抑郁症患者，与其中一些患者还成为了朋友。

我认为抑郁症在中医治疗大纲中可以分为阴虚证和阳虚证，但阳虚患者的病情更严重，却往往被临床误诊或忽视。人们经常重视抑郁症的肝郁不疏、心脾两虚、心肾阴虚等，而以治疗这些证型的方法来对待阳虚型的抑郁，只会"南辕北辙"。这也许是某些抑郁症患者难以治愈的根源之一。无论哪一种类型的抑郁症，瘀血和痰凝大多都会夹杂其中，治疗中必须顾及。

根据患者的病情，治疗抑郁症可以分为两个方面。一种是心理因素占主导，这部分患者往往经历过惨痛的人生，他们陷于某些"情结"中不能自拔。对于这样的患者，要不厌其烦地启发他，循循善诱地引导他倾诉自己的伤痛，告诉他"太阳每天都是新的"，人不应活在过去而应该放眼未来，人生的路途还很长，要做生活的勇士而不是懦夫。

　　这种心理疏导往往有很好的效果，患者的病情能得到较快地改观。但是，需要强调一点，没有明显心理伤痛的人也会患抑郁症，这应该是由于"先天因素""不良环境"等。一个人长期独居，生活内容单调乏味，没有与外界的交流，抑郁就会爬上他的心头，心灵也会被抑郁的枷锁锁住。治疗这种抑郁症不是通过心理疏导能奏效的。我要告诉大家的是，"弗洛伊德"的魔法绝不是开启所有神经症和精神症的钥匙。

　　应当承认，弗洛伊德是走入人类心灵世界深处的第一人，童年时代某些刻骨铭心的伤痛确实会影响人的一生，这样的例子俯拾皆是。但是弗洛伊德的理论是建立在个案基础上，一些特殊的病态被他泛化了，譬如"俄狄浦斯情结"，我认为这种状况绝没有广泛的意义。精神分析方面我极推崇荣格的集体无意识理论，它的存在非常广泛，在不同的自然环境中，千万年的民族劳作生活的历史，能够集体形成和遗传某些集体习性，这是形成世界各民族性格特色的基础。譬如生活在辽阔草原上的蒙古人的粗犷、直爽和剽悍，日本人的顽强、勤劳、重礼节，汉民族的容让、谦和、重家庭观念……

　　需要强调的是，某些抑郁症患者的轻生倾向非常强烈，药物可能一时发挥不了挽救的作用。这时，医生对患者的心理疏导很重要。曾经遇到一位男性抑郁症患者，因为他在单位受到了不公正的待遇，无处申冤，心中的愤懑使他抑郁成疾，他对

杂症治疗心得

我说：轻生这个念头每天成百上千次在头脑里显现，心里认定只有死亡是唯一的结果。我思虑再三，觉得正面劝导不会有效果，不妨采取反激法，引导其与消极观念斗争，果真起了效果。此外，他还有严重的失眠，通过诊断我发现他属于阳虚血瘀失眠，所以用血府逐瘀汤加附子、肉桂、生地黄、首乌藤、炒酸枣仁而见效。3 个月后，他重新获得了健康。

如何驱散这无边的阴霾，把一轮红日送入抑郁症患者心灵的天空，这是医者的神圣使命！只要医者熟练地掌握中西医知识，并有一双明辨患者症情的慧眼，使命不难达到。

重症抑郁症多阳虚论

假如把正常人的心理比作晴朗的天空，那么，抑郁症患者的心理就像阴霾重重的天空。

抑郁症患者有着沉重的心理压力，有的来自生活的挫折和苦难，也有的患者只是由于心理的脆弱，连一般的生活波折都不能承受。

俗话说"心病还须心药医"，绝大多数的抑郁症患者患病前有一定的诱因（如挫折、遭受不幸等），同时在出现情绪抑郁、低落过程中产生悲观、失望和孤独、无助感。

但是，为什么人们遭受同样的挫折，有的人患病，有的人则无所谓，情绪不会受太大的影响呢？

这关系到人的"特质"问题，即某些人的性格比较乐观、开朗、外向，善于交流，善于宣泄，所以能自如地应对生活中的困难。而另一部分人性格狭隘、胆怯、多愁善感、内向，不善交流，不善宣泄，应对生活中出现的突发事件显得束手无策，不知所措，甚至情绪低落，郁郁寡欢。

心理学家奥尔波特、卡特尔等发明的人体特质理论，已经广泛地应用于心理疾病的治疗和社会实践的应用，通过各项心理调查的表格，可以了解某个人的性格特质，从而初步判断他（她）能否能胜任某种工作。

然而我要提出一个问题，就是为什么人会具有这样的特质？他们的身体与其他类型的人有什么不同？也许有人认为这没有什么必要，心理上有重大区别的人在生理上没有多大的区别。但我认为区别还是有的。

以中医学观点来看，阳气盛的人性格外向，好动，喜欢交际，性格开朗，总是高估自己的能力，办事比较急切，失败也不悔悟，大胆地表露自己的感情，好唱、好闹、好开玩笑。他们的一切行为都像在灿烂阳光下的万物，显得正大光明而锋芒显露。

而阴气盛的人，性格内向，不好动，不喜欢交际，性格细腻，办事情较慢，但是条理清楚，总是低估自己的能力，自信心差，胆小，表达自己的感情比较含蓄，说话委婉，不苟言笑，经常在自己的感情世界里徘徊。

这里涉及一个问题，抑郁症患者是阳虚者多还是阴虚者多。根据临床我得出以下结论：重症抑郁症患者肯定是阴盛阳虚者较多；而且，发展到严重程度时，大多数患者阴气太盛，阳气微弱。

阳能生万物，《内经》云："阴静阳躁，阳生阴长，阳杀阴藏。"春天，万物复苏，人体阳气萌动，人体新陈代谢加快。如同程序的启动阶段，启动顺利，程序才能正常运行。所以，春令养生是四季养生中十分重要的开端。

《灵枢·行针》曰："多阳者，多喜。"由于阳气是生的力量，阳虚则生气不足。阳气者，主乎动，主快乐，主希望，主人的兴趣，这些都与阳气是生发、布散、光明、动力的源泉有关。阳气一虚，生之力不足，尤其是肝郁、血瘀、湿盛等因素，加重了生气不足症状。

我诊断过较重的抑郁症患者大多属阳气不足，阴寒凝重。阳主外在活动，阴主内守安静。阴盛阳虚，加之气血瘀滞或者湿邪弥漫的病因，更加重了症状。患者几乎杜绝一切社会联系，把自己关在小天地里，悲天悯人，痛苦熬煎，甚至走上绝路。

治疗阳虚抑郁症患者，需要温阳助阳、理气解郁、安神益智、调补心脾等。

还有一点需要提及，为什么抑郁症的患者都患有严重的失眠呢？《温病条辨》曰："阳入于阴则寐，阳出于阴则寤。"抑郁症患者之所以失眠，是因为抑郁症患者都不同程度存在着气郁、血瘀病机，气郁血瘀阻碍着阳入于阴的过程，所以使人不寐。

所以，治疗抑郁症的失眠万万不可一味地养心安神、交通心肾等，还要活血化瘀、通畅气机，辅助以养血安神，才能见效。方剂可选用血府逐瘀汤等加味。亦有湿邪过重的患者，阳虚而湿邪重的患者往往失眠症状并不严重。

注意，抑郁症失眠严重的患者虽有阳虚，但不可以骤然补阳太过，阳扰于阴会加重失眠，适量使用温阳药即可，或者阴阳双补，使补阳不伤阴。活血化瘀、安神一定不能缺少。

谈颈椎病的治疗体会

中医学关于颈椎病的论述散见于"痹症""痿症""头

痛""眩晕""项强""项筋急"和"项肩痛"等内容中。

我在行医的历程中接触到了大量的颈椎病患者。通过长时间的研究，我将颈椎病患者进行了中医学分型归类，针对每种类型做了方药治疗的探讨，在临床中也取得了显著的效果。下面就谈一谈我对颈椎病的分型治疗。

一、分型论治

1. 风湿痹阻，经络不舒

颈部及肩部酸痛，活动受限，常自汗出，四肢困重，身疲倦懒，舌苔白，脉濡软。

治法：祛风祛湿，舒经通络。

处方：自拟"风湿颈痛汤"。柴胡 10g，葛根 12g，枳壳 12g，防风 15g，藁本 12g，羌活 15g，红花 12g，络石藤 12g，地龙 10g，川芎 12g，乳香 12g，蜈蚣 2 条。

针刺治疗：取穴天柱、外关、肩贞、悬钟、昆仑、天井。

2. 痰浊痹阻，经络不舒

颈肩酸痛，活动受限，手臂麻木，胸脘痞闷，头重如裹，痰多呕恶，舌苔厚腻，脉滑利。

治法：祛痰化浊，通经活络。

处方：自拟"涤痰颈痛汤"。半夏 10g，胆南星 8g，茯苓 15g，白芥子 12g，陈皮 12g，旋覆花 10g，红花 15g，白术 10g，天麻 10g，乳香 12g，川芎 12g，没药 12g，络石藤 10g。

针刺治疗：取穴丰隆、风池、外关、悬钟、阳陵泉、环跳。

3. 肝肾阴虚，瘀血阻滞

颈部疼痛不舒，转动时有响，肩背疼痛，腰膝酸软，眩晕耳鸣，睡眠不好，精神疲惫，舌色红，或中间有沟，脉尺部沉弱无力。

治法：滋补肝肾，活血通经。

处方：自拟"滋阴颈痛汤"。熟地黄 15g，砂仁 3g，枸杞子12g，炙何首乌 12g，女贞子 12g，白芍 10g，桑寄生 12g，桃仁10g，红花 12g，郁金 15g，丹参 20g，川牛膝 20g，枳壳 12g，葛根 12g。

针刺治疗：取穴悬钟、照海、太溪、哑门、大椎、风池。

4. 阳虚血瘀，经络不舒

颈部疼痛不舒，肩背疼痛，畏寒怕冷，手足发凉，阳痿，背部疼痛，腿软无力，舌色淡白，脉搏跳动缓慢。

治法：温阳散寒，通经活络。

处方：自拟"温阳颈痛汤"。桂枝 12g，葛根 12g，麻黄5g，菟丝子 12g，巴戟天 12g，杜仲 12g，细辛 4g，当归 12g，木通 8g，川芎 12g，没药 12g，蜈蚣 2 条。

针刺治疗：取穴关元、天柱、风府、悬钟、后溪、昆仑。

二、病案举例

1. 孙某，女，32 岁，唐山人。1982 年 11 月 3 日初诊。

患者患颈椎增生数年，复因落枕而加重，脖子完全不能转动，转脖子时身体必须一齐转。在本市某医院理疗数天无效果。我感觉患者病情急切，汤药效果较慢，所以采用针刺治疗。

辨析：风湿痹阻，兼有肝肾阴虚。

取穴：风池、天柱、外关、悬钟、昆仑、哑门、太溪、照海。

针法：主用青龙摆尾、白虎摇头法。

针 1 次见效，能转动脖子，3 次基本治愈。

2. 罗某，男，35 岁，唐山人。1984 年 7 月 27 日初诊。

患者患颈椎病 2 年。

刻诊：面有阴晦之色，脖颈疼痛，转动不利，肩背疼痛，手臂麻木，胸脘痞闷，痰多，偶有干呕，四肢倦怠，舌苔厚腻，脉濡。

辨析：痰浊痹阻，经络不舒。

处方：半夏10g，胆南星8g，陈皮12g，茯苓12g，白芥子10g，乳香12g，没药12g，枳壳12g，桃仁10g，红花12g，葛根12g，柴胡10g，川芎15g，羌活12g，蜈蚣2条。

服药3剂见效，16剂后症状消失。

3.姚某，女，36岁，唐山人。1986年5月2日初诊。

患者患颈椎病3年。

刻诊：颈部疼痛，痛连肩背，脖子转动有响声，手臂麻木，腰膝酸软，精神萎靡，经期提前，大便干燥，睡眠不好，舌色淡，脉尺部沉弱（沉即轻按感觉不到，重按方得；弱即软弱无力）。

辨析：肝肾不足，精髓失养，经络不舒。

治法：滋补肝肾，通经活络。

处方：六味地黄丸加减。熟地黄20g，砂仁3g，山药12g，山茱萸8g，茯苓8g，牡丹皮6g，枸杞子12g，桑寄生12g，葛根12g，川牛膝15g，柴胡8g，郁金15g，玄参15g，桃仁10g，赤芍15g。

服药20余剂，症状基本消除。

三、临床体会

1.无论哪一类型的颈椎病，治疗宗旨都不应缺少活血化瘀之法，经络通症状才能减轻。

2.葛根、柴胡、羌活一类的引经药亦属必要，但阴虚颈痛者慎用。

3.久病当不忘滋养肝肾。

我的中医治疗特色

1. 精研诊断。在患者没有主动介绍病情的前提下，我根据脉、舌、面部等所反映的征象，对患者的病情有个大致的判断，常能说出主要症状，甚至能说出属于西医哪些病症，再与患者的主观感受一一核对，核准无误后再遣方用药。由于诊断比较到位，常常第一次组方用药就能达到较好的疗效，而后续的治疗往往也都是基于首诊方剂稍做调整，个别患者甚至一方贯穿始终，直至愈病。

2. 选对方向主攻。治病如同打仗，选准目标后，要用较大剂量的一种或几种药物针对主证进行治疗，力求在几剂乃至十几剂内取得疗效，其疗效容易获得患者认同和信任。

3. 主张现代用药量需大一些。由于农药、化肥等原因，现在人工种植和养殖的中药比起野生品种普遍效力较弱，非加大剂量不能奏效。例如20世纪80年代初，我用野生丹参只需几克至十几克，现在则动辄二十几克，否则不能见到明显效果。所以现在我用的药量比较大，所用的药味比较多，方子比较大，为了疗效，这也是无奈之举。

4. 善用活血药物。现代人饮食条件改善，活动较少，"三高"增多，瘀血征象比较显著，而各种慢性病乃至疑难疾病都广泛存在着血瘀病机。所以在临证中我常应用多品种、大剂量的活血药。

5. 高度灵活。中医有谚："有成方，没成病。"即使是同一种病，由于每个人的体质、环境、饮食等不同，也都有各自的特色。临证必须考虑患者的个体差异，根据具体情况调整药物，切不能"胶柱鼓瑟"。高度灵活的辨证、遣方和用药是中医的灵魂。尤其是治疗某些疑难病，其必有不同于一般情况的病机，必须用特别的眼光来看待，高度灵活应变才能适合病情。

6. 整体观念。由于人体脏腑和各个组织之间有着广泛的联系，所以在治疗局部病的同时要整体考虑病情。有时看起来似乎互不关联的病证表现，在病机上也许存在着千丝万缕的联系，治疗中要考虑其相互影响，对旁证的治疗也许会对主证大有裨益，收到意想不到的效果。当然，这不等于说治病不需要突出重点。例如我在治疗胃炎唯有虚火时，如果从脉象上感觉肾阴不足，我会用女贞子、何首乌等滋肾阴，胃有虚火的情况就会好转。

针刺治疗也要辨证施治

不言自明，中药治疗需要辨证施治。那么，中医针刺治疗疾病，是否需要辨证施治呢？答案是肯定的。但试问，针刺治疗前有几位施针者用了中医的辨证施治呢？尤其是目前大医院的针刺理疗科，通常不进行中医四诊。现在的针刺类书籍，也常把中医的证型略去，成了名副其实的"头痛医头，脚痛医脚"。

辨证施治是中医的灵魂，没有了辨证的针刺，效果也会大打折扣。但患者通常并不知晓，只会埋怨针刺效果不佳。没有辨证的针刺治疗，有效无效全靠运气。现在许多针灸师针刺时采用多穴治疗，论针收费，这样无疑增加了患者的经济负担。与此同时，患者也因为无效无用的治疗而增加了痛苦。

我用针刺方法治疗疾病必须要辨证，先进行四诊，把脉看舌，再根据病情归属来选择具体的针刺穴位。这样取穴很少，效果却大，患者少受了许多的痛苦。

辨证施用针刺，首先要掌握中医诊断学，此外，还要明确穴位的性质，是寒还是热，补还是泻，祛风还是利湿，补血还是补气。须知这穴位如同药物一样，也有穴性归属，也有温凉寒热之分，也有补气补血之别，也有祛风利湿之辨。例如针刺治疗消渴，最好远离脾经、胃经，因脾胃经穴位多燥。

历代的针灸书籍为我们提供了大量的资料，但这些远远不够，只有真正全面掌握穴位知识，亲身体验，也就是在自己身上试针，这样得出的经验才是最可靠的、最有实践价值的。

除了头的后部，身体的背部、臀部，上肢的后侧，其他部位我大多都针刺过，得到了大量的第一手资料和经验，大大提高了临床针刺的疗效。

以针刺治疗牙痛为例，取合谷、外关、颊车、地仓、迎香等穴位都有效果。如脉浮数，此为风火牙痛，选用合谷、曲池、下关、颊车、地仓、内庭；如脉浮紧或脉迟，此为风寒牙痛，选用颧髎、颊车、申脉、腕骨、翳风、风门，切不可用曲池，因其性寒；如脉尺部太虚，此为肾虚牙痛，选穴太溪、然谷、承浆、颊车、颧髎、昆仑。

在英国，我曾经遇到一例抑郁症患者，由于失去工作和配偶离去的缘故，心情抑郁而失眠严重，每日只睡一两个小时甚至彻夜不眠。在本地社区医院针灸治疗过（英国社区保健医院也有针灸师），没有效果，遂来诊所医治。诊其脉左关数，两尺虚，证属肾阴虚而肝胆火旺。遂取穴神门（双）、内关（双）、心俞（双），此三穴补心安神；太溪（双）、三阴交（双）、阴陵泉（双）、复溜（双）、照海（双），这些穴位滋肾阴；安眠（双）、风池（双）、丰隆（双）、大陵（双）、足临泣（双），这些穴位清胆火、化痰安神。每周治疗2次，患者病情很快得到好转。

在英国，我还遇到一位孟加拉国籍男性患者，后肩疼痛，上肢不能抬起，曾经在其他中医诊所针刺过，效果不显。经过仔细诊察，我认为其属小肠经脉虚弱。小肠经环绕于上背部，与后背关系密切。于是只给患者针刺了一个穴位，即小肠经原穴腕骨。10分钟后，患者即感觉疼痛减轻，针2次即痊愈。他由衷地赞叹中医神奇。

曾有一位患者头痛难忍，服用中西药和接受针刺治疗都没有明显疗效。根据头部经络循行理论，我取后溪、哑门两穴，1次有效，5次痊愈。又有一头痛头涨患者，脉诊属于肝火旺，针刺行间，3次而愈。另有偏头痛患者，脉诊属于胆火旺，针刺液门、侠溪，1次痊愈。

重症如何处理补益气血和理气活血之间的关系

大症难症，常虚与瘀并见。如何处理虚与瘀的关系是中医临证的技术性问题，常能体现医者的水平。

《素问·通评虚实论》云："精气夺则虚。"虚者，阴阳、气血、营卫、精神、骨髓津液不足。沈金鳌言："唯虚也，无根之火发焉；唯虚也，故逆上之痰生焉。"大凡久病、难病、怪病，每每病程日久，日久则脏腑气血虚弱，气血虚弱则运行无力，运行无力则瘀阻不畅。正所谓久病则虚，虚可致瘀是也。

瘀之本义，《说文解字》云"积血也"。《内经》有"恶血、留血"之名，《伤寒论》有"蓄血、干血"之称，历代文献有"死血、败血、坏血、老血"之谓，此等皆为瘀血之范畴。唐容川《血证论》曰："吐衄便漏，其血无不离经，凡系离经之血，与荣养周身之血已睽绝不合，而且逗留不去，反阻新血生化之机。"并云："一切不治之症，总由不善去瘀之故。""久病则瘀，瘀滞丛生，瘀滞丛生则怪病、难病乃成。……怪病、难病之故，责之恶血、败血瘀滞。"

历数现代大症难症，大多有虚瘀并存的症状。譬如糖尿病、动脉硬化、肝硬化、各种癌症、股骨头坏死、胃与十二指肠溃疡、颈椎与腰椎增生、腰椎间盘突出、肾炎、心肌炎、红斑狼疮等，皆是如此。尤其是肿瘤，大都有虚瘀并存的病机，如何处理这种病机，是摆在治疗肿瘤过程中的拦路虎。假如补益药过多，患者则胀满甚至病情加重；假如理气活血药过多，则令患者更虚，或能引发出血。

曾经治疗一个癌症晚期大面积转移的患者，进食极少已经月余，最近三四天滴米未进，身体消瘦非常快。腹中胀满，下肢高度水肿。脉微弱艰涩而促。这属于典型的虚瘀并存，并有阴虚热象。有中医给其开方治疗，党参、黄芪、白术都用40g，而理气只用枳壳12g一味，活血只用川芎12g。结果，患者服药后胀满更甚，水肿更加严重。我接手治疗后斟酌再三，将党参、黄芪、白术每味用12g左右，理气药陈皮、木香、枳壳也是每味用12g左右，活血药丹参、桃仁、红花、赤芍、郁金、茜草、川牛膝、大蓟、炒蒲黄等每味都在15g以上，由于阴虚血热活血时容易出血，故加大蓟、炒蒲黄、茜草等活血兼止血。保证活血不出血，止血不留瘀。患者服用后没有太多不适，较快恢复了进食。其实前医也看到了虚瘀并存的问题，但是用药时补益过多而调理药不足，造成没有效果而且加重病情。

实践证明虚瘀并存的症状，要仔细斟酌是虚象严重还是瘀象严重，从而调节补益药和理气活血药的用量。一个虚瘀并存的患者，需要根据脉象和舌象仔细斟酌虚占几分、瘀占几分、补益药用多少，活血理气药又用多少。

补益药与调气活血药的应用比例，此处没有定数，应根据患者的具体情况判断。有时要先用方药试一试，根据患者服药后的反应再进行调整，直至患者不再感觉太多不适。

患者的病机除了虚瘀并存，还常有阴虚热象。此时应用活血药要万分小心，尤其是经西医检查有血小板减少或凝血酶原异常的患者，更要加倍小心。应当选用那些既能活血又能止血的药物，诸如茜草、蒲黄、大蓟、血竭等，不可孟浪造次，否则一旦出血就可能危及生命。

补益药的种类选择也有文章。党参类补益而固，黄芪补益而行，人参补全面。党参补右脉，补肺、胃；黄芪补左脉，补心、肝。所以，有虚象又有严重瘀血的患者需要补气时，我常选用黄芪，而人参补益易壅滞。个人意见仅供参考。

附：方剂集要

一、治疗喘症

1. 寒热定喘汤

组成：麻黄 12g，杏仁 10g，甘草 10g，细辛 6g，生石膏（单包，先煎）30g，知母 15g，黄芩 12g，金银花 12g，枇杷叶 10g，紫苏子 10g，半夏 10g。

适应病机：外束寒邪，内有郁热，寒包于火，肺气上逆，喘哮经久不愈。

适应病症：实喘，喘咳日久，身体尚壮，息促声高，痰涎壅盛，或喉中哮鸣。脉紧中带数，舌苔黄白相间。

方义：此方乃是由三拗汤而来，用细辛助麻黄辛温解表，以散外寒；白虎汤清解胃热，兼能清肺热；金银花、黄芩助清热；紫苏子、半夏、枇杷叶、杏仁化痰降气平喘。共奏散寒清热、化痰平喘之功。

2. 宣白导气汤

组成：瓜蒌 20g，姜半夏 10g，桑白皮 12g，木香 10g，川楝子 10g，麻黄 10g，沉香（研末，冲服）2g，枇杷叶 12g，紫苏叶 10g，莱菔子 12g，厚朴 12g，川牛膝 15g，香附 12g，紫苏子 15g。

适应病机：肝气不和，肺气壅滞，气道中阻，呼吸不畅。

适应病症：实喘，喘咳痰多，胸膈满闷，气促息促，呼出为快，情绪易怒，两胁胀满。脉右寸实大，三五不调。舌尖边不齐。

方义：本方以瓜蒌、沉香为君，疏理胸中气机而平喘，木香、厚朴、川楝子、莱菔子、香附助之，麻黄、紫苏叶宣肺平喘，紫苏子、半夏降气，郁久必有热，桑白皮清之。主治肺气壅滞之喘证。

3. 双补清肺汤

组成：人参 8g，白术 15g，茯苓 12g，甘草 12g，薏苡仁 20g，紫菀 10g，黄芩 12g，知母 12g，鱼腥草 15g，桑白皮 10g，地骨皮 10g，半夏 8g，前胡 10g，陈皮 15g，厚朴 12g，紫苏子 12g，延胡索 15g。

适应病机：脾肺气虚，痰热中阻，肺气不降。

适应病症：脾肺气虚型的虚喘，气短、喘促、痰多、活动加重。脉象虚弱而微数，舌质红，苔白腻，或黄白相间。

方义：人参、白术、茯苓、甘草、薏苡仁、紫菀补脾肺益气，治疗痰湿之本。脾肺气旺则肺气有主，鱼腥草、黄芩、知母、桑白皮、地骨皮清肺热，半夏、前胡、紫苏子化痰降气平喘。陈皮、厚朴、延胡索理气活血，调畅气机。

注意：内热重而发热者加生石膏，痰多甚者加川贝母、浮海石。

4. 纳气定喘汤

组成：熟地黄15g，山药12g，胡桃20g，山萸肉18g，茯苓15g，生龙骨12g，五味子12g，麦冬12g，生牡蛎（单包，先煎）12g，枇杷叶10g，半夏10g，紫苏子12g，灵磁石（单包，先煎）15g，知母15g，人参6g。

适应病机：肾虚不能纳气，以阴虚为主。

适应病症：喘咳气急，不能平卧，呼多吸少，气息微弱，动则喘促，痰涎壅盛，头上汗出，腰腿酸软。脉浮，尺部无力。舌红胖大，苔少。

方义：以七味都气丸为主方，重用山萸肉、龙骨、牡蛎、胡桃敛纳肾气，灵磁石潜镇浮阳，紫苏子、半夏、枇杷叶降气平喘化痰。用于肾阴虚不纳气喘证。

5. 降逆定喘汤

组成：旋覆花12g，赭石（单包，先煎）12g，紫苏子12g，陈皮12g，厚朴12g，法半夏10g，前胡10g，甘草12g，桑白皮12g，黄芩10g，玄参12g，生地黄12g，枇杷叶12g。

适应病机：肺胃阴虚火旺，逆气上冲，导致肺失肃降，发为气喘。

适应病症：哮喘气急，活动加重，张口抬肩，面上虚浮如肿。脉浮稍数，重按觉有逆气上冲。

方义：此方乃是旋覆代赭汤合苏子降气汤合成，治疗肺胃阴虚火旺，逆气上冲，肺失肃降，而发喘哮。因为逆气上冲较重，故以苏子降气汤为主方，加入旋覆花、赭石，增强平降逆气力量，又用玄参、生地黄滋阴，黄芩、桑白皮清肺，共奏降逆清肺平喘之功。

6. 升陷定喘汤

组成：升麻6g，黄芪30g，枳壳15g，炙甘草12g，知母6g，桔梗9g，款冬花6g，杏仁6g。

适应病机：大气下陷，肺气虚损。

适应病症：喘咳频作，气息微弱，吸多呼少，痰少，面色㿠白。脉沉至骨，舌淡白。

方义：本方乃为升陷汤加减而成，欲从阳明升举，故用升麻而不用柴胡。黄芪为君药，升举胸中大气，填肺气之虚损。枳壳理气而能升，桔梗载药上行而能宣肺祛痰。杏仁止咳平喘。

又：大气下陷喘咳，为数不多，但世人皆知气上逆而喘，气下陷喘则少有人知，假令遇此证，以一般的降逆平喘之路数，恐南辕北辙，越治越重。

7. 敛肺定喘汤

组成：白果10g，款冬花12g，杏仁10g，桑白皮10g，五味子12g，乌梅10g，山茱萸8g，紫苏子12g，枇杷叶12g。

适应病机：肺气耗散，气逆不降。

适应病症：久咳久喘，肺气耗散，动则喘甚，喉中哮鸣有声。脉浮大而散，舌苔白。

方义：此方为久咳久喘而设，因喘咳日久，肺气耗散不收，造成肺气不降。此方以定喘汤为主方，白果敛肺平喘而为君药，五味子、乌梅、山茱萸收敛肺气助之，紫苏子、枇杷叶、杏仁降逆平喘为臣，款冬花补肺，桑白皮清肺。假如肺胃有热，应当再加黄芩、知母、石膏清之。

二、治阳痿

暖肝起痿汤

组成：黄芪 30g，吴茱萸 8g，丁香 4g，肉桂 12g，乌药 10g，续断 10g，川芎 15g，当归 10g，麻黄 8g，细辛 6g。

适应病机：肝阳虚弱，阳痿不用。

适应病症：阳痿，早泄，阴囊寒冷，小腹冷痛，膝盖肿痛，下肢畏冷，腰痛，手足发凉，头痛眩晕，面色暗淡。脉沉迟，左关尤甚，舌白滑或紫蓝。

方义：暖肝必以吴茱萸为君，丁香、肉桂佐之，黄芪补肝气，能升阳，起痿废。乌药、川芎理气活血，疏布阳气，麻黄、细辛助吴茱萸散寒。

三、治失眠

安卧汤

组成：沙参 12g，麦冬 12g，生地黄 12g，龟甲（打碎，先煎）12g，灵磁石（单包，先煎）20g，女贞子 20g，珍珠母（单包，先煎）15g，首乌藤 25g，生龙骨（单包，先煎）12g，五味子 12g，酸枣仁 12g，茯苓 15g，白术 12g，枸杞子 15g，丹参 30g，制何首乌 15g

适应病机：肝阴血虚。

适应病症：失眠，健忘，多梦，夜间 1 时至 3 时醒，醒后不能再睡。头昏，头痛，眩晕，目视不明，脱发，脑力衰退，心烦。脉左关重按不足，或细数，或浮数，或散大无根。舌红，中有裂痕沟纹。

方义：沙参、生地黄、麦冬为君，辅助以龟甲、何首乌、女贞子、首乌藤，乙癸同源。龙骨、牡蛎、五味子敛纳浮阳，以归其根。酸枣仁安神定志。丹参疏通血脉，导阳入于阴之通路。茯苓、白术防止滋腻药滑肠泄下。

又：失眠者，此类型最多，此方均能奏效。

四、治腰痛

1. 滋阴腰痹汤

组成：熟地黄 15g，山药 12g，山萸肉 8g，茯苓 15g，牡丹皮 6g，枸杞子 15g，砂仁 3g，怀牛膝 10g，桑寄生 10g，女贞子 10g，制何首乌 10g，龟甲（单包，先煎）8g，红花 12g，桃仁 10g，川牛膝 12g，水蛭 8g，川楝子 10g，土鳖虫 6g，花蕊石 15g，白术 15g。

适应病机：肾阴虚夹有瘀血腰痛。

适应病症：腰痛，腿痛，足跟痛，夜间发病最重，严重者不能下地，卧床不起。伴口渴、耳鸣、头昏、睡眠、盗汗、手足心热，女子月经先期，量多色红，男子遗精、早泄等。尺脉虚数或细数涩，或浮而无力。舌红，地图舌，或根部无苔。

方义：本方以六味地黄丸为主方，酌加枸杞子、龟甲、女贞子、怀牛膝、制何首乌滋阴补肾。桃仁、红花、川牛膝、水蛭、土鳖虫等活血化瘀。川牛膝、桃仁功专下行，下焦瘀滞常用之。水蛭、土鳖虫为虫类逐瘀血的要药，有下行之力，可增强疗效。确为肾阴虚瘀血，用之必效。白术、茯苓者，用化瘀类药物极容易引起泄泻，用此二味药制止。

2. 温阳腰痹汤

组成：熟地黄 15g，山药 15g，山萸肉 10g，茯苓 15g，泽泻 12g，附子 12g，菟丝子 12g，巴戟天 8g，狗脊 10g，鹿角胶（烊化，冲服）6g，枸杞子 12g，乳香 12g，没药 12g，川牛膝 15g，桃仁 10g，红花 12g，续断 12g，自然铜（单包，先煎）

6g，血竭（单包，冲服）4g。

适应病机：肾阳虚夹有瘀血腰痛。

适应病症：腰痛，腿痛，腿麻木，早晨发病最重。严重者也可卧床不起。伴有四肢发冷，喜热饮，小便清长，大便溏泄，女子月经后期、痛经，男子阳痿等症状。脉迟，尺部虚弱，或沉弱。舌水滑或白苔。

方义：此方乃是阴中求阳，阴阳双补，以六味地黄丸为基础，加入了菟丝子、巴戟天、肉苁蓉、鹿角胶等，鹿角胶乃是血肉有情之品，补阳而生气顿萌。诸活血药力专效猛。

3. 利湿腰痹汤

组成：白术20g，茯苓20g，泽泻15g，苍术15g，独活15g，威灵仙12g，萆薢9g，羌活10g，熟地黄12g，山药12g，山萸肉8g，枸杞子12g，怀牛膝12g，川牛膝15g，乳香15g，水蛭10g，土鳖虫6g，没药15g，砂仁2g。

兼有阳虚症者加菟丝子、巴戟天。兼有阴虚者加龟甲、女贞子。

适应病机：湿邪停滞，肾虚瘀血。

适应病症：腰痛绵绵，身重如带五千钱，腿脚沉重，足心汗多，阴部潮湿，关节有响声，头昏蒙，多睡。面色暗滞，如洗不清。脉濡涩，舌苔厚腻。

方义：以白术、茯苓为君，佐以苍术、萆薢、泽泻、独活、威灵仙等燥湿利水。辅助以熟地黄、山药、枸杞子补肾，乳香、没药、水蛭、土鳖虫活血。

4. 祛寒腰痹汤

组成：川乌（单包，先煎1小时）9g，桂枝12g，细辛6g，麻黄8g，菟丝子12g，巴戟天12g，白术12g，茯苓12g，山药12g，枸杞子15g，仙茅12g，补骨脂10g，乳香12g，没药

12g，三七粉（冲服）6g，续断10g，甘草15g。

适应病机：寒凝腰部，肾虚瘀血。

适应病症：腰痛，腿痛，畏寒，畏寒，下肢如在冷水中浸，冬天严重，尿清长，关节发凉，甚则寒肿，忌冷饮，喜热食，严重者脚趾青紫，甚至坏死。便溏薄，口淡不渴，男子阳痿，女子痛经，脉沉迟，舌水滑，或白苔。

方义：以麻黄附子细辛汤为君，辅助以桂枝、菟丝子、巴戟天、补骨脂、仙茅温阳散寒。乳香、没药、三七、续断活血。

5. 桂芍知母腰痹汤

组成：桂枝12g，芍药10g，知母12g，黄柏10g，白术12g，茯苓15g，泽泻10g，薏苡仁20g，独活12g，熟地黄12g，山药12g，枸杞子12g，女贞子10g，龟甲（打碎，先煎）8g，桃仁10g，红花12g，乳香15g，片姜黄15g，水蛭8g，川牛膝15g。

适应病机：寒热错杂，风湿夹瘀血。

适应病症：腰痛剧烈，转摇不能，腿痛，膝盖肿痛，下肢轻度水肿，不能行走，卧床不起，夜间痛重，甚至不能睡觉，口渴不欲多饮。

脉象：脉象特殊，紧中带疾，或者忽快忽慢，或濡，尺部虚弱。

舌象：前部水滑，根薄黄，舌质红。

方义：本方以桂枝芍药知母汤为基础方，加白术、茯苓、薏苡仁、山药健脾利湿。加熟地黄、枸杞子、龟甲、女贞子滋补肾阴。以桃红、姜黄、乳香、川牛膝活血化瘀。

注意：由于本型病机肾虚、脾湿、瘀血症型混杂，有矛盾的病机，用药要十分谨慎。滋肾药物稍多，必然引起泄泻，活血化瘀药又能加重泄泻，所以，健脾利湿药要重用。方能制止药物的副作用。

五、治抑郁症

温阳解郁汤

组成：附子（单包先煎 1 小时，与甘草同煎，加入 5 片生姜）30g，干姜 12g，甘草 10g，桂枝 12g，巴戟天 12g，菟丝子 12g，九节菖蒲 12g，远志 10g，砂仁 3g，黄芪 10g，郁金 12g，桃仁 10g，红花 12g，合欢皮 10g，香附 15g，柴胡 12g。

适应病机：阳气大虚，精神抑郁。

适应病症：手足畏寒，身体怕冷，饮食喜热畏凉，衣被欲厚，面色暗淡无华，情绪低落，对生活失去兴趣，沉默寡言，独居孤僻，落落寡合，易有自杀倾向。脉迟缓，舌的表面有白苔或舌中心呈浅蓝色。

方义：四逆散为主方，加桂枝补心阳，菟丝子、巴戟天补肾阳，菖蒲远志安神，郁金、香附、合欢皮理气活血开郁，黄芪升举清阳。

又：阳虚抑郁之本，在于肾、心之阳不足，阳气主生，阳不足所以生意顿消，兴趣皆无，万念俱灰，自寻死路。本方配伍适当，能挽救颓废之情志。

六、治肝气不升头脑昏沉

肝荣汤

组成：黄芪 40g，柴胡 9g，葛根 12g，枳壳 15g，当归 15g，川芎 20g，红花 15g，鸡血藤 15g，羌活 10g，片姜黄 12g，甘草 15g。

适应病机：肝气不升，气血沉郁，脑部失养。

适应病症：头沉，头痛，头昏，或起即头眩，精神萎靡，困倦多睡，精力不足。脉左关沉，舌白滑或水滑。

方义：黄芪、柴胡为君，升提肝气，葛根、枳壳、川芎为臣，辅助升提肝气，葛根上行，且能舒活头颈，枳壳为理气药中能升提者，川芎为理血药中能上行头部者。当归、红花、鸡血藤、姜黄性温，补血行血；羌活走手足太阳经。用甘草者，本方宣散之力颇强，甘以缓之也。

七、治昏厥

升阳醒神汤

组成：柴胡 12g，枳壳 20g，甘草 15g，当归 20g，川芎 30g，细辛 6g，桂枝 15g，细辛 5g，黄芪 60g，乳香 15g，升麻 8g，桃仁 12g，红花 20g，葛根 30g，香附 12g，防风 12g，生姜 7 片。

适应病机：肝气不升，高巅失养，常昏厥不醒或眩晕不能起立（此类型乃肝气不升之重者）。

适应病症：精神萎靡，甚至抑郁，面色晦暗，唇色发暗，时而头晕，甚至昏厥或眩晕不能起立。脉沉潜至骨，舌质紫蓝或水滑。

方义：升举肝气者，非黄芪、柴胡莫属；葛根、枳壳、川芎性皆升，以助君药；桂枝解血海之寒；活血化瘀药疏通经络。共奏升举肝气之功。

八、治胆结石

利胆排石汤

组成：柴胡 15g，枳壳 20g，木香 20g，熟大黄 6g，川楝子 15g，厚朴 15g，白芍 15g，乳香 15g，姜黄 20g，三棱 15g，莪术 30g，桃仁 12g，红花 20g，郁金 20g，川芎 15g，金钱草

120g，海金沙（单包，先煎）20g，鸡内金 15g，石韦 20g，琥珀（粉剂，冲服）3g。

适应病机：少阳胆腑阻塞，瘀滞不通。

适应病症：腹痛剧，右肋胀满，呕心呕吐，厌食油腻，右肩及右后背酸痛，口苦口干。脉沉迟或沉弦，舌质紫暗，苔厚。

方义：金钱草、柴胡疏通肝胆而化石，为君。枳壳、木香、川楝子、厚朴疏胆气。海金沙、鸡内金、琥珀化石排石。化石必要活血，以桃仁、红花、姜黄、三棱、莪术、川芎、郁金猛力活血，大黄引结石下行。

又：胆结石直径超过 1cm 公认不能排下。我曾用此方治愈胆结石直径 0.9cm 的患者（用量仅做参考，当根据病情而增减）。

九、治头痛

头痛六味汤

组成：野菊花 25g，夏枯草 20g，钩藤 20g，桑叶 25g，龙胆 15g，黄芩 20g。

适应病机：肝胆火盛头痛。

适应病症：头痛剧烈，经年不愈，无休无止，面上发热，或兼眩晕，或两目红赤，或酒伤过度头痛。

方义：龙胆、黄芩为君，清肝胆之火。钩藤清肝热，平肝阳而息风助之。菊花、桑叶疏散风热，火郁发之意。

兼有动脉供血不足者，当以葛根、桃仁、红花、郁金、丹参、赤芍、水蛭等活血药辅助之，方有良效。若患者舌红津少，或有裂纹，此已经伤及阴分，当加麦冬、生地黄、沙参等。

杂症治疗心得

十、治疗颈椎增生

1. 风湿颈痛汤

组 成：柴胡 10g，葛根 12g，枳壳 12g，防风 15g，藁本 12g，羌活 15g，红花 12g，络石藤 12g，地龙 10g，川芎 12g，乳香 12g，蜈蚣 2 条。

适应病机：风湿壅盛，少阳枢机不利，颈痛头痛。

适应病症：风湿痹阻，经络不舒，颈部及肩部酸痛，活动受限，常自汗出，四肢困重，身疲倦懒。舌苔白，脉濡软。

方 义：羌活、防风、藁本为君，祛风散湿。柴胡、葛根、枳壳为臣，调畅气机，舒活头颈。络石藤、地龙、蜈蚣、乳香、川芎活络化瘀。

2. 涤痰颈痛汤

组 成：半夏 10g，胆南星 8g，茯苓 15g，白芥子 12g，陈皮 12g，旋覆花 10g，红花 15g，白术 10g，天麻 10g，乳香 12g，川芎 12g，没药 12g，络石藤 10g。

适应病机：痰湿凝滞，与瘀血互结，阻滞少阳经络而颈痛。

适应病症：痰浊痹阻，经络不舒，颈肩酸痛，活动受限，手臂麻木，胸脘痞闷，头重如裹，痰多呕恶。舌苔厚腻，脉滑利（指下如珠滚动）。

方 义：二陈汤为君，燥湿化痰。胆南星、白芥子、白术、旋覆花助之，天麻、络石藤为臣，通经祛风通络。诸活血药化瘀止痛。

3. 滋阴颈痛汤

组 成：熟地黄 15g，砂仁 3g，枸杞子 12g，炙何首乌 12g，女贞子 12g，白芍 10g，桑寄生 12g，桃仁 10g，红花 12g，郁金 15g，丹参 20g，川牛膝 20g，枳壳 12g，葛根 12g。

适应病机：肾精亏虚，髓海不足，筋骨失养而颈痛。

适应病症：肝肾阴虚火旺，瘀血阻滞，颈部疼痛不舒，或有红肿，转动时有响，肩背疼痛，腰膝酸软，眩晕耳鸣，睡眠不好，精神疲惫，舌色红，中间有沟，脉尺部沉弱无力。或细数。

方义：熟地黄、枸杞子、何首乌、女贞子为君，滋阴补肾。葛根、枳壳、白芍为臣，舒筋理气和血。诸活血药化瘀止痛。

4. 温阳颈痛汤

组成：桂枝 12g，葛根 12g，麻黄 5g，菟丝子 12g，巴戟天 12g，杜仲 12g，细辛 4g，当归 12g，木通 8g，川芎 12g，没药 12g，地龙 10g，蜈蚣 2 条。

适应病机：外寒袭表，阳气不足，太阳经脉不舒而颈痛。

适应病症：阳虚血瘀，经络不舒，颈部疼痛不舒，肩背疼痛，畏寒怕冷，手足发凉，阳痿，背部疼痛。

方义：桂枝为君，温通阳气，麻黄、细辛散寒助之。菟丝子、巴戟天、杜仲补肾壮阳为臣。当归、川芎、没药、地龙、蜈蚣活血通经络。

（方中剂量仅供参考，当临证变通）

经典医理探讨

论肝对人体头部的荣养作用

从经脉循行上说，《灵枢·经脉》有："肝足厥阴之脉。起于大趾丛毛之际……上入颃颡，连目系，上出额，与督脉会于巅。"足厥阴肝经直接与脑部相通。《素问·金匮真言论》说："东风生于春，病在肝，俞在颈项。"

头脑的正常功能有赖于血液的供应，血液的供应与肝血和肝气关系最密切。肝血能荣养于头，人之思维实赖于肝血源源不断地供应和营养。还有肝阴的参与，对于肝主"谋虑"起着主导、维系的作用。假如肝血或肝阴不足，直接会影响思维的过程，使人容易疲劳，不能持久。当然，这里不否认还有心阴血、肾阴血的参与。但是，人的脑力活动的动力之源"主要"有赖于肝血、肝阴的充实与否。

假如患者出现脑力劳动稍久就头脑昏乱，不能持续思维，或平素语言颠倒，拿东忘西，失眠健忘，这种表现除了可能有心的病变外，与肝血、肝阴关系也有关系。养肝血、滋肝阴是治疗的主要途径之一。

滋肝血者，四物汤是也；滋肝阴者，龟甲、桑椹、酸枣仁、白芍、生地黄、女贞子、山萸肉、楮实子是也。传统认为鳖甲滋肝阴，我在临床实践中感觉效果不明显。应当承认传统中药中滋肝阴的药物较少，需要"虚则补其母"，乙癸同源，于肾阴中求之，用熟地黄、枸杞子、墨旱莲、桑椹等。

人体头部的荣养还需要肝气的参与。一般意义的肝气，指肝郁气滞的肝气。肝气的另一个意义，是指与脾气、肾气、心气、肺气并列的"肝气"。若以体用来分，肝体为阴，其用在肝气。

肝气的特性在于升，春天万物生发，生机无限，有赖于木气之升，在人体应于肝，肝气的生发是五脏生气的根源。五脏动力之源，除了肾阳的温煦，还需要肝气的生发，才能正常行使其功能。《素问·上古天真论》云："七八，肝气衰。"假令肝气不能生发，脏气的功能会萎靡不振，处于低下的状态。《诸病源候论》卷十五云："肝气不足，则病目不明，两胁拘急，筋挛不得太息，爪甲枯，面青，善悲恐，如人将捕之，则宜补之。"肝气之所以能生，一定程度赖于肝阳的参与，阳升阴降之理也。

人体的头脑思维过程，实在有赖于肝血源源不断的补充，而肝血能顺畅地升达头部，有赖于肝气的升举作用。罗天益《卫生宝鉴》云："夫肝摄血者也。"沈金鳌《杂病源流犀烛·肝病源流》也说："肝，其职主藏血而摄血。"肝摄血具有两层意义：一指肝调节血流，二指肝脏约束、控制血流。所谓调节、约束、控制血流，包括了对脑部血流的调节作用。

影响头部血液荣养的因素基本上有三种：一种是肝血瘀滞中阻，不能畅达于头部。此证即西医动脉硬化，供血不足之类。再一种最常见，为肝气上升太过，造成阳气亢逆，化火生风，肝肾之阴虚于下，造成阴虚阳亢的病机。还有一种是肝气虚弱，升举无力，临床所见一些经常头部不适（头沉不清醒）的患者，以及有些眩晕、昏厥的患者，其病机就是肝气不升。

由于肝为厥阴，阴气较少，阳气易亢，所以临床上肝阳上亢的患者多于肝气不升的患者。传统中医理论论述眩晕时，经常把这种类型归结于"脾气虚弱、清阳不升"，例如张三锡的《医学准绳六要·头眩》中说："中年之人，大病初起，元气未复，起则眩倒，脉必缓弱，或右手寸关大而无力，宜补中益气……"此类证候或有之，但是，我认为临床肝气不升类型之眩晕远多于脾气虚弱、清阳不升类型的眩晕。

治疗这类眩晕，君药必用黄芪。黄芪之升肝气作用，张锡纯在《医学衷中参西录》论肝病治法中论述详细："其性温升，肝木之性亦温升，有同气相求之义，故为补肝之主药。"而柴胡能升举肝气，力不能超黄芪，常辅助黄芪升举而用。枳壳理气而升，川芎活血而升，皆当纳用之。尤其是川芎活血而升，不可缺少。若有肝寒阳气不振，当加桂枝、吴茱萸。我自拟的升阳醒神汤专为此证而设，具体方剂将在下文中介绍。

关于阴中求阳和阳中求阴

《景岳全书·新方八略引》曰："善补阳者，必于阴中求阳，则阳得阴助而生化无穷；善补阴者，必于阳中求阴，则阴得阳升而泉源不竭。"张景岳还说过："凡阳虚多寒者，宜补以甘温，而清润之品非所宜；阴虚多热者，宜补以甘凉，而辛燥之类不可用。"

张景岳一方面主张补阴阳要"阳中求阴和阴中求阳"，另一方面又主张阳虚不可"清润"，阴虚不可"温燥"，难道他的理论自相矛盾，走进了"悖论"？

其实，我们误解了张氏的用意，张氏的阴中求阳和阳中求阴是指治疗的对象平日身体衰弱，处于低水平的阴阳平衡状态中，这样的人如果出现了阴阳不平衡，要注意补阳不忘滋阴，补阴不忘温阳，使其阴阳得到双补，达到高水平的阴阳平衡，才能愈病。

身体不是很虚弱的人发生了阴阳偏胜偏衰，治疗上只要根据阴阳之偏盛偏衰予以纠正即可，无需再向其对立面求之。譬如患者舌红、脉细数，一片虚热之象，再去阳中求阴而温阳，患者一片阳衰之象，舌水滑脉迟缓，再用滋阴药去阴中求阳，岂不是南辕北辙。

须知处于大热的患者，随便用温药可能造成不可挽回的后果，绝不是危言耸听。譬如天久旱无雨，急需雨露滋润，则万物生长，假令此时再骄阳似火，其后果如何？那些喊着温阳可以滋阴的人们对此不知做何感想？

论肝气不升之头部不适证

肝气不升造成的头痛不是很剧烈，并伴有一系列症状，如头晕、头沉、精神萎靡、无精打采、困倦多睡、起即头眩等。头痛只是其症状之一。

此证患者较多，尤其是青年女性血压较低者。而更重要的是，多数患者都得不到适当的治疗，西医西药治疗效果不明显，中医如果不能认识此证型，往往效果也不尽如人意，许多患者长期处于疾病的困扰中。

《素问·金匮真言论》说："东风生于春，病在肝，俞在颈项。"这种病的本质是肝气不升，头部失养。我曾经论述肝气对头部的荣养作用，或有医家认为是"大气下陷"所致，人体上部不得荣养。但是，反复的实践告诉我，多数患者都无气虚、气陷症状。也有医家将此证列入脾胃清阳不升证，其实患者脾胃气大多如常人，并无病象，但是，患者的左关脉都表现为沉郁或沉细，明显是由于肝气当升不升，造成气血沉郁，不能足量上达，头部失于荣养而头痛、头昏、头沉、头眩、精神萎靡的症状。

由于肝气不升、气血沉郁，日久常能形成瘀血。此证患者尚多夹有瘀血病机，但是不夹瘀血者也有之。

肝气不升证发展严重者，可以造成重症眩晕，我的医案中有病例可参。还有甚者可造成昏厥，病案中亦可见。其病机的根本都源于肝气不升。

既然病机主因肝气不升，那么升提肝气就是主要的治疗手段。升提肝气的首药，非黄芪莫属，柴胡次之，二者为治疗此证的要药。

为此，我自拟肝荣汤，专治肝气不升的头部不适证。

组成：黄芪（量需稍大，30g 以上）、柴胡、葛根、枳壳、当归、川芎、红花、鸡血藤、羌活、片姜黄、甘草。

方义：黄芪、柴胡为君，升提肝气。葛根、枳壳、川芎为臣，辅助升提肝气，葛根上行，且能疏活头颈，枳壳为理气药中能升提者，川芎为理血药中能上行头部者。当归、红花、姜黄性温，补血行血，羌活走手足太阳经。用甘草者，本方宣散之力颇强，甘以缓之也。

适应病症：头沉、头痛、头昏，或起即头眩，精神萎靡，困倦多睡，精力不足。脉左关沉，舌白滑。

案例 王某，女，41 岁，唐山人。患头痛、头晕，起即头眩，精神萎靡，无精打采，西医检查血压低，脑血流图稍有改变。2011 年 10 月 18 日初诊。

刻诊：面色暗淡无华，脉左关沉滞，舌苔白滑。

辨析：肝气不升，脑部失养。

处方：黄芪25g，柴胡10g，葛根20g，川芎20g，枳壳12g，红花15g，丹参20g，鸡血藤12g，羌活12g，片姜黄15g，乳香15g，没药15g，防风12g，甘草12g，茯苓12g。连服 6 剂。

方义：黄芪、柴胡为君，升提肝气，川芎、葛根、枳壳为臣，辅助之。红花、丹参、鸡血藤、乳香、没药、片姜黄通畅脑部经络，羌活走太阳经脉，防风宣发布散阳气。

2011 年 10 月 26 日二诊：患者自诉头部症状明显改善，头痛、头昏、头眩得到缓解。精神较为振奋，白天不打盹。

效不更方，续服 10 剂。

阴虚血瘀论

血瘀是临床一种常见的病症，可见于临床各科。

《内经》对血瘀之证有恶血、衃血、血有余、留血、血实、瘕聚、石瘕等记载和论述。《素问·骨空论》云："任脉为病，男子内结七疝，女子带下瘕聚。"这是关于"瘕聚"最早的记载。《灵枢·水胀》有"石瘕生于胞中，寒气客于子门，子门闭塞，气不得通，恶血当泻不泻，衃以留止，日以益大，状如怀子"，明确指出了"血瘀"既是致病的原因，又是病理产物。《素问·调经论》有"血有余则怒……""孙络外溢，则经有留血"之论。

瘀血二字，最早见于《金匮要略·惊悸吐衄下血胸满瘀血病脉证治》中"病人胸满，唇痿、舌青、口燥，但欲漱水不欲咽，无寒热，脉微大来迟，腹不满，其人言我满，为有瘀血""病者如热状，烦满，口干燥而渴，其脉反无热，此为阴伏，是瘀血也，当下之"，以及《金匮要略·妇人杂病脉证并治》和《杂疗方》中"曾经半产，瘀血在少腹不去"等有关条文之下。

《内经》和《伤寒杂病论》及后世医家的著作中，对血瘀的认识已经非常明确，只不过名称不同。如《伤寒论》称为蓄血、干血；《寿世保元》称宿血；其他还有旧瘀血、死血、毒血、恶血、瘀、败血等。

关于瘀血的成因，医家论述颇多，主要有以下几方面：①外伤、跌仆、强力闪挫，负重远行，损伤脉络导致血行不畅，发为"瘀血"，属于外伤型瘀血。②元气亏损，机体功能活动虚衰。气虚不能运血，以致气血滞涩，发为"瘀血"。③情怀不遂或忧思气结、气郁日久导致血瘀，发为"瘀血"。④因血寒，寒气收引而血流不畅，导致血脉凝滞。⑤因血热而导致血行壅盛，或血液受煎熬，致使血行不畅而发为"瘀血"等。

我认为，有关瘀血的成因，传统理论中有一个重大的不足，就是阴虚导致血瘀。在形成瘀血的因素中，阴虚也是主要的原因。那么，阴虚是怎样形成瘀血的呢？《素问·痹论》云："病久入深，荣卫之行涩，经络时疏，故不通。"此条文可视为阴虚瘀血病机的最早说明。

我认为，阴虚则阴液匮乏，津液不足，脏腑经络血脉失于滋养，脉道缺乏濡润，血液流动时必然艰涩，久必成瘀。譬如轴承滚珠如果缺少润滑油，转动自然不灵活。

阴虚造成血瘀证，在糖尿病、脑血管病、颈椎腰椎增生、脑萎缩、冠心病、肝硬化、肿瘤、股骨头坏死等几乎所有威胁人类健康和生命的重大疾病里面，都能找到它的影子。

以糖尿病为例，西医学认为，糖尿病患者的脂肪代谢出现问题，血液中运送脂肪的蛋白质（称作脂蛋白）发生变性，在运送过程中，脂肪容易沉积在血管内壁，形成脂肪斑块。中医学论述消渴病引发血瘀证而经络不通的机制，就是因其阴虚，津液不足，脉道失于滋养濡润，血流涩滞不畅而形成瘀血病症。

胸痹的形成也有阴虚脉道失于濡润的病因。虽然寒邪、痰凝类型较多，但是临床阴虚血瘀胸痹的患者并不鲜见。

肝硬化阴虚血瘀证更为普遍，肝硬化的病机大多属于肝阴不足，脉道失于濡润而血液瘀滞，形成肝硬化。肝主疏泄，能条达气机，肝瘀血则三焦壅滞，水道失调，并发水肿。故治疗肝硬化腹水以滋阴活血为主，利水渗湿为辅。血通畅，三焦通利，则水自去。如果过用利水药，反而会导致伤肝阴而容易发为肝性脑病。需要提醒的是，肝阴虚多有凝血障碍，也就是阴虚血热容易出血，所以用活血药时要有讲究，不能用力量太猛者，而应选用性寒凉的活血药，如郁金、赤芍、丹参等，也可以选用既能活血又能止血的茜草、蒲黄、藕节、血余炭、大蓟等。

肿瘤也同样有较多是阴虚血瘀类型，容易造成水肿出血等症。肿瘤晚期并发的 DIC，会形成广泛的血管内凝血和脏器出血，可以说是典型的阴虚瘀血。当然血热也非常明显，出血往往非常严重，会危及患者生命。中医治疗此证较西医有较大的优势。西医一般采用肝素类药溶栓，再输血浆（内含血小板、凝血因子）来止血，但是风险较大，一旦肝素类溶栓造成大出血，病情即不可收拾。而中医一边用凉血滋阴药挽救阴虚血热（实践证明凉血滋阴药有较快的升高血小板和凝血因子作用），另一方面用活血化瘀止血的药物疏通脉道经络，诸如蒲黄、茜草、大蓟、血余炭等，既能活血，又能很快止血，从而使患者脱离病危状态。

在缺血性股骨头坏死的病机中阴虚血瘀也占了较大比例，属于肾阴虚而血瘀，治疗要滋肾阴、化瘀血、通经络。肾阴充足，骨骼得养，瘀血祛则循环通畅，症状自然减轻。

可以说，阴虚血瘀已经成为当今人类健康最危险的病因病机，充分重视这种病因病机，对于治疗现代疑难病症有着重大意义。

话说风邪

风邪为六淫之首，百病之长，在中医致病因素中具有特殊重要的意义。《内经》说："诸风掉眩，皆属于肝""故风者，百病之长也，致其变化，乃为他病也，无常方，然致有风气也。"

关于风邪致病的重要性，对真正懂中医的人来说本来不是问题，因为不理解此意就根本没入中医的"门"。但是，鉴于当今中医严重西化，假中医、混中医大批涌现，冒牌中医在拿"风"的概念大做文章，甚至要取消、否定风邪致病因素的存在。所以，不得不把"风"的概念提出来强调一下，加深认识，提高对于歪曲中医思想的防范，使中医的精髓理论得以继承。

"风"看不到，摸不着，在西医病因中没有相应的概念，似乎有些玄妙。中医学理论是取类比象的，《内经》说："东方生风，风生木，木生酸，酸生肝，肝生筋，筋生心""神在天为风，在地为木，在体为筋，在气为柔，在脏为肝。"

风是什么？自然界的风不过是空气的流动。说人体有风邪，当然不是脏腑里刮着三四级风。人体的风邪是什么呢？它是怎样表现出来的呢？我们从哪些征象可以切实体会风邪的存在呢？

自然界的风，疾行凛冽，流动迅速，取类比象于人体，那些善行数变的病因病机，那些走窜人体、无处不到的病因病机，就属于风邪的性质，就归类于"风"。"风性善动"，那些引起机体动摇、震颤、眩晕的病机，就属于风邪的性质。"风性上行""伤于风者，上先受之"，所以，人体上部如"头面部"、居于上位的"肺"容易受风邪侵袭而发病。人的体表，也可以理解为"上"的位置，也是易患风邪的部位。

怎样诊断出风邪致病呢？

首先说脉，风邪存在于人体，首先表现的是"缓脉"，所谓"柳梢袅袅飐轻风""寸缓风邪项背拘""关为风眩胃家虚"。再结合各种风邪在人体的表现，如风邪入于人体，可以循经传变，经络之风邪也可以内传脏腑。例如，外感风邪的病变，可以内传至肺，影响肺之宣发，从而引发咳嗽。

从取类比象的角度分析，风邪引发的疾病还可以列举出许多。但是，风易兼邪致病，绝不能只从"风是潴留在体内的空气"这一狭隘的角度来理解。风邪致病是复杂的，表现是多样的。外感伤寒、温病、疫疠，风邪与寒、热、湿、火、毒等病因结合，致病的机制和传变非常复杂。然而，万变不离其宗，我们只要细心体察，总能觉察到风邪作祟。传染性疾病、细菌病毒性疾病，很多都带有风邪的性质，例如风疹、腮腺炎、百日咳、破伤风。一些变态反应性疾病、过敏性疾病、各种皮肤病，几乎都有风邪致病的因素。在用中药治疗这些疾病时，根据症状加入祛风邪的药物，才能有较好的疗效。

通常认为，外风致病不会转变为内风，引发内风的症状。我认为答案不是绝对的，尚有待深入的研究。还有一点，内外风虽然有别，但是在治疗和用药方面有时是相通的，治疗内风的全蝎、蜈蚣、僵蚕、天麻等，用于治疗外风也是有效的。

论瘀血病十大成因

我在临床中应用活血化瘀药物最多。这是因为现代人逸多而劳少，血行缓慢，最容易以瘀血为患。临床有瘀血症状的患者占 80% 以上。

传统中医书籍总结形成瘀血病机的原因，大约有气虚、寒凝、气郁、跌打损伤等，其实这远远不够。《内经》对于瘀血的阐述颇多，虽无瘀血一词，但有"血凝涩""血脉凝泣""脉不通""恶血""留血""血著"等 30 余种近似瘀血名称的记载，并在一些篇章里谈到了瘀血产生的原因及瘀血造成的症状。在治疗上，《内经》提出了以疏决通导为主的基本原则。如《素问·阴阳应象大论》指出："血实者宜决之。"《素问·至真要大论》指出："疏其血气，令其调达，而致和平""坚者消之""结者散之""留者攻之。"《素问·汤液醪醴论》曰："去菀陈莝。"《灵枢·小针解》曰："菀陈则除之者，去血脉也。"以上记载可以认为是活血化瘀治法的理论雏形，形成了其基本概念，为后世医家研究发展活血化瘀理论、创制活血化瘀方药奠定了基础。

根据长时间的临床实践，我总结中医瘀血的形成大约有以下几个类型：寒邪导致瘀血；气虚导致瘀血；气郁导致瘀血；血热导致瘀血；阴虚导致瘀血；痰浊导致瘀血；外伤导致瘀血；风湿等邪气导致瘀血；瘀血导致瘀血；错用药物或治疗不当导致瘀血。

1. 寒邪导致瘀血

《素问·举痛论》说："寒气入经而稽迟，泣而不行，客于脉外则血少，客于脉内则气不通，故卒然而痛。"寒性收引，致血脉敛缩而凝聚，此寒气引起瘀血之理也。

寒邪导致瘀血所引起的症状颇多。一般的腰痛腿痛，寒邪是常见致病因素，腹中寒也可以引起腹痛，脉管炎脚趾发黑，寒凝血瘀常常是主要的病因。下肢动脉硬化闭塞症也多是寒凝瘀血。冠心病兼有寒邪者，症状多重。心肌梗死的发作多与寒邪壅盛有关，而且此种类型抢救起来颇为困难。《灵枢·厥论》指出："真心痛，手足青至节，旦发夕死，夕发旦死。"这里说的应该便是寒邪夹凝血引发的心肌梗死。

2. 气虚导致瘀血

人体的元气是一切脏腑功能的原动力，元气一虚，百病滋生，首先受到影响的就是血脉，气虚推动无力，就可以造成血脉运行缓慢甚至瘀滞。

清代医家王清任，气虚血瘀论之首倡者。王清任从脏腑和血管、气管的构造中体会到气血对人体的重要作用，以气血论病。在发病机制上提出"气虚归并"论，在辨证论治中提出"气虚血瘀"论。他也继承了气一元论的思想，以元气为人身动力："元气足，则有力；元气衰，则无力；元气绝，则死矣。"气血在经络中运行，气血不畅则为疼痛或痹证。中风之本源也在于"元气不足"，"半身无气"则半身不遂；"气虚不固津液"，则口角流涎；"气虚不能固提"，则遗尿不禁；气虚不能"催大恭下行"，则大便干结不下。王清任指出气虚与血瘀的联袂关系，"元气即虚，必不能达于血管，血虚无气，必停留而瘀""专用补气者，气愈补而血愈瘀"。王清任创制了补气活血的名方补阳还五汤，重用黄芪，补其"元气亏五成"，佐活血药以治疗。

对于活血化瘀，他在总结前人经验的基础上，按瘀血部位和寒热虚实之异，确立了活血化瘀十四法。王清任以其对血瘀证的重视及治法的丰富，创立活血化瘀学派。

3. 气郁导致血瘀

气为血帅，血为气母，气行则血行，气滞则血瘀，郁者，不行也，其轻者气郁，重者血瘀。所谓久痛入络，常见有肝气不疏的患者，胁下胀满，久之必入血分，引起肝血停滞。一般的理气药是不能奏效的。臌胀病，轻者气滞血阻，重者气结血瘀，到血瘀阶段，往往已难治。

临床所见，气滞血瘀常混合为患，治疗要分清是气滞严重还是血瘀严重，分别用药。严重之血瘀证者，常需要附加一些理气药，辅助治疗。

4. 血热导致瘀血

对于这一条，传统医书鲜有载者。有人认为，寒邪使人血脉收缩，血流缓慢，容易造成瘀血，这个容易理解。然而，热邪能使血脉沸腾流窜、流速加快，为什么也导致瘀血呢?

我认为，血热则气血燔烁，不循常道，血液横逆流窜妄行，脉道窄而流速疾，不能畅行，必于某处积郁而成瘀滞，或溢出脉外而成瘀滞，其由血热妄行导致的出血，也属于瘀血的范围。治疗热入营血，清营汤用丹参、犀角地黄汤用牡丹皮，皆是这个意思。

需要注意的是，凡是血热盛之病有瘀血证，用活血药宜慎之，不可太过，否则会引发出血。

5. 阴虚导致瘀血

此条方书载之甚少，然而，在现实生活中却表现最严重，因为阴虚血瘀导致的疾病，在现代来说发病率最高。各种疑难性疾病和严重的疾病，无不有其身影。糖尿病引发动脉硬化眼底血管病变和下肢静脉血栓，高血压引发的脑血管病，阿尔茨海默病，颈椎、腰椎增生，肝炎、肝癌，股骨头坏死，尿毒症，红斑狼疮等，其病机都与阴虚血瘀有关。

　　为什么阴虚能导致瘀血呢？我认为，这是因为阴虚则津液亏少，脉道不得濡润。脉道须得阴液的滋润，血液才能畅行，否则，血行必然涩之不畅，脉道失柔润，涩滞久之成瘀。理解阴虚瘀血的成因，也许对现代疑难症的治疗有一个新的认识。

6. 痰浊导致瘀血

　　痰浊导致瘀血，是临床常见的病机。例如脾失健运、肾精亏虚是导致痰凝，形成高脂血症的内在原因；嗜食肥甘厚味是化生痰浊，促成高脂血症的外在条件；痰瘀互结，沉积血府，脉道失柔，是高脂血症发展为心脑血管疾病和机体衰老的必然转归。

　　张仲景治疗心痹用瓜蒌薤白半夏汤，以化痰通阳为宗旨，可见中医很早就注意到痰浊引发血瘀的病机。同时，中医也很早就注意到痰、瘀经常相互为患，互为因果。《医贯》云："痰也，血也，水也，一物也。"津血相依，痰瘀同源，三者相互渗透，互为因果。瘀血内阻，可致津液输布失常，或生痰浊，或为水患，所谓"痰水之壅，由瘀血使然"。反之，痰浊阻络，气机瘀滞，血亦为瘀。而痰瘀日久，一方面可致气血运行不利，形成积聚、癥瘕，从而影响脏腑的功能；另一方面又可化生热毒，耗气伤阴，毒损络脉，进一步加剧瘀血、痰浊、气滞之患。

　　《诸病源候论·诸痰候》指出："诸痰者，此由血脉壅塞、饮水积聚而不消散，故成痰也。"应当重视的是，有许多癌症、臌胀，痰瘀互结是常见的原因。

7. 外伤导致瘀血

　　从高处坠下或者跌仆损伤，导致肢体局部青紫，瘀血停滞。需要注意的是，人们经常只重视肢体表面皮肤的瘀血象，而忽视了人体内部的瘀血或出血，常造成严重后果。例如一些被车撞伤的患者，外部损伤也许并不严重，但是，过几个小时后患者却死亡了，这便是内伤瘀血或出血造成的。

还应强调的是，人体外表的经络由于损伤造成了瘀血，如不能及时消散，瘀血能够沿经络内传到脏腑，引起脏腑相应的瘀血病变。武术的点穴，就是这个道理。目前社会上流行的敲胆经可保健愈病，实际上常常会造成经络的瘀滞，内传脏腑，导致失眠、腿痛、腰痛、消化功能紊乱、颈腰椎疾病等，须引起人们的警惕。

8. 风湿等邪气导致瘀血

风湿邪气窜入经络，风性善行数变，湿邪重浊黏滞，壅遏经络，阻塞气血，久而久之，也可以造成瘀血疾病。因此，治疗风湿性疾病，经常要配伍活血通经络的药物，效果才好。中医有谚：治风先治血，血行风自灭。

湿气久郁，重浊黏腻，久之血脉极易郁滞，湿瘀互结，最为难治。肝病日久形成肝硬化，妇女湿盛形成子宫肌瘤，都与此有关系。

9. 瘀血导致瘀血

瘀血一旦形成，就会形成恶性循环，导致新的瘀血产生。譬如肝脏瘀血，年深日久，母病及子，导致心血瘀滞。肾脏瘀血，时间长久，由于表里的关系，可以导致膀胱瘀血。由于经络广泛的联系，此一经络的瘀血可以波及其他经络的瘀血。肿瘤的转移也与此病机有密切的联系。

英国学者麦尔·格里夫斯所著《癌症：进化的遗产》认为，"在动脉中形成的动脉粥样硬化斑块也属于克隆性生长"，并认为"斑块是从一个细胞发展而来"。这也算是瘀血导致瘀血的一个佐证吧。

10. 错用药物或治疗不当导致瘀血

在治疗某些出血病时，应用止血药过量可以造成血液瘀滞。所以，止血不留瘀是一条重要的治疗原则，在临床中要慎重对待。气血虚弱而又瘀滞的病机在临床很常见，譬如肿瘤患者。补益气血和活血化瘀就成了主要的治疗手法。但是，如果不适当地应用大量补气补血药物，而疏通条达气血药不足，会使原有的瘀血病机更加严重，使胀痛更加剧烈。治疗虚瘀并存的患者，根据脉舌的征象，如何以适当的比例应用补益药和理气活血药，是考验中医师临床技术的重要问题。

论阴阳平衡是健康的唯一标准

中医学的理论柱石是阴阳理论，其要点在于阴阳和谐，相对平衡，则人无病。阴阳不可偏废其一，阴平阳秘，精神乃治。有人偏执地倡导阳主阴从，完全颠倒了阴阳的基本关系。所谓的"贵阳抑阴"论在临床实践中也难有良好的效果。

近代伟大的中医学家张锡纯说："由斯知阴阳偏盛则人病，阴阳平均则人安，阴阳维系则人生，阴阳相离则人死，彼为贵阳抑阴之论者，竟谓阳一分未尽则人不死，阴一分未尽则人不仙，斯何异梦中说梦也！"

"病有内伤外感之殊，而外感实居三分之二，今以外感言之，伤寒、温病、疫病皆外感也，而伤寒中于阴经，宜用热药者，百中无二三也，温病则纯乎温热，已无他议，疫病虽间有寒疫，亦百中之一二也，他如或疟，或疹，或痧证，或霍乱，亦皆热者居多，而暑暍之病更无论矣。"

"试再以内伤言之，内伤之病，虚劳居其半，而劳字从火，

161

经典医理探讨

其人大抵阴虚阳盛，究之亦非真阳盛，乃阴独虚而阳偏盛耳，他如或吐衄，或淋痢，或肺病、喉病、眼疾，或黄疸，或水病肿胀，二便不利，或嗽，或喘，或各种疮毒，以上诸证，以为内伤之大凡，而阳盛阴虚者，实为十之八九也。"

程芝田《医法心传》说："诸书所言'补阳能生阴'之说，余窃有疑焉。夫阳生阴长，盖谓孤阳不生，孤阴不长，阴阳不可偏废也。如人既阴虚火燥矣，再去补阳，则阳益旺而阴益竭，况阳附于阴，阴虚则阳无所附，又乌能生阴耶？譬之于苗，赖水以养，若水已干，再加烈日，则苗槁矣，必沛然下雨，始能勃然而兴，此显而易见也。"比喻非常贴切。

历数当代威胁人类的重大疾病，如癌症（包括白血病）、肝硬化、脑炎、各种流行性传染病、手足口病、非典型性肺炎、心肌炎、肝炎、肺炎、肾炎、肺结核、败血症、胆囊炎、糖尿病等，有哪些病首先以寒凉的症状出现？期间病症发展或有寒证出现，多误治而已，并非疾病的本质面貌。

需要指出的是，某些疾病的表现，尤其某些危重患者出现虚假之象，阴证而见阳象，此时重剂回阳救逆，确可挽救危亡，临床我也用过此法。但是，阴证而见阳象，只是疾病表现的特殊现象，绝不是普遍现象，绝不可以偏概全，大多数的疾病是阴证阴象，阳证阳象。如见重症不仔细分析，动辄大剂量的姜、附、桂，无异于草菅人命。

某些火神派治病惊世之招，无非是阴证见了阳证而用了阳药，效若桴鼓，但是应当强调，这只是个别病例，如果把疾病的个别病例当作普遍病例对待，那就大错特错了。不适当地扩大阳虚证的范围，不适当地乱用热性药物，这对于成熟的中医来说影响并不大，因为他们有辨别是非的能力。但是，对于初学者则不然，他们的水平难以鉴定真伪，临床分不清阴阳虚实，乱用热药，贻害无穷，中医也将声名日下。

论精神、意识、思维与记忆的中医学归属

　　之所以谈精神、意识、思维与记忆的中医学归属，而不是谈脑功能的归属，是因为脑功能是一个综合的功能，其中除了精神意识思维之外，还包括了司运动神经、司感觉神经、主管发育等功能。这里只谈精神、意识、思维与记忆的中医脏腑功能归属。

　　脑主精神、意识、思维与记忆的活动，包括思维意识和情志活动等，都是外界客观事物反映于脑的结果。思维意识是精神活动的高级形式，是"任物"的结果。中医学一方面强调"所以任物者谓之心"（《灵枢·本神》），心是思维的主要器官；另一方面也认识到"灵性记性不在心而在脑"（《医林改错》）。"脑为元神府，精髓之海，实记忆所凭也"（《类证治裁》卷三），这种思维意识活动是在元神功能基础上，后天获得的思虑识见活动，属识神范畴。识神，又称思虑之神，是后天之神，故曰："脑中为元神，心中为识神。元神者，藏于脑，无思无虑，自然虚灵也。识神者，发于心，有思有虑，灵而不虚也"（《医学衷中参西录·人身神明诠》）。情志活动是人对外界刺激的一种反应形式，也是一种精神活动，与人的情感、情绪、欲望等心身需求有关。

　　总之，脑具有精神、意识、思维、记忆的功能，为精神、意识、思维、记忆活动的枢纽，"为一身之宗，百神之会"（《修真十书》）。脑主精神、意识的功能正常，则精神饱满，意识清楚，思维灵敏，记忆力强，语言清晰，情志正常。否则，便出

现神明功能异常。

中医学认为，心主神明，这里"神"的意义比较宽泛，还包括五脏六腑及人体各组织的功能状态。心为五脏六腑之大主，就是这个意思。这里撇开宽泛的神的意义，只谈心主神志思维的方面。

我认为，人的精神、意识、思维、记忆的功能，是人体五脏六腑功能的综合体现，具体一点，依其重要之次序，先后为心、肾、肝、胆、脾的功能。

心为神之主，心的功能是决定人聪明与否的最主要因素。孟子说："心之官则思。"心主思，主要由心阴、心血来完成，心阴充足，心血荣华，人则聪明、睿智，遇事有主见、有策略，联想广泛，胆大心细。进退有方，遇难不慌，从容不迫，智慧百出。而人患神经衰弱、焦虑症、强迫症等，最常见的因素就是心阴虚。可以说，心的主思维功能冠于五脏之首。但是应强调的是，心的思维功能与心阳也有一定关系，阳气是人体兴趣、勇气的根源，阴阳运动谐和是一切功能正常的关键。只不过比较而言，心主神志偏重于心阴心血的功能方面。

强调一下，心阴是思维活动正常与否的基础，心阴一虚，或阴虚火旺，思维肯定出现异常，胡思乱想、注意力不集中、紧张、焦虑等症状都会出现。

其次谈肾。肾为作强之官，伎巧出焉。张志聪注："肾藏志，志立则强于作用，能作用于内，则伎巧施于外矣。"马莳注："唯肾为能作强，而男女构精，人物化生，伎巧从是而出。"肾主骨生髓，主生长发育与生殖。故肾气充盛则筋骨强健，动作敏捷，精力充沛，生殖功能正常，胎孕得以化生。

肾主骨生髓，髓聚为脑。故肾主脑。肾精充足，人行动敏捷，反应机敏，思维活跃，尤善于联想和创新。肾尤其与儿童期脑发育关系密切，五迟五软是儿童脑发育不完善的表现，补肾的著名方剂六味地黄丸就是专门为此而设。肾与老年期脑力充足与否有关。肾精充足，则思维敏捷。人过中年，肾气渐衰，所谓"年过四十，阴气自半"，神经内分泌失调，性腺功能不足，性激素分泌减少，导致肾气更加亏损。老年的脑萎缩、健忘、思维迟钝、行动不灵便，很多是由肾气不足造成的。可以说，补益肾阴是治疗老年脑萎缩病的主要手段之一，当然其中也需要配合温肾阳。

应当强调的是，脏腑功能不是独立的，心肾相交、水火相济也是脑功能综合协调的关键。所以，治疗和调养脑病，也要注意心肾功能的协调。心主血藏神，肾主骨生髓藏精，心肾二脏相交维持人体正常生命活动。精与神是人体生命活动不可缺少的重要物质，且精神互用，心肾水火相配合。心阴根于肾阴，故心阴虚常与肾阴虚同见，肾阴不足，不能上济心火，使心火独亢于上，而成心肾不交、水火失济之证。心肾精血同源互化指精和血同出于水谷精微，心血循行流注于肾中，与肾精化合为精；肾精入冲任，上交于心，与心血化合为血。心神、肾精相互为用。心藏神，为人体生命活动的主宰，肾藏精，为人体生命活动的根本。肾藏精舍神，精能生髓，髓上聚于脑养神。精为神之宅，神为精之象，精是神的物质基础，神是精的外在表现，二者相互为用，精神相依。

其次谈肝。肝的功能也与思维有密切的关联。《内经》认为肝为"将军之官，谋略出焉"。肝与人的思维功能有密切关系，主要由肝阴肝血来完成。肝阴血旺盛，人善思善想，善于用脑，尤其善于文字记忆。当然思维与肝阳也不无关系，道理如心阴心血与心阳的关系。《内经》还认为肝藏魂，所谓"魂"，当然关联着人的精神思维。

肝气上升，头部巅顶属肝。谈到人脑的供血情况，我认为"肝脉的通畅关系着脑的血脉供应""脑供血不足可以采用通畅肝血的方式来解决"。这就不难理解肝与脑功能的紧密联系。肝血旺，肝阴充足，人极善于用脑。肝为"罢极之本"，人的思维活动的持久性与肝的功能关系密切。

应该强调的是肝肾同源，乙癸同源，肝阴充足与否，依赖于肾阴的滋润。临床肝阴不足，可以用补肾阴的方法来解决。

其次谈胆。《素问·灵兰秘典论》说："胆者，中正之官，决断出焉。"所谓中正，即处事不偏不倚，刚正果断之意。胆主决断，是指胆有判断事物、做出决定的功能。胆主"决断"，毫无疑问属于思维活动，胆主决断源于少阳之气主生发，胆气实壮则秉性刚直，胆大果决，遇事果断。胆主决断功能，实际上是与肝主谋虑相关联的。《素问·灵兰秘典论》说："肝者，将军之官，谋虑出焉。胆者，中正之官，决断出焉。"王冰注曰："勇而能断，故曰将军；潜发未萌，故谋虑出焉""刚正果决，故官为中正；直而不疑，故决断出焉。"谋虑，即思维筹划、比较鉴别、分析推理等的思维过程，但潜发未萌，不能付诸实施，只有通过决断，才能对上述思维过程做出行为的决定。这种决定，需要阳刚之气。肝胆之气皆属木，而肝为体、属阴，胆为用、属阳。谋虑为阴，决断属阳。谋虑出于肝，决断出于胆。故胆决才能肝谋，正如《类经·藏象类》所说："胆附于肝，相为表里，肝气虽强，非胆不断，肝胆相济，勇敢乃成。"因此，胆气壮实，决断无差，使人行为果敢而正确。胆气虚馁，则虽善谋虑，而不能决断，事终难成。故《素问·奇病论》又说："肝者，中之将也，取决于胆，咽为之使。此人者，数谋虑不决，故胆虚气上溢而口为之苦。"王冰注曰："肝与胆合，气性相通，故谋虑取决于胆。咽胆相应，故咽为使焉。"临证时，对谋虑不决者，常见肝胆同病之证，可施以肝胆同治之法。

胆经起于瞳子髎，经络所过络于头部，所以与人的神志思维必然关系密切。头部胆经穴位多能健脑，例如风池穴就有健脑安神益智之功。所以胆与人的思维活动息息相关。人的情志之病，譬如癫狂症，主要病变在痰郁于胆。胆经穴位对于癫狂症多有效果。

胆主决断与心主神志密切相关。《素问·灵兰秘典论》说："心者，君主之官也，神明出焉。……胆者，中正之官，决断出焉。"人的精神活动虽由心主管，但其他脏腑也参与，不同的脏腑所起的作用有所不同。心对精神活动起主宰作用，而胆起决断作用。胆气通于心，不仅是心与胆均"盛精汁三合"（《难经·四十二难》），胆的经脉"上肝，贯心"（《灵枢·经别》），在神志上有主辅配合关系。心藏神，神之主在心；胆主决断，某些神志活动又取决于胆。在神志方面，二者相辅相成，相互为用。临床上，如果胆病，胆气就会上扰心神而出现心悸不宁、惊恐畏惧、嗜睡或不眠等症。如《灵枢·邪气脏腑病形》说："胆病者，善太息，口苦，呕宿汁，心下澹澹，恐人将捕之。"因此，临证时，心病怔忡，可从胆治；胆病战栗、癫狂，尤当治心。

其次谈脾。脾藏"意"，意为意念，是精神思维活动，脾主静，人静则能思。脾为生化之源，能生血液，脾生血充足，心血才能源源补充。所以心血实赖于脾血补充。假如脾生化不足，心血必然受到影响。临床神志思维产生病变，有一个重要的病机是心脾血虚，能导致失眠、健忘、抑郁、焦虑等神经病症。

综上所述，人的精神、意识、思维、记忆实在是一个综合体。其中"心"处于主帅位置，统领其他脏腑功能，而肾、肝、胆、脾各司其职，相互配合，既有单独的脏器功能，又有密切联系，其中任何一环出现问题，都可能造成脑功能意识、精神、思维、记忆的病态。

谈养颜

人人都追求貌美，许多人认为排毒可以养颜。

1. "毒"的概念

中药"毒"的概念很宽泛，在古代常是药物的总称。药物都有偏性，这种偏性就是"毒"，大体上是把能够攻病愈疾的药物都称为"毒"，把久服补虚的药物看作无毒，故张景岳说："药以治病，以毒为能。所谓毒药，是以气味之有偏也。"后世中药"毒"的概念确实有所发展，有了真正意义上"毒"的概念。但是也绝不能与西医学里的"毒物"完全等同视之。

2. 人体的颜面靠什么来荣华

人体的"气、血、精、津液"，皆能荣华于面，缺少了哪种都会使面容不华。五脏六腑，主要是五脏的脏器盛衰，对于人体的面部也有直接的影响。《内经》曰："所谓精明五色者，气之华也。"中医望诊就是根据面色的变化来判断人体的疾病。

据我的研究，从构成人体的物质来说，对于面部影响最重要的是"气、精、血、津液"，从脏腑来说，最重要的是胃气与肾气。

人体的"元气"对于人的面容来说有最大的影响。我在临床上体会，凡气虚患者，经过人参、黄芪等补益后，原来晦暗的面色都会变得明快、光彩、有神（但绝不是人人可随便用人参、黄芪养颜）。

津液为濡润滋养人体的物质，若缺乏津液可以导致皮肤干燥、易起皱纹，甚至起皮屑，也就是西医学所说的皮肤缺少水分。这样的人面容极易衰老，当然与美丽无缘。

人体的元精生于肾，元精和肾气都与人的容貌关系密切。我在临床中发现，凡是肾气旺、元精充足的人，通常面容美貌。

中医学认为，阳明胃经循行于面，由于血热、风邪、湿滞、瘀血等原因，干扰了阳明胃经正常的循行，都可以造成痘疹等面容疾病。

但是，我要强调一下，气、血、精、津液，以及心、肝、脾、肺、肾五脏，若有哪一方虚弱，着重先补哪一方，人的面容气色就会快速向好的方向转变。譬如贫血的患者，血补上来，面色自然荣华。但是，阴阳脏腑、气血精津液贵在充实和流通，绝不是补得越多越好，补得过多不但身体受伤，也会有碍面容。

3. 影响颜面的外部因素

中医病因中的"风、寒、湿、暑、燥、火"病邪侵袭人体，都会影响到面容。

风伤于上，风邪盛，面部易起皮疹，面痒如虫行，皮肤易起皮屑。寒邪盛，面荣晦暗无光泽，湿邪盛，易生斑，面色污浊，像是洗不净的样子。燥邪重，人体津液不足，面干，易起皮屑，皮肤易生皱纹，老相早现。火邪重，面发红，易生痘疹，"青春痘"多属于火邪重。

人体气血运行的通畅与否，与面容也有很大的关系。气血瘀滞的人，面部毛细血管容易怒张，形成血丝样，也会极大地影响面容。

把握住以上所说的这些因素，做到补偏救弊，协调阴阳，驱除外邪，通畅血脉，人们才能实现真正意义上的"养颜"。

4. 现代"排毒养颜"的误区

现代所说的"排毒"通常是指排出西医学所说的"毒素"，

例如宿便。实事求是地说，宿便的确对人体不利，有多种危害，但是对养颜来说却关系不大。有宿便的人，脸上不一定会出痘疹或瘀斑。现代人出于爱美之心，大批没有宿便的人也排毒不止，这实际上有损身体，因为过多泻下损耗人的元气。而元气一旦受损，何谈好的容颜？

泄下常用药物大黄，对人体起着什么作用呢？《本草纲目》这样论述大黄："下瘀血血闭，寒热，破癥瘕积聚，留饮宿食，荡涤肠胃，推陈致新，通利水谷，调中化食，安和五脏，平胃下气，除痰实，肠间结热，心腹胀满，女子寒血闭胀，小腹痛，诸老血留结，通女子经候，利水肿，利大小肠，贴热肿毒，小儿寒热，时疾烦热，蚀脓，通宣一切气，调血脉，利关节，泄壅滞水气，温瘴热疟，泻诸实热不通，除下焦湿热，消宿食，泻心下痞满，下痢赤白，里急腹痛，小便淋沥，实热燥结，潮热谵语，黄疸诸火疮。"

《本草纲目》对于一些有益于颜面的药物，诸如黄精、何首乌等，不乏"驻颜、悦颜色"等词句，李时珍论述大黄时却未提及。大黄主要用于实热内结造成的便秘，还有瘀血、水肿等疾病，用于实证而不用于虚证，与养颜无太大关系。大黄药性苦寒，泻下实热，伤人元气，若是气虚体弱的患者服用，会使元气更虚，面色更差，晦暗无光彩。更重要的是，若久服大黄还会妨害人的身体健康。因为人体的元气与人体对疾病的抵抗力有关，削弱了人体的抵抗力，岂不是开门纳寇？非但颜没养成，疾病的隐患反而潜伏在体内。祸患之大，孰胜于此？

据上海华山医院中医科吴大夫说："排毒养颜胶囊中有大黄的成分，服用这类药品，初期会给肠道造成刺激，增强直肠蠕动，使排便顺畅，但这种刺激会让肠道反应变弱，处于脱水状态，导致便秘。"

考《素问》阳气失常的病变

《素问·生气通天论》云："阳气者，若天与日，失其所，则折寿不彰。故天运当以日光明，是故阳因而上，卫外者也。因于寒，欲如运枢，起居如惊，神气乃浮。因于暑，汗，烦则喘喝，静而多言，体若燔炭，汗出而散。因于湿，首如裹，湿热不攘，大筋缛短，小筋弛长，缛短为拘，弛长为痿。因于气，为肿，四维相代，阳气乃竭。"

"阳气者，若天与日，失其所，则折寿不彰。故天运当以日光明，是故阳因而上，卫外者也。"本句释义为：阳气，就比如天和太阳，失去了正常的运行规律，就会寿命不长而不彰著于世，所以天道的运行当以太阳的光明为要点，因此，阳气的（本能）趋势是（清轻）向上的，充实卫气而维护外表。

阴阳互根，阴阳相合，而万物繁衍。孤阴不生，孤阳不长。阳气失去了正常的规律，当然会寿命不长，这一点众说一致，没有异议。所以说天道的运行当以太阳的光明（温煦）为要点，阳气清轻向上运动而维护外表，这一点本当也无异议。近年来，中医学术界有人发表了阳气的运行趋势是向内之说，此论大谬，背离了阴阳气的本质和运行趋势，学习了本条文，当正本清源。

"因于寒，欲如运枢，起居如惊，神气乃浮。"本句释义为：因为寒的原因，像户枢的运转一样，阳气司卫气的开阖，起居猝急，扰动阳气，易使神气外越。

"欲如运枢"的"欲"字，诸书少有解释，考《内经》之言，言简而义全，少有无义之词，《辞源》中"欲"有想要、希望之义，根据上下文义，当是因于寒邪的束缚，（阳气）想要运枢开阖卫气。

"起居如惊"的"惊"字，王冰注释为"卒暴也"，意思是骤然动。"起居如惊，神气乃浮"，诸家有两种不同的解释。张介宾注："若起居不节，则神气外浮，无复中存，邪乃易入矣。"张志聪注："阳气司表，邪客在门，故起居如惊，而神气乃浮出以应之。神气，神藏之阳气也。"前者说阳气浮于外则里虚，里虚则邪气易入侵。后者说邪已客表，所以阳气外出与邪争。两说虽皆通，但多数人认为以张介宾所注较顺。

考"惊"字，本意为马受惊吓而行动失常，后引申为"惊恐，骇怪"。我认为也可以引申为"扰动，干扰"之义。承前文，"起居如惊，神气乃浮"，可以释为：因于寒邪束缚，阳气想要运枢开阖卫气，而正常的身体生活条理次序受到干扰，阳气起而浮于卫表，与邪抗争。此理近张志聪之义。此乃"寒盛则浮"之理也。又问为何寒盛则浮？寒伤卫表，太阳受之也，阳气鼓而卫外浮故也。

"因于暑，汗，烦则喘喝，静而多言，体若燔炭，汗出而散。""喘喝"，诸家解释为喘息时喝喝有声。张志聪云："气分之邪热，则迫及所生，心主脉，故心烦，肺乃心之盖，故烦则喘喝也。"张介宾注："若其静者，亦不免于多言，盖邪热伤阴，精神内乱，故言无伦次也。"唯张琦曰："'静而多言'句疑有误，喝即渴之讹。"

喘喝之词，近代少有此说法，张琦的怀疑似有理。但考《辞源》，喝字有三义：一指吸进液体或气体；二指大声呼喊；三发 yè 声，指声音幽咽、噎塞。此为喉中气体不畅之意，与喘字正相应，喘以形态言，喝以声音言，正好相合。于此考之，则张琦论谬也。

"因于湿，首如裹，湿热不攘，大筋緛短，小筋弛长，緛短为拘，弛长为痿。"此段诸家解释无大异议。攘，去掉也，缩义为收缩，弛义为松弛。丹溪云："大筋缩短者，热伤血，不能养筋，故为拘挛。小筋弛长者，湿伤筋，不能束骨，故为痿弱。"

"因于气，为肿，四维相代，阳气乃竭。"此段诸家释义纷纭，莫衷一是。张介宾说："因于气者，凡卫气、营气、脏腑之气，皆气也，一有不调，均能致疾。"张志聪云："因外淫之邪，有伤于气，则为肿矣。"高世栻注："气犹风也，《阴阳应象》云：'阳之气，以天地之疾风名之'，故不言风而言气。"

张介宾言正气，张志聪、高世栻云邪气。《〈内经〉注释》评："观上文因于寒、因于暑、因于湿，则高注风气为是，然下文有'四维相代，阳气乃竭'，则张云正气亦可从。故二说可并存。"《〈内经〉注释》并注解："四维，四肢也。相代，相互更替的意思。"查阅《中医大词典》，"四维"也是解释为四肢，并且列举《素问》"四维相代，阳气乃竭"的条文。

我这样认为：考《辞源》四维词义，一指"礼义廉耻"，为治国之四纲。二指"东南，西南，东北，西北"四隅。三指古代一种游戏。游戏与本文中的四维无关。而"礼义廉耻""东西南北"虽也与本文的四维意义无直接的关系，但是，却可以理解为四维大概可以泛指四种并列的事物。而"寒、暑、湿、风"四种主要的致病因素恰好可以用四维来指代。由此推知，张介宾解释为正气，似有不妥。而张志聪、高世栻解释为病邪，于义乃通。

因此，此句可以释为：因为风的原因，可以发为身体肿，而四种病邪交替更加伤人，可以竭尽人的阳气。寒邪伤人的阳气不难理解。伤暑则汗多，初为伤阴，汗过多亦能伤阳。湿为阴邪，伤人阳气。而风邪使人腠理开而汗泄，也能伤阳。四种病邪交替更迭，使人阳气衰竭就很容易出现了。

论疼痛发生的机制

关于疼痛的机制，中医有一条重要理论就是"不通则痛"。但是我在临床中发现，把疼痛一律归结为不通则痛，似乎不能完全概括疼痛的机制，于是总结出以下几条，与同道商榷。

1. 不通则痛

不通则痛是指某种或某些致病因素侵袭人体，使经络脏腑气机痹阻、血脉瘀滞不通而引起的疼痛。此说最早见于《黄帝内经》，尤其是《素问·举痛论》。疼痛病证在临床极为常见，无论外感六淫，内伤七情，均可使气血、经络、五脏、六腑不通而发生各种疼痛。"不通则痛"是中医首先提出治疗疼痛的理论，在治疗疼痛病证中多以此为主导思想而取得疗效。

《素问·调经论》说："血气者喜温而恶寒，寒则涩不能流。"因此寒邪侵犯人体可致气血运行迟滞，甚则凝结不通，出现疼痛。《素问·痹论》说："痛者寒气多也，有寒故痛也。"寒客筋脉牵引，紧急不舒，可致四肢拘急，渐至经脉而痛。《素问·举痛论》说："寒气入经而稽迟，泣而不行，客于脉外则血少，客于脉中则气不通，故卒然而痛""寒气客于脉外则脉寒，脉寒则缩踡，缩踡则脉绌急，绌急则外引小络，故卒然而痛。"

导致"不通则痛"的病因很广，有气机阻滞、瘀血阻络、寒邪凝滞、跌仆损伤等。不通则痛是最广泛、最常见的引发疼痛的机制。关于不通则痛的理论众所周知，不做太多论述。

2. 不荣则痛

不荣则痛的机制在临床中也广泛地存在。荣，含有温煦、濡润、荣养、舒畅之意。"不荣则痛"是指因阴阳、营卫、气血、津液亏损，脏腑、经脉失养而发生的疼痛。

气血不足，失荣则痛：劳倦过度、大病、久病、饮食不调损伤元气，使元气亏虚，无力运行精气、输送营养，使经脉、脏腑失于荣养则出现各种痛证。

《质疑录》云："肝血不足，则为筋挛……为目眩、为头痛、为胁肋痛、为少腹痛、为疝痛诸证，凡此皆肝血不荣也。"《灵枢·阴阳二十五人》曰："血气皆少则喜转筋，踵下痛。"《金匮翼》中指出："肝虚者，肝阴虚也……阴虚血燥，则经脉失养而痛。"由于素体虚弱、房劳多产导致肝肾之阴不足，骨髓不充，经脉失于荣养，出现腰膝酸软、足跟痛等。

阳虚失荣则痛：由禀赋不足，素体阳虚，年老体衰，久病体虚，暴病伤阳，或汗泄伤阳，外邪直中，饮食所伤，使经脉、脏腑失于温煦、荣养、不荣而痛。

《医宗金鉴》云："筋骨间作痛者，肝肾之气伤也。"由于人体气、血、阴、阳常相互影响，相互转化，血虚日久可致阴虚，气虚日久渐成阳虚；气虚不能生血，阳虚阴液难以化生，故气、血、阴、阳虚损所致痛证常相兼互见，不能截然分开。清代医家陈修园、尤在泾等还设立"不营则痛""不充则痛""失养则痛"之说，用来解释由血虚、气虚、肝虚、肾虚等原因而导致的痛证。虽立论角度不同，但不营、不充、失养都可理解为人体脏腑、经络失于荣养的状态，即不荣则痛，仍归属不荣则痛病机理论范畴。

3. 邪壅则痛

临床有这样一些疼痛，譬如肩膀受风，腰部受湿，邪毒壅滞，未必有明显的不通现象，但也可以造成疼痛，我认为这些应当属于"邪壅则痛"。

风、热、湿等邪气侵犯人体，正气起而驱邪，正邪相争，引发剧烈的疼痛，这类症状在临床中比比皆是。

"风湿相搏，骨节疼烦，掣痛不得屈伸，近之则痛剧，汗出、短气，小便不利，恶风不欲去衣，或身微肿者，甘草附子汤主之。""湿家身烦疼，可与麻黄加术汤发其汗为宜，慎不可以火攻之。"《伤寒论》这两条论述了邪壅则痛的病证。

譬如腰痛证，因湿气引起的腰痛，也许脉象丝毫不涩滞，主因湿气困腰而引发疼痛，治疗只要祛湿气即可。

应当看到，邪壅则痛和不通则痛有时有连带关系，譬如寒邪造成的疼痛，既有邪壅则痛的因素，也有寒邪、血液凝滞造成不通则痛的因素，治疗也是祛邪与活血通络并行。这一类的疼痛占了比较大的比例。

4. 升降失常则痛

完整地说，应是气机升降失常则痛。

《素问·六微旨大论》说："出入废则神机化灭，升降息则气立孤危。故非出入则无以生长壮老已，非升降则无以生长化收藏。升降出入，无器不有。"人和万物要保持其生机，必须保持自身气机的出入升降运动。

心主血、藏神，位于上焦，君火宜降，降则下温肾阳，温肾水使之不寒。肺主气，司呼吸，通过息道与外界相通，故其气宜发肃降，出入交替，升降有序，使息道通畅，呼吸调匀，并使气血津液布散全身。肝主疏泄，性喜升发，升则疏通全身气机，调畅情志，促进血液运行、津液代谢和消化吸收。脾主运化，其气宜升，升则精微得升，气血化源充足。肾主藏精，位于下焦，肾水宜升，升则上济心明，制约心火，使之不亢。一般而言，五脏之中，心肺在上，在上者宜降；肝肾在下，在下者宜升；脾胃居中，通连上下，为升降的枢纽。六腑传化物而不藏，以通为用，故腑气以降为顺，降则腑气得通，糟粕得泻。

人体气机最常见的肝胆气上升，肺胃气下降，这是正常生理上的气机升降，而升降失常也是最常见的病机变化。妥善处理协调气机的升降，是常用的治疗法则。

气机当升不能正常生发，可以引发疼痛，譬如肝气不升造成的头痛和头晕。脾气清阳不升则九窍不利，九窍者五藏（脏）主之，五藏（脏）皆得胃气乃能通利，故常见清窍失养的病症，如耳鸣、鼻塞等。这是因为清阳能卫外护表，荣养人体上部组织。清阳不升则人体上部失养，造成疼痛及诸多病症。

有些气机应当下降，例如肺气之肃降、胃气之下降。假如因于病邪干扰等原因，肺胃之气不能顺利下降，也可以造成疼痛。例如胃气当降不降，火热之邪扰动，影响了胃气下降，食停胃中，传化失常，故胃脘痛胀；饮食停滞，胃气不降而反上逆，故胃痛、嗳腐或呕吐。治疗这种疼痛应当以降气为要，辅以祛除邪气。

所以要重视邪壅则痛和升降失常的疼痛病机，逐步完善中医的疼痛学说。

火郁发之

《素问·天元纪大论》云："木郁达之，火郁发之，金郁泄之，土郁夺之，水郁折之。"诚中医治病千古遵循之法则也。

火郁发之，是运用具有清凉发泄透散作用的中药，治疗热伏于体内所致病证的方法。火郁，是指热邪郁滞于体内。发，是因势利导，发泄之意。

余于此论深悟之，热伏于内，治证不当早用收敛之药，因其妨碍清散透热也。

近观某网友提供的病案，如下。

老年男性，79岁，山东人。自觉发热，穿着衣物少。出虚汗，下午5时左右加重。时有腿痛，心慌。舌质红，苔薄白，脉象弦细。口干不苦，二便正常，睡眠可。

辨证：阴虚发热，虚烦证。

治法：滋阴，清热，除烦。

处方：沙参15g，天冬、麦冬各10g，生地黄、熟地黄各10g，赤芍、白芍各10g，当归10g，川楝子10g，延胡索10g，地骨皮15g，知母10g，川芎10g，菊花10g，龙骨、牡蛎各30g，金樱子10g，桑叶10g，百合10g，葛根15g，甘草5g。

投3剂，症状稍减，仍虚汗多，舌脉同前。上方去沙参、天冬、麦冬、熟地黄。加黄芩10g，生石膏30g；生龙骨、生牡蛎增至50g。又3剂，收效甚微，再诊，仍多汗发热，便稀，舌质红，苔薄白，脉象弦浮，胸闷。

改方：瓜蒌15g，枳壳15g，生地黄10g，玄参15g，生石膏50g，知母10g，黄芩10g，川芎10g，地骨皮15g，胡黄连10g，生龙骨、生牡蛎各30g，金樱子10g，桑叶10g，菊花10g，甘草6g。

又进3剂，仍有上述症状，大便干、小腹坠胀，舌脉同前。上方去知母、黄芩，加海螵蛸15g，乌药10g，边桂3g，再进3剂，未果。

对此病例本人百思不得其解。阴虚症状明显，为什么一用滋阴药物就胸闷？再说，用大队的滋阴清退虚热的药物，热症该减呀？望各位前辈指教，谢谢。

围绕此病案，诸医讨论达数十条之多，我回复如下。

"楼主辨证不错，我对此案看法如下。舌质红、苔薄白、脉弦细，可知血分有热，气分当无热，设气分有热，苔不当薄白而当黄也。弦应东方肝胆经，肝郁气滞者脉常弦，气郁久必生血瘀，我判断此患者应有瘀血存于内（腿痛者，瘀血阻络，复加火热所致也）。由此可以大致判定，'阴虚血热，瘀血阻络'。

为什么用大队滋阴清血热药不效而反胸闷呢？我认为原因如下。①方中虽用了活血化瘀药，然嫌力轻，药不胜病。瘀血不祛，热阻塞于内，不得清透。②方中不应用龙骨、牡蛎、金樱子、海螵蛸等收敛止涩药（不能见汗就止汗，治病当求本），且用量还很大。凡有火热之证，不可轻用收敛药，切记《内经》'火郁发之'之训。早用收敛药，火无去处，何谈清除？且收敛止涩之药又妨碍瘀血消除。

经络本有瘀血阻滞，复加收敛，不胸闷若何？前方不效，后方又加大队清气分热的药就更不应该，苔不黄，气分本无热，清之反伤脾胃中阳，病情转增复杂（这位老人大概身体不错，不然，早经不起这几番折腾了）。

希望楼主再夯实一下中医基础、辨证施治与《内经》古训，毕竟我们是在与人命打交道。"

曾观某网诊之患者，肝炎，服五味子反不适，何也？肝炎早期湿热未清，不当早用收敛药，违反火郁发之之训也，闭门留寇，病必不除。肝炎用五味子降酶，此西化中医之思维也。

就火郁发之之治法，略谈体会如下。

凡有热伏于内之证，应仔细审查其脉有无郁滞，若有郁滞，必加理气活血之药，而且量要达到能胜病。不然，经脉不通，纵然有清热药，亦必不能达其病所，热必不除。

凡热伏于内，不可早用收敛止涩之药，因妨碍其透发也。

凡有瘀血之病，尽量少用收敛止涩之药，妨碍其瘀血消散也。

金郁泄之

金郁泄之，是指运用具有清肃肺气作用的方药，治疗肺气上逆之病证的方法。金郁，是指肺气失于清肃下降，气机郁滞。泄，是使上逆之气肃降。肺金主气，肺气宜清肃下降，气化活动正常，才能滋养皮毛，通调三焦。否则，肺气失于肃降而不利，则发生疾病。

临床所见之喘咳，多见肺失清肃、气机郁滞之病理。金郁泄之，乃常用之法。

兹举一病例说明。

杨某，男，39 岁，唐山人。2002 年 10 月 2 日初诊。

患者哮喘 10 余年，每于冬季加重，必须住院一两个月方可越冬。

刻诊：颜面微红，舌质红，苔黄，右脉数大，节律不整。喘咳痰多，夜不能平卧。稍加劳累即气喘不止。小便黄，大便干。

辨证：实喘在肺，证因肺火旺盛，熬津成痰，肺失清肃，气火冲逆于上，引发喘证。兼有肺气郁滞。

治法：清泄痰热，肃降肺气。

处方：石膏（单包，先煎）60g，知母 20g，黄芩 15g，栀子 15g，紫苏子 12g，莱菔子 12g，白果 10g，半夏 10g，杏仁 12g，桑白皮 12g，茯苓 15g，大黄（单包，后下）10g，丹参 15g，赤芍 15g，厚朴 15g，郁金 20g。

方义：白虎、芩、栀清火，桑白泄肺，苏、白、杏、夏化痰降逆，莱菔子、厚朴调理气机，辅之以大黄，导热从肠出，脏实泄腑也，又增降逆之力。诸理气与活血药，意在宣通郁滞。用茯苓者，一则祛痰之本，二则监制大黄之过。

按语：肺居上焦，火性又上炎，理当"火郁发之"，因其轻而扬之。为何降下？皆因病机为气火上逆，上逆之火必须降下也。肺气上逆与胃气上逆同理，皆当降下。医家张锡纯治阳明实热之暴火牙痛，不用升麻，而用赭石、牛膝，深得其意也。

以本方为主，中有加减，共服 20 余剂，喘咳基本停止，面上红色消退，可以从事体力劳动。2002 年冬与 2003 年冬皆未住院，远期效果待查。后无联系。

木郁达之

木郁达之，是运用疏肝解郁的方药治疗肝气郁结的方法。木郁，是指肝气郁结而致病。达，是使之畅达。肝主疏泄升发，疏泄能助脾胃消化吸收，升发能使气机条畅，故肝木喜畅达而恶抑郁，治此证当疏肝解郁。

但是我体会，气郁日久，必生血瘀，木郁达之范畴似还应包括肝血瘀滞。所以，我认为，完整的治疗木郁之法当是疏肝理气、活血通络。

临床此证甚多，比比皆是。凡遇肝气不和之证，若以一般疏肝理气药效果不显著时，酌加活血通络之药，常有捷效。

兹举一例说明之。

王某，女，42 岁，唐山人。

患者肋下疼痛 1 年多，于诸大医院做 X 线、B 超检查，皆未发现病理变化，止痛药只能暂解一时。观病历本，有诸中医治疗之药方，多为疏肝理气药。

刻诊：左肋痛甚，不敢深吸气，按压更甚，有胃部不适，恶心、干呕症状。脉弦，舌边微紫。

辨证：疏肝理气药已服很多，效果不佳，必是气郁日久，深入血络，证当属肝血瘀滞，胃的症状当是肝气犯胃，胃气上逆所致。

治法：活血化瘀，疏肝通络，降逆止呕。

处方：柴胡 15g，白芍 12g，甘草 10g，枳壳 15g，陈皮 12g，香附 15g，川芎 15g，郁金 20g，丹参 20g，赤芍 15g，降香 12g，桃仁 10g，红花 20g，旋覆花（布包煎）12g，半夏 9g，川牛膝 15g，生姜 8 片。

方义：郁金、丹参、赤芍、降香、桃仁、红花、川牛膝为君药，活血化瘀，治疗主证；四逆散疏肝和脾为臣，柴胡、陈皮、枳壳、香附理气；旋覆花、半夏、生姜降逆止呕。

3 剂见效，痛减一半，三诊 9 剂，病除。

略谈补益

当今世风，补益盛行。人们吃饱喝足之余还想再补益一下，以求颐养天年。有用药补者，有用食补者，想法是好的，效果如何，颇存质疑。略谈看法如下。

1. 无虚不当补

补药为虚者而设，无虚不当补之。常看到一些经济条件好的人乱服补药，尤其是补肾药。其实，人体在无病的情况下，处于一种阴阳平衡的状态，随意进补就会打破这种状态。例如，补阳者，阴必相对显虚；补阴者，阳必相对显不足。阴阳平衡的状态一旦被打破，就会滋生疾病。曾见一朋友，乱服补肾阳药，命门火旺，性欲亢进，其人咨询于我，为何头发脱得厉害，头顶几乎掉光。我告诉他就是因为补肾阳药服得太过，造成肾阴不足而成此病。常看到有些大腹便便之人，动辄服用参茸，我诊其脉强劲有力，劝其莫再进补，有害无益，其人还往往快快不快。又见有些医生，不能细辨患者病情，乱开补药，造成了副作用还不认账，诡辩"我为其补，何错之有"，岂不知，病若治反，人参鹿茸亦杀人如剑；病若治投，马钱砒霜仍效比仙丹。世人皆贪补而忌泄，此世风之大弊也。

2. 补益当分清气血阴阳

虚证当分清气血阴阳，还应分清何脏何腑。曾见许多有病之人和无病之人，但凡补药就纳而食之，也不管此药是补气还是补血，补阴还是补阳。有害无益，几近服毒，遗患无穷。殊不知阴虚者补阳，其阴更虚，阳虚者补阴，其阳更衰，此南辕北辙也。我亦不认可被滥用的药膳。饥饿进饭，有病进药，此天理之常也，无端进补，于身无益。

3. 使用补益之法当护胃气

许多补药滋腻碍胃，尤其是补血补阴的药，更易伤及脾胃。四物汤为补血良方，然胃有不适的人用之定恶心呕吐。增液汤为滋阴良剂，脾运不佳的患者用之必然大便溏薄。我用四物汤必加少量砂仁。当下流行服食阿胶，岂不知阿胶是滋阴之药，滋腻而碍脾胃运化，胃弱者不可随便服用。总之，用补益药，当时时注意顾护胃气。

4. 补益要注意行滞

刘完素说：脉象"贵流不贵滞，贵平不贵强"。当今世人，饮食好而运动少，气血运行易滞，补益要十分注意此点。诊病之时，但凡遇虚证需补的患者，要仔细诊其脉流通畅否，有无瘀滞。若有瘀滞，还应分清是气滞还是血瘀，酌情加理气活血之药。虚瘀并存，最难下药，要达到补而不留瘀，行而不增虚，补益药与行滞药孰多孰少，医之艺，皆在于此。

引经药辨

药有引经专长的思想最早见于《神农本草经》，在宋代《本草衍义》中得到发展。金元时期，张元素在《洁古老人珍珠囊》中明确提出药物引经报使的部位，使得归经理论得以更进一步地发展和完善。

临床上，适当应用引经报使药，确实能提高疗效。这样的例子不胜枚举。

但是，我认为也应看到另一面。引经药大多规定得比较机械，如手少阴经黄连、细辛，足少阴经独活、肉桂，足阳明经白芷、升麻，足太阳经羌活，足少阳经柴胡、青皮等。引经报使的理论若不是建立在辨证施治之上，有时会把复杂的辨证施治简单化、程式化，从而干扰了治疗作用。

例如，柴胡引胆经，肝胆互为表里，而肝阳上亢者不当用之，且有柴胡劫肝阴说，其性又升提，会使阳气更加冲逆于上。有呕吐证者也忌用柴胡。独活虽引肾经，若肾阴虚者不当用之，燥药劫阴液也。肉桂自不必说。这样的例子不胜枚举。

临床如引经报使与辨证施治发生冲突时，一定要服从辨证施治。切不可喧宾以夺主，舍本以取末也。

其实，在许多情况下，如辨证施治需要，也可以完全不考虑引经，甚至反其道行之，或可有捷效。张锡纯治暴火牙痛用牛膝、赭石就是一例。

言而总之，引经药有其临床实用性的一面，也有易于干扰辨证施治的一面。临证治病，切勿逆辨证施治之宗旨。

论治病当抓主要矛盾

青年时，适逢上山下乡大潮，过度的劳累使我患上严重的心肌病，主要的症状是气短心悸、四肢无力。服西药效果不大，继而找中医治疗。第一次找到的是我市最有名的老中医之一，他眯着眼睛诊了 10 多分钟脉，给我开了两盒十全大补丸，我服用后没效果。第二次找的是一名北京中医药大学毕业的青年中医，他给我开的方子如下：党参 12g，当归 10g，白芍 10g，甘草 10g，阿胶 12g，火麻仁 10g，桂枝 12g，生地黄 12g，麦冬 10g，生姜 5 片，大枣 7 个，桃仁 12g，红花 12g，丹参 12g。后来我学了中医，知道这大约是炙甘草汤加减。此方服了 10 余剂，亦未显多大疗效。后来病势越加沉重，我住进了医院，被确诊为"风湿性心肌炎"，应用地塞米松有效。我出院后没有完全病愈，仍气短乏力，不能劳作。后来病急乱投医，我母亲找了一名民间中医，我记得他当时只望了我一眼便说"气虚阴虚"，连脉也没摸，就开出方子：人参 30g，麦冬 15g，五味子 10g，字写得歪歪扭扭。我服了七八剂后居然见效了，各种症状均有减轻，一直服到痊愈。就是这一"服"，引起了我对中医的兴趣，引导我发愤，走上了学中医之路。

之后我总有一个疑问，为什么那位名老中医和那位青年中医疗效不佳？在研习中医十余年后，我终于找到了答案——治病的思想离不开哲学指导。一种病证在一个时期内，必有一个起主要作用的"主要矛盾","主要矛盾"解决后,"次要"矛盾才能减轻或化解。

回忆当时我所患心肌病,主要矛盾是过度劳累引起的元气大虚,初为虚寒证,日久转为虚热。气虚阴虚是主要矛盾。连脉也不一定会摸的"民间中医",一眼能看出我的病根是气虚阴虚,于是抓住了主要矛盾,故所施之方有效。而其他的"中医们"懂的"病机辨证"太多,越辨越昏,反而"歧路亡羊",没能抓住"主要矛盾"。起初,青年中医用炙甘草汤也并非完全不对,但是桂枝不当用;针对主要症状气虚,用补气药又太轻,杯水车薪,至少应该用人参。

自从悟出这个道理之后,在以后的医疗实践中,我总是认真履行这一原则。每诊一位患者,必要弄清患者所患疾病的主要矛盾,针对主要矛盾、主要症状着重治疗,然后再兼顾其他矛盾予以解决,不过药量相对要小一些。如此果然渐入佳境。

我这样说,不是主张可以忽视次要矛盾。古人云:"胆欲大,心欲小,智欲圆,行欲方。"临证治病时有一点思虑不到,结果都可能是灾难性的。为医临证要方方面面考虑,而且要安排好"重轻主次""重点突破,全面开花"。治病颇有一点指挥一场战斗的味道。

杂症病案

五官、喉部及面部疾病

七岁儿童中耳炎

马某，7 岁。2012 年 12 月 13 日初诊。

患儿患中耳炎 2 个月，咽鼓管堵塞，听力障碍。在医院接受了耳咽鼓管手术治疗，术后原有的睡觉打鼾有所好转，但听觉仍有障碍，耳内仍旧堵塞。又去医院耳鼻喉科就诊，静脉滴注抗生素治疗等，病情仍没有根本的好转。

刻诊：脉弦而涩，不数。舌象基本正常。

辨析：少阳经络不畅，血脉瘀阻。

处方：柴胡 6g，枳壳 10g，川楝子 8g，香附 8g，郁金 10g，丹参 15g，川芎 10g，桃仁 6g，红花 10g，土鳖虫 4g，延胡索 8g，川牛膝 10g，五灵脂 8g，半夏 4g。

方义：柴胡为君，和解少阳，引药入经。枳壳、香附、川楝子理气，郁金、丹参、川芎、桃仁、红花、川牛膝、土鳖虫活血化瘀，通畅少阳经络。

用药 3 剂，堵塞去除大半，用药 6 剂，耳堵塞基本消除，听力基本无障碍。但是，患儿突然发热 38.5℃，脉浮数，舌苔薄黄。

复用金银花 12g，黄芩 12g，龙胆 9g，生石膏（先煎）30g，知母 12g，用药 5 剂，热退耳病愈。

按语：这是患儿原有内热，但是由于经络瘀塞，热潜伏于内而不显露，虽用抗生素亦不能消除，皆因经络瘀滞之故。我在前文曾叙述过，瘀血内阻能掩盖某些病机。此例即是明证。

待活血化瘀药将经络宣通，内热骤然外显，故而发热。

《素问·通评虚实论》曰："暴厥而聋，偏塞闭不通，内气暴薄也。"古代中医论述活血化瘀治疗耳聋，以清代王清任最著，《医林改错·通窍活血汤所治之症目》卷上说："耳聋年久：耳孔内小管通脑，管外有瘀血，靠挤管闭，故耳聋。晚服此方（通窍活血汤），早服通气散，一日两付，二三十年耳聋可愈。"

鼻干（干燥性鼻炎）

陈某，女，58岁，唐山人。2011年10月2日初诊。

患者患干燥性鼻炎多年，用治疗鼻炎的药物基本无效，鼻孔干燥异常，需用红霉素软膏时时涂抹，稍解干燥之苦。此外，口干、咽干，夜间被干醒，西医西药无良方。又曾历经多位中医治疗，效果仍不明显。

刻诊：脉浮数，舌干红，表面有一层白沫。

辨析：时值秋月，燥金司令，原本干燥性鼻炎更加严重，肺胃津液匮乏，不能敷布，咽喉、口腔皆干，当以润燥生津为要。然，考虑干燥之源本于肺胃热，清解肺胃之热亦属必然。

处方：杏仁10g，沙参12g，桑叶12g，麦冬15g，玄参15g，桑白皮10g，地骨皮10g，牛蒡子10g，知母12g，金银花15g，川贝母8g，瓜蒌15g，郁金20g，丹参15g，枳壳12g，天花粉12g，鸭梨（用皮）5个。每日1剂，连服4剂。

方义：增液汤为君，滋阴润燥，杏仁、天花粉辅助之。桑白皮、地骨皮、金银花、知母为臣，清解肺胃之热，以杜干燥之源。牛蒡子、桑叶辅助之。瓜蒌、川贝母润燥化痰，郁金、丹参、枳壳活血利气。梨皮能润肺增液，不可忽视。

2011年10月8日复诊：服药有效果，干燥减轻，夜间不再干醒。不需要红霉素点鼻腔。脉仍稍浮数，舌面有津。

效不更方，再服 6 剂。

按语:《素问·热论》指出:"伤寒……二日阳明受之,阳明主肉,其脉挟鼻、络于目,故身热目痛而鼻干,不得卧也。"《诸病源候论·虚劳骨蒸候》卷四认为鼻干属"肺蒸""大肠蒸"之病机。《景岳全书·论火证》卷十五说:"凡五脏之火,肺热则鼻干,甚则鼻涕出。"可见古代医家对鼻干病机的认识当以脏腑郁热为主。本病例之病机亦为肺胃热所致。

鼻渊（过敏性鼻炎）

任某,女,42 岁,唐山人。2011 年 9 月 13 日初诊。

患者患过敏性鼻炎多年,时轻时重。今年入秋以来发作频繁,近日夜间喷嚏不止,鼻息不通,涕泪交作,难以入眠。苦不堪言。中西药遍服,效果寥寥。

刻诊:望其面暗淡,其舌苔白兼黄。脉右寸紧而滞,关数。

辨析:风寒外束于表,内热郁于里,卫气郁而不畅。卫阳郁而不得宣发泄越,必生内热,内热为寒邪所拘,热益盛,病益重。

处方:麻黄 7g,桂枝 6g,白芷 10g,薄荷 8g,辛夷 8g,防风 12g,荆芥 12g,红花 10g,丹参 15g,郁金 15g,川芎 12g,木香 12g,陈皮 12g,黄芩 12g,苍耳子 10g。每日 1 剂,连服 4 剂。

方义:解风寒之表,以麻黄、桂枝为君,白芷、苍耳子、辛夷、防风、荆芥助之。黄芩清内热,用川芎、红花、丹参、郁金、陈皮、木香活血理气,疏通卫气郁滞。治疗初期,先散风寒为要,稍加清热即可,此表里病治疗次序也。

2011 年 9 月 18 日二诊:患者自诉,夜间打喷嚏已经停止,鼻中气息能通，喜不自胜。白苔稍退，黄苔显著。脉略紧，关上数。

辨析：风寒稍退，清内热为主。

处方：苍耳子7g，辛夷9g，薄荷10g，防风12g，荆芥10g，牛蒡子9g，黄芩15g，赤芍20g，枳壳12g，厚朴10g，延胡索12g，白芷10g。每日1剂，连服4剂。

2011年9月24日三诊：患者自诉病情大为减轻。喷嚏极少，鼻道通顺。舌淡黄，脉微数，余热尚存，荡涤为要。

处方：薄荷8g，黄芩10g，防风10g，荆芥8g，牛蒡子8g，麦冬8g，郁金20g，丹参20g，赤芍15g，枳壳15g，厚朴10g。

方义：上焦如羽，非轻不举，用药轻清，涤除上焦余邪。

连服4剂，痊愈。

按语：李梴《医学入门》说："苟或寒伤皮毛，则鼻塞不利；火郁清道，则香臭不知。新者，偶感风寒，鼻塞声重，流涕喷嚏，宜以风寒治之：九味羌活汤、参苏饮、消风百解散。久则，略感风寒，鼻塞等证便发，乃肺伏火邪，郁甚则喜热恶寒，故略感冒而内火便发，宜清金降火，兼通气之剂，凉膈散加荆芥、白芷，或川芎石膏散。"

文献中以李梴论述本病最详，此患者初乃屡感风寒，闭郁肺卫气，毛窍、鼻窍俱不开，日久郁而化热，外寒内热之体质。而且肺气久被风寒闭郁，瘀滞由生。寒在外，束缚太重，宜先重散风寒，后重清内热，兼以散瘀。

长期感冒和过敏性鼻炎

凌某，女，35岁，在KTV工作。2014年4月17日初诊。

患者长期患感冒，周身疼痛不适，鼻塞打喷嚏，鼻流清涕。

医院诊为过敏性鼻炎。

刻诊：脉诊右脉紧中带数，舌苔白厚。

辨析：体表有寒，内里郁热，寒湿困体。夏天因室外高温常常浑身大汗，进入工作场所温度低而大汗顿止，寒气自毛孔入而外感，寒气外罩而内热不能外散，患感冒，长期不愈。又鼻为肺之窍，久为寒气所困，肺窍不开，故为鼻炎。

治法：外散风寒，内清里热，清利湿邪。

处方：麻黄15g，桂枝12g，白芍12g，甘草12g，生石膏（单包，先煎）30g，苍术25g，茯苓25g，薏苡仁30g，白术15g，泽泻12g，独活15g，苍耳子9g，辛夷6g，白芷10g，薄荷6g，陈皮15g。每日1剂，连服4剂。

方义：麻黄汤为君，散外寒，石膏清内热，白术、茯苓、苍术、薏苡仁祛湿气，苍耳子散宣通鼻窍。

2014年4月21日二诊：浑身疼痛基本消失，仍旧鼻塞流清涕。脉已不紧，稍数，又细诊发现肺脉三五不调。

辨析：风寒仍存余邪，内热较为显著，且肺气有郁滞。

治法：当以清热为主，兼散风寒，辅以理气活血解郁。

处方：麻黄6g，防风10g，白芍10g，甘草10g，生石膏（单包，先煎）30g，苍术20g，薄荷10g，茯苓20g，薏苡仁25g，白术20g，牛蒡子10g，苍耳子9g，辛夷6g，白芷10g，陈皮12g，延胡索20g，川芎20g，红花10g，郁金20g，王不留行15g。每日1剂，连服5剂。

方义：以生石膏、薄荷、牛蒡子清热为君；防风、麻黄等散风寒为臣；苍耳子散通畅鼻窍；理气活血药通畅肺气。

2014年4月28日三诊：感冒症状消失，打喷嚏减少，鼻塞减轻，还有清涕。脉象仍稍数，舌苔仍稍厚。

处方：防风10g，白芍10g，甘草10g，生石膏（单包，先煎）20g，牛蒡子 8g，薏苡仁 20g，晚蚕沙 10g，泽泻 12g，白术 15g，茯苓 15g，苍耳子 9g，辛夷 6g，白芷 10g，薄荷 10g，黄芩 12g，延胡索 15g，川芎 15g，红花 15g，王不留行 15g，僵蚕 5 g。每日 1 剂，连服 5 剂。

2014 年 5 月 3 日四诊：打喷嚏已经很少，清涕减少，基本无鼻塞。脉象趋于正常。巩固治疗，上方再服 4 剂。

按语:《明医杂著》中说:"鼻塞不时举发者，世人皆以为肺塞而用解表通利辛温之药而不效，殊不知是肺经有火，邪火甚则喜得热而恶见寒，故遇寒则塞，随感而发也。"肺主皮毛，开窍于鼻，风邪上受，首先犯肺。外感风寒，入里化热，或肺胃素有伏火，使肺气失宣，邪热循经上扰。脾肺气虚是其本，肺气虚则外不固，易感外邪；脾气虚则健运失职，痰浊凝聚而引起邪毒滞留，日久化热，久病伤络，壅塞鼻窍。皆可导致本病发生。

痤疮感染

李某，男，23 岁，唐山人，工人。1990 年 9 月 17 日初诊。

患者原来有面部痤疮，今年夏天加重，痤疮化脓，痒痛异常，不敢洗脸。

刻诊：面部痤疮密密麻麻连成一片，上有脓液，脉滑数，舌苔黄厚腻。

辨析：阳明胃热，夹有湿邪。

处方：生石膏（单包，先煎）40g，知母 25g，黄柏 20g，黄芩 20g，滑石（布包）15g，泽泻 15g，茯苓 15g，苦参 15g，薏苡仁 30g，桔梗 12g，龙胆 12g，栀子 12g，香附 12g，苍术 15g，皂角刺 10g，赤芍 15g，丹参 15g。每日 1 剂，连服 6 剂。

方义：清阳明胃热必以白虎汤为君；辅以黄柏、黄芩、栀子、滑石、苦参清热燥湿；皂角刺、桔梗排脓；茯苓、薏苡仁健脾，治湿之源。

1990年9月26日二诊：感觉好转，面部痒痛减轻。痤疮脓尖萎缩，新发疮疹很少。

效不更方，续服8剂。

1990年10月5日三诊：面部已不痛痒，大有好转。脓液不见，旧的痤疮减少，新的未再出。脉稍数，不滑，舌黄腻苔变淡变薄。

处方：生石膏（单包，先煎）30g，知母15g，黄柏15g，黄芩15g，滑石（布包）15g，泽泻12g，茯苓15g，薏苡仁20g，栀子12g，香附12g，赤芍15g，大黄（后下）10g。每日1剂，连服8剂。

方义：清热药量减轻，去除排脓药，加大黄釜底抽薪，泄阳明之热。不敢早加者，恐邪内陷也。

1990年10月15日四诊：痤疮大部分已经消除，遗留红印。脉基本不数，舌稍黄，苔薄。效不更方，继服4剂。

按语："痤疮"一词并非西医学专有名词，早在2000多年前，《内经》对痤疮已有论述。《素问·生气通天论》曰："汗出见湿，乃生痤痱""劳汗当风，寒薄为皶，郁乃痤。"张介宾注："形劳汗出，坐卧当风，寒气薄之，液凝为皶，即粉刺也，若郁而稍大，乃成小节，是名曰痤。"揭示了痤疮的病因及发病机制。隋代巢元方《诸病源候论·面疱候》中记载："面疱者，谓面上有风热气生疱，头如米大，亦如谷大，白色者是也。"阐述了痤疮的病因及皮损特征。长久以来，中医学称痤疮为"肺风粉刺"，每多从肺论证。如《外科正宗》曰："肺风、粉刺、酒渣鼻三名同种，粉刺属肺，酒渣鼻属脾，总皆血热郁滞不散。"《外科启玄》云："妇女面生窠瘘作痒，名曰粉花疮。乃肺受风热或绞面感风，致生粉刺，盖受湿热也。"《医宗金鉴·外科心法》谓："肺风粉刺，此症由肺经血热而成，每发于鼻面，起碎疙瘩，形如黍屑，色赤肿痛，破出白粉汁，日久皆成白屑，宜内服枇杷清肺饮，外敷颠倒散，缓缓自收功也。"由此可见，前人认为痤疮病位在肺，由风热、湿热、血热所致，每以清热、利湿、凉血等法治疗，枇杷清肺饮是其代表方。

枇杷清肺饮：枇杷叶、桑白皮、黄连、黄柏、甘草、人参。

颜面红疹

李某，女，19岁，唐山人。1987年6月3日初诊。

患者面部出红疹，痒痛，春夏较重，曾经去医院被诊断为颜面皮炎。已经患病3年，逐渐加重。

刻诊：面部红如桃李，有一层密密麻麻的疹子布满全脸。脉浮数，舌红。

辨析：阳明血热，夹有风邪。

治法：清胃泄热，疏风止痒。

处方：生石膏（单包，先煎）40g，知母20g，甘草10g，紫草12g，白薇15g，玄参12g，生地黄12g，地骨皮12g，薄荷12g，蝉蜕10g，防风15g，荆芥12g，牛蒡子12g，僵蚕10g，天花粉12g，丹参20g，赤芍20g，郁金20g。每日1剂，连服6剂。

方义：白虎汤为君；紫草、白薇、地骨皮清血热，为臣；辅以防风、荆芥、蝉蜕、僵蚕透发风热外散；恐风药燥，以生地黄、玄参、天花粉滋阴润燥；丹参、赤芍、郁金活血助散风。

1987年6月11日二诊：面部痒痛减轻，红疹不但没减少，反有增多趋势。这是因为风热郁于里，需要清散透发，故看似病情加重，待风热邪透发出，疹子自然会减少。面红稍减，脉仍浮数，舌红。

原方续服 10 剂。

1987 年 6 月 14 日三诊：面部红疹减少，基本不痒痛。面部红疹少了一些，脉仍有浮数象，舌红。

原方减石膏，其余不变，6 剂。

1987 年 6 月 26 日四诊：大有好转，不再痒痛。面部皮肤光滑润泽，红疹不见。

再服 4 剂巩固。

按语： 面部为阳明经所过，阳明胃热，循经上行，加之以风邪外袭，最易发面部红疹，此类患者甚多，所以清胃热、散风邪、滋阴气为治疗大法。加一些活血药，取血行风自灭之意，也有助于疹子消散，不留瘢痕。

美　容

案例 1

王某，女，唐山人。2011 年 1 月 16 日初诊。

患者浑身疲惫，倦懒，沉重，走路如同背着重物，久站一会儿就腿酸。阴天关节痛，肩周炎疼痛严重。头脑昏蒙，困倦却睡不着，睡醒后头脑还是不清醒。

刻诊：面有阴晦之色，舌苔厚腻。

辨析：湿邪为患，沉滞于肌肤。

处方：陈皮 15g，苍术 30g，白术 20g，厚朴 15g，茯苓 20g，薏苡仁 20g，半夏 10g，砂仁 3g，木香 12g，泽泻 12g，乳香 12g，郁金 12g，当归 15g，延胡索 15g，独活 15g，羌活 12g。每日 1 剂，6 剂。

方义：以平胃散为基本方，加茯苓、泽泻、薏苡仁利水燥湿；羌活、独活祛风祛湿；乳香、当归、郁金、延胡索活血化瘀，通经活络。

6 天后复诊：肩、腰、背的沉重感见轻，走路变轻快。

共服药 20 余剂，病愈。

案例 2

母女二人来诊所，女儿的脸上有一层痘疹。

刻诊：右寸稍微浮数。

辨析：肺胃风热。发病也与时令有关，春天即将来临，阳气上升，风热之邪较盛，遂发此病。

治法：疏风散热。

处方：桑白皮 12g，薄荷 12g，黄芩 10g，生石膏（单包，先煎）20g，知母 12g，桑叶 10g，野菊花 12g，荆芥 10g，僵蚕 8g，当归 12g，白芍 10g，赤芍 12g，郁金 12g，皂角刺 8g，丹参 12g。每日 1 剂，4 剂。

方义：疏散风热，薄荷、桑叶、菊花堪当君药；桑白皮清肺，白虎汤清胃，辅佐之；荆芥、僵蚕祛风，僵蚕也有祛瘢痕、美容的作用，而且使人面白；当归、白芍和血；赤芍、郁金、丹参、皂角刺化瘀散结，消除疹痘。

6 天后母亲携女儿复诊：面上痘疹消除大半。效不更方，续服 4 剂。

后母女二人专程来谢，女儿脸上痘疹及瘢痕基本清除，只剩极少，不影响美观。

面　瘫

董某，女，50 岁，唐山人。

患者面瘫 2 年，百医无效，做过封闭等治疗，针刺治疗几个月，亦未见效果，近日反有加重趋势。

刻诊：面色未见异常，但是，左上眼皮抬不起来，左鼻唇沟接近消失，明显嘴歪。自诉面部麻木、跳痛。脉浮缓而涩。舌质稍红。

辨析：络脉空虚，风邪入中，气血不和。

处方：川牛膝40g，丹参30g，乳香18g，郁金30g，川芎18g，红花20g，天麻12g，地龙12g，全蝎5g，陈皮12g，香附12g，僵蚕10g，当归12g，白芍12g，钩藤8g，防风20g，荆芥15g，刺蒺藜12g。每日1剂，6剂。

方义：治风先治血，乳香、丹参、当归、郁金、川芎、川牛膝活血化瘀；僵蚕、天麻、全蝎、荆芥、防风息内风、散外风，血行风自祛。

患者反映服药后见效，麻木跳痛减轻，嘴仍歪斜，效不更方，再服15剂，患者告知跳痛、麻木、歪斜症状已愈。

按语:《灵枢·经筋》论及面瘫："足之阳明、手之太阳，筋急则口目为僻，眦急不能卒视，治皆如上方也。"又说："足阳明之筋……其病……卒口僻，急者目不合。"《灵枢·经脉》曰："胃足阳明之脉……是主血所生病者口僻。"《诸病源候论》指出："偏风口僻是体虚受风，风入于夹口之筋也，足阳明之筋，上夹于口，其筋偏虚，而风因乘之，使其经筋急而不调，故令口喝僻也。"说明本病是由络脉空虚，风邪入中而得。又说："风邪入于足阳明、手阳明之经，遇寒则筋急引颊，故使口喝斜，言语不正，而目不能平视。诊其脉，浮而迟者可治。"

《景岳全书·非风》："凡非风口眼喝斜，有寒热之辨。在经曰：足阳明之筋引缺盆及颊，卒口僻，急者目不合，热则筋纵，目不开。颊筋有寒则急，引颊移口。有热则筋弛纵，缓不胜收，故僻。此经以病之寒热言筋之缓急也。然而血气无亏，则虽热未必缓，虽寒未必急，亦总由血气之衰可知也。"我认为本病"总由血气之衰可知也"不太符合客观实际，应该与气血衰无关。

治疗本病强调"调和气血""治风先治血，血行风自灭"。治疗面瘫类疾病，活血为第一要务。治风邪次于调和气血，在大多数情况下，即使患者体内有些风邪，只要气血和顺通畅，亦可以不为大患，不至于造成面瘫，唯身痒而已。

花季少女面瘫

赵某，女，24岁，唐山人，在读大学生。2013年2月6日初诊。

10余天前，患者因心情郁闷不舒等原因突发面神经炎，口向左侧歪斜，吃饭时面部肌肉配合不好，笑则更歪，鼻下至口唇的人中部位明显不正。西医用输注激素、维生素 B_1、维生素 B_{12} 等治疗，疗效不显著。

刻诊：口明显左歪，笑更甚，鼻唇人中部不正。脉浮而稍数。舌薄黄。

辨析：胃火稍大，经络不舒，风邪阻络。

治法：清胃火，调畅气血，疏风活络。

处方：生石膏（单包，先煎）20g，知母15g，黄芩15g，枳壳15g，木香15g，陈皮10g，丹参25g，延胡索20g，郁金25g，川芎15g，蒲黄（布包煎）15g，防风12g，丝瓜络12g，络石藤12g，白芥子10g，半夏6g，茯苓15g，蜈蚣3条。每日1剂，连服8剂。

方义：白虎汤为君，清泻胃火，黄芩助之；诸活血理气药为臣，调畅气血；蜈蚣、防风、丝瓜络、络石藤祛风通经活络；

白芥子、半夏化痰邪。

8天后二诊：患者和家长都面带喜色，说好转许多，但是鼻下至口唇的人中部位还是明显不正。

效不更方，再服8剂。后来电回馈，患者返校前病愈。

按语："治风先治血，血行风自灭"语出明代李中梓《医宗必读·痹》（一说最早见于宋代陈自明《妇人大全良方·贼风偏枯方论》），他在阐述行痹的治法时说："治行痹者，散风为主，御寒利湿仍不可废，大抵参以补血之剂，盖治风先治血，血行风自灭也。"血在风证的发生、发展和转归整个病程中都有着至关重要的作用。无论血虚、血热、血寒、血瘀、血燥皆可引起风证。由于《医宗必读》文字易诵上口，文意深刻悠远，指导临床切合实际，因而广为医家所重视、运用、充实和发展。以皮肤病为例，历代治疗风证皮肤病名方甚多，仔细分析其组成药物，则大多蕴含"治血"之法，其中尤以养血、活血、凉血治风之方为多。

自古以来，医家皆认为本病以风邪作祟为主，不排除风邪之因，但是气血不和、胃经循行不畅之病因也很重要（胃经循于面部），所以理气活血、化瘀和胃亦为主要治法，有热者清之，风盛者驱之，临床验证效果较好。临床中我注意到这样的情况，虽风邪较重，若患者无气血瘀滞病机则很少面瘫，反之，若患者气血瘀滞病机显著，虽风邪不重，亦可造成口眼㖞斜。正所谓"治风先治血，血行风自灭"也。

具体到本病例，胃热也是重要原因，故以白虎汤为君。

肝火旺（三叉神经痛）

田某，女，76岁，唐山人。2010年11月13日初诊。

患者患三叉神经痛，不能吃饭，头面疼痛如刀割一样，甚至睡眠也受影响。

刻诊：脉浮弦数，左甚，舌红无苔。

辨析：心肝火旺，肝风内扰。

治法：清泄心肝之火，滋阴息风通络。

处方：龙胆 15g，夏枯草 12g，黄芩 15g，生地黄 12g，桑叶 10g，黄连 12g，野菊花 20g，知母 12g，女贞子 12g，陈皮 12g，香附 12g，郁金 15g，赤芍 15g，丹参 15g，僵蚕 8g，全蝎 4g，天麻 10g，地龙 10g。每日 1 剂，连服 6 剂。

方义：君药为龙胆、夏枯草、黄连、黄芩，清泄心肝之火；桑叶、野菊花疏散风热；生地黄、女贞子滋阴；僵蚕、全蝎、天麻、地龙息风通络；香附、陈皮、郁金、赤芍、丹参活血理气止痛。

2010 年 11 月 22 日二诊：疼痛减轻很多，每日发作的次数减少。脉左弦浮数减，舌红无苔。

处方：夏枯草 12g，龙胆 12g，黄芩 12g，生地黄 12g，野菊花 12g，女贞子 12g，玄参 12g，钩藤（单包，后下）12g，知母 12g，陈皮 12g，香附 10g，丹参 12g，僵蚕 10g，天麻 10g，地龙 10g。每日 1 剂，连服 6 剂。

方义：去掉一些清风热药物，加重滋阴凉血药。

2010 年 12 月 2 日三诊：基本已经不痛，局部稍有不适，再服 4 剂巩固。

按语：古代中医的"面游风""偏头风""齿槽风""厥头痛""面痛"等病痛与西医学所说的三叉神经痛颇有相似之处。

《名医别录》曰："面上游风去来，目泪出，多涕唾，忽忽如醉……"《张氏医通》曰："许学士治鼻间痛，或麻痹不仁，如是数年，忽一日连口唇、颊车、发际皆痛，不能开口，虽言语饮食皆妨，在鼻梁与颊车上常如糊，手触则痛。此足阳明经络受风毒，传入经络，血凝滞而不行，故有此症。"

传统中医学认为，本病多以风邪为患。根据临床所见，我认为该病以火热证居多，只有少数兼风邪。张景岳云："各经皆有炎证，而独唯阳明为最，正以阳明胃火，盛于头面而直达头维，故其痛必维，故其痛必甚。"张氏所说极是，且火热日久，多兼阴虚。

治疗的关键在于，临床要分清是哪一脏腑所属的火热，或者哪一经络所属的火热，区别来治。肺胃之火最多见，而心火、肝火、胆火、肾火亦有之。滋阴亦是常法。

心火旺（三叉神经痛）

鲁某，女，64 岁，广州人。2007 年 6 月初诊。

患者患三叉神经痛 2 年，近期病情加重，饭不能吃，觉不能睡，痛苦异常。西医用卡马西平基本无效；又接受过三叉神经阻滞术，未见效果；遍寻广州名中医，中药针刺疗法等都使用过，无显效。

刻诊：患者中等身材偏胖，疼痛貌相，脉左寸浮而稍数兼涩，左关弦实，余皆正常，舌苔薄黄。小溲黄，大便干。

辨析：三叉神经痛，冠心病；心火旺盛，瘀血阻滞，内风上扰。

治法：泄心火，活血通络息风。

处方：黄连 15g，生石膏（单包，先煎）40g，黄芩 15g，连翘 12g，竹叶 12g，生地黄 15g，知母 20g，赤芍 15g，郁金 20g，瓜蒌 20g，枳壳 15g，丹参 25g，川牛膝 30g，天麻 12g，僵蚕 10g，全蝎 6g。

方义：清心火必用黄连为君，辅以黄芩、连翘、石膏、知母、竹叶；痛则不通，赤芍、郁金、丹参、川牛膝活血止痛；僵蚕、天麻、全蝎祛风。

服药 4 剂，基本不痛，再巩固服用 3 剂，痊愈，患者满意而归。

肺胃火旺（三叉神经痛）

李某，女，70 岁，唐山人。2010 年 11 月 2 日初诊。

患者患有三叉神经痛数年，尝试多种治疗方法均无显效。右脸鼻旁有一个扳机点，触到后即闪电样发作，如刀割样。曾经针刺治疗半年多，没有止住疼痛，有人建议做伽马刀手术，但患者听说术后经常复发，未同意。

刻诊：面色无大变化。脉象浮数，右寸关尤甚。舌红，淡黄苔。

辨析：肺胃火旺，肺肾阴虚，经络痹阻。

治法：清肺胃火，滋阴和血，通经活络。

处方：桑白皮 12g，黄芩 15g，知母 15g，玄参 12g，麦冬 12g，天花粉 12g，生石膏（单包，先煎）30g，金银花 12g，陈皮 12g，香附 10g，郁金 15g，丹参 20g，当归 10g，地龙 12g，僵蚕 10g，络石藤 10g。每日 1 剂，连服 6 剂。

方义：以桑白皮、黄芩、生石膏、知母为君，清肺胃热；以麦冬、玄参、天花粉为臣，滋肺胃阴气；活血理气药为佐使，辅助以祛风止痛。

2010 年 11 月 10 日二诊：患者主诉服药 4 剂后见效，疼痛开始减轻，次数减少。6 剂服完后疼痛大减。脉右寸关浮数减，但尺脉略数，还有肾火夹杂其中。

治法：清泄相火，继续清肺胃余热，和血通络止痛。

处方：桑白皮 6g，黄芩 9g，知母 6g，玄参 12g，麦冬

12g，女贞子 12g，黄柏 12g，天花粉 10g，陈皮 12g，香附 10g，郁金 15g，丹参 15g，当归 10g，僵蚕 8g，天麻 8g。

此方服用 10 剂，临床病愈。

阳气冲逆（三叉神经痛）

孟某，女，58 岁，唐山人，退休工人。2007 年 2 月 5 日初诊。

患者于去年夏天患病，面部、眼鼻部闪电样疼痛，昼夜痛不休，渐至夜不能寐，痛苦异常。经本市某医院诊断为三叉神经痛，应用卡马西平仅能暂时止痛，两三小时后即复发。患者求治于本市多位中医，其方剂多为平肝息风、疏散风热、通经活络之药物，其中全蝎、蜈蚣用量颇大，但是分毫无效；又求治于针刺疗法，2 个月余亦无效。

刻诊：面部色泽正常，无明显病象。舌苔正常，微有薄苔。脉和缓有力，至数正常。

辨析：阳气冲逆，心胃蕴热，又兼风邪为患。

治法：清心胃热，引热下行，息风通络。

此病余颇为踌躇，欲先与针刺 2 次观效。取穴合谷、曲池、行间、太阳、承泣、丝竹空、迎香，稍提插捻转，留针 30 分钟。针过 2 次，患者言无效，决定停止针灸。

我思索再三，再查其脉，久之觉其右关与左寸微有浮象，余皆正常，便将重点放在左寸与右关脉微浮上。浮者，阳气有余也，心胃必有含蓄之热；又浮者，气上逆也，时值初春，万物复苏，阳气上升，冲逆之气随时令而加。

处方：当归 10g，白芍 10g，僵蚕 8g，地龙 10g，天麻 8g，丹参 20g，川牛膝 30g，甘草 10g，郁金 15g，知母 12g，栀子 12g，豆豉 12g，生地黄 12g，生大黄（单包，后下）6g，赭石

（单包，先煎）12g。

方义：大黄、川牛膝、赭石为君药，引热下行，平抑冲逆；知母、栀子、生地黄为臣，清心胃热；地龙、当归、僵蚕、天麻、丹参活络祛风，为辅助治疗。

服用3剂后疼痛减轻，5剂后停服卡马西平，眠安。而后去大黄，继续服药12剂，病痊愈。

按语：《证治准绳·杂病》:"面痛皆属火……暴痛多实，久痛多虚。高者抑之，郁者开之，血热者凉血，气虚者补气……"

中医学认为此病多是风邪为患，然而我认为于此病例而言风邪不是主要原因，阳气上亢或火邪是主要病机，祛风只是配合之法。高者抑之，气逆上冲者降逆气也非常重要。

高血压（三叉神经痛）

齐某，女，64岁。

患者患重度高血压10余年，晨起血压稍高，下午或晚上升高到180/120mmHg，服用三四种降压药依然如此。头痛而眩晕，磁共振确诊为脑腔隙性梗死，继发三叉神经痛，还有轻度心肌供血不足，面部有若干扳机点，触到即发闪电、割裂样疼痛，发病时不能咀嚼，不敢大声说话，夜间不能眠，已经数年，曾经多方就医未果，只能靠卡马西平维持。

刻诊：面胖体肥，现痛苦样。舌体肥大，稍红而发暗，苔少。脉象弦滑。

辨析：此患者素体痰盛，心肝阳亢，血脉瘀滞，故先发高血压病、脑梗死，而后三叉神经痛，此三叉神经痛实与高血压病和脑梗死有连带关系，是高血压和脑动脉供血不足引发的三叉神经疼痛。病情颇为复杂，治疗难度大。

处方：胆南星10g，夏枯草12g，郁金20g，生地黄12g，地龙 10g，僵蚕 10g，大黄（后下）6g，瓜蒌 15g，竹叶 12g，泽泻 12g，赤芍 15g，丹参 20g，钩藤（后下）12g，知母 15g，黄连 12g，连翘 12g，赭石（单包，先下）10g。每日 1 剂，连服 5 剂。

方义：钩藤、夏枯草凉肝泄热；黄连、知母、生地黄、竹叶清心热而滋阴；地龙、僵蚕祛风；丹参、赤芍活血；赭石引血下行，平阳亢上逆。

6 天后二诊：效果不明显，不能停服卡马西平。此患者病根在痰盛而阳亢，且血脉瘀滞，当从治疗瘀血处加强药力。

处方：钩藤（单包，先下）15g，夏枯草 15g，地龙 12g，僵蚕 10g，天麻 10g，胆南星 8g，贝母 12g，泽泻 12g，生地黄 12g，赤芍 20g，郁金 30g，丹参 25g，没药 15g，乳香 12g，陈皮 12g，连翘 12g，瓜蒌 15g，半夏 10g，川牛膝 20g。每日 1 剂，连服 6 剂。

方义：此方加强了活血的药力。

三诊：有效果，疼痛减轻。脉弦滑略减，舌面苔太少，口干，有阴液不足象。

处方：生地黄 20g，麦冬 20g，胆南星 8g，瓜蒌 15g，夏枯草 12g，钩藤（单包，先下）12g，贝母 12g，郁金 30g，生龙骨 15g，川牛膝 25g，天麻 10g，地龙 12g，陈皮 12g，没药 15g，赤芍 20g，丹参 30g，首乌藤 15g，僵蚕 10g，大黄（后下）6g，竹叶 12g，知母 15g。每日 1 剂，连服 10 剂。

方义：此方增加了滋阴药以濡润经脉。

后患者打来电话，言面部已不痛。

按语：引发三叉神经痛之因，有火旺阳盛（久必阴虚），有风邪上扰，有瘀血阻滞，此患者兼而有之。然而，不通则痛，后来加重化瘀血药始效。痛证莫忘化瘀血，谨记之。

喉痹（喉炎、喉头水肿）

屠某，女，52 岁，衡水人。2011 年 2 月 25 日初诊。

患者由于家中杂事，情志不舒，遂致咽喉梗阻，最初不能咽下硬食物，后来发展到汤米都难以下咽，到某医院检查，诊为喉炎、喉头水肿。住院几个月，各种中西疗法未见显效。仍然不能咽下食物，只能吃一些米汤、奶粉类，并时有呕吐。

刻诊：患者面色红甚，布满血丝。脉浮数，三五不调。舌苔黄，舌前部有一小块无苔，呈紫色。

辨析：阳明热盛，逆气上冲，瘀血中阻。

治法：清热泻火，活血理气，平降逆气。

处方：赭石（单包，先煎）12g，旋覆花 12g，枳壳 20g，威灵仙 12g，木香 20g，白芍 15g，甘草 12g，厚朴 15g，桃仁 12g，红花 12g，赤芍 20g，乳香 15g，没药 15g，郁金 30g，水蛭 10g，土鳖虫 8g，射干 12g，生石膏（单包，先煎）60g，知母 20g，连翘 12g，胡黄连 12g，玄参 20g，生地黄 15g。每日 1 剂，连服 6 剂。

方义：病本于阳明胃热，白虎汤当仁不让为君；胡黄连、连翘助之；赭石、旋覆花降逆止呕，为臣；四逆散去柴胡，调理肝脾气机助之；桃仁、红花、乳香、没药、水蛭、土鳖虫等活血化瘀；威灵仙、射干为咽喉部位专用药，有通利作用；无苔处必有阴虚，生地黄、玄参滋阴润之。

2011 年 3 月 3 日二诊：患者面上红色减退，从服药第三天开始能吃一点稀饭。喉中原来的烧灼感减轻，喉痛减轻。但仍有呕吐，脉象仍浮数，这是阳明逆气太甚，需要加强降逆药力。舌象如旧。

处方：赭石（单包，先煎）35g，旋覆花 15g，威灵仙 12g，枳壳 20g，木香 20g，瓜蒌 20g，白芍 12g，半夏 10g，桃仁 12g，红花 15g，乳香 15g，没药 15g，水蛭 10g，土鳖虫 8g，穿山甲（代）9g，皂角刺 9g，生石膏（单包，先煎）60g，知母 20g，重楼 15g，胡黄连 10g，生地黄 15g，玄参 15g。每日 1 剂，连服 10 剂。

方义：将赭石增量至 35g，并且加半夏降逆止呕；活血药里增添穿山甲（代）、皂角刺，增强开破之力，使活血化瘀力量增强；去掉连翘换重楼，重楼于无名肿毒力量更强些。

2011 年 3 月 13 日三诊：面上红色消退多半，喉中基本无烧灼感，服稀饭量较多，甚至超过正常人饭量，但干硬食物仍不能下咽。半夜常口干渴，舌前无苔的红紫色已经变成红色，仍无苔，且干燥。可能是威灵仙性太燥，有伤及阴津之弊。脉象浮而稍数。

处方：二诊方去掉威灵仙，加天花粉 15g，大黄 6g。每日 1 剂，连服 8 剂。

方义：去掉威灵仙加天花粉，增强滋润作用；加大黄是通过通畅腑气，使阳明热有出路。因为没有腑实之证，故量宜小。

2011 年 3 月 20 日四诊：望面色不红，如常人。脉象不数，微浮，舌象薄白苔，仍在舌前部有一小块色红无苔，但是比较润泽，说明津液在恢复。患者已经能食用一些较硬的食物，食量正常。喉部无不适。病情已经接近好转。

处方：三诊方赭石减至 12g，去大黄。10 剂，带回老家继续服用。

按语：本病症颇为急迫，不能饮食多日，发展下去后果不良，治疗中抓住"热、瘀、逆"三个主证以大剂药量攻之，迅速取得疗效，恢复进食。清热重用白虎为治热良策，重用赭石为降逆紧要，大剂活血药为行瘀关键。

梅核气

高某，女，34 岁，唐山人，工人。1995 年 3 月 28 日初诊。

患者因与婆婆生气，不能发泄，遂喉中哽咽，似有物中阻，咳之不出，咽之不下。痰多，两胁胀满，头涨，饮食减少，胸中满闷，口干。诊为慢性咽炎，服药无效。

刻诊：左关脉涩滞，右脉滑数，三五不调。舌苔黄腻。

辨析：痰气交阻，热壅血瘀。

处方：旋覆花（布包煎）20g，赭石（单包，先煎）15g，陈皮 12g，威灵仙 12g，牛蒡子 12g，射干 12g，黄连 10g，黄芩 15g，知母 12g，胆南星 10g，半夏 10g，海藻 15g，昆布 12g，川牛膝 20g，赤芍 15g，桃仁 12g，茯苓 15g，郁金 15g，香附 12g，木香 12g。每日 1 剂，连服 6 剂。

方义：痰气郁结，逆气上冲，旋覆代赭汤为君；海藻、昆布为臣，散痰结；以黄芩、知母、牛蒡子清热；以郁金、赤芍、川牛膝、桃仁活血；用威灵仙者，因其为畅达咽喉的要药。

1995 年 4 月 5 日二诊：感觉服药有效，咽中梗阻显轻，胁胀亦减。左关仍然涩滞，脉仍滑数。苔黄。

处方：效不更方，再服 8 剂。

1995 年 4 月 15 日三诊：咽中异物梗阻感明显减轻，痰减少，两胁胀痛不明显。左关仍涩，右脉滑数减。舌苔变薄，淡黄。

处方：旋覆花 15g，赭石 8g，陈皮 10g，威灵仙 10g，牛蒡子 10g，射干 10g，黄连 6g，黄芩 10g，知母 10g，胆南星 10g，法半夏 10g，海藻 12g，川牛膝 20g，赤芍 15g，桃仁 15g，郁金 20g，乳香 15g，没药 12g，香附 12g，枳壳 12g。每日 1 剂，

连服 6 剂。

方义：本方君药和清热药减量，增加活血化瘀之乳香、没药，通达经络。

1995 年 4 月 23 日四诊：喉中异物梗阻感基本消除，肋不胀。脉滑象不显，不数，左脉仍涩。舌苔无，中现干燥象。

辨析：阴虚津亏，瘀血阻滞。

处方：陈皮 10g，牛蒡子 10g，玄参 15g，生地黄 15g，麦冬 15g，天花粉 12g，瓜蒌 12g，川贝母 10g，葛根 15g，川牛膝 20g，赤芍 20g，丹参 30g，乳香 15g，没药 12g，桃仁 12g，红花 15g。每日 1 剂，连服 8 剂。

按语："梅核气"一名首见于宋代《南阳活人书》，有关病证记载最早见于战国晚期的《灵枢·邪气脏腑病形》，其曰"心脉大甚为喉营"，即言喉间有物。

古代医家对梅核气多从肝脾论治，肝郁则气结，脾虚则痰生，故处方多以疏肝解郁、理脾化痰为主。如《金匮要略·妇人杂病脉证并治》即以疏肝解郁、降逆散结、渗湿化痰之半夏厚朴汤治疗本病。又如《备急千金要方》卷六载："治咽喉中痛痒，吐之不出，咽之不入，所得虫毒方：含生姜五十日瘥。"此即以生姜一味疏肝开郁，散结理气，行水祛痰。此后，历代医家皆按不同症状进行辨证论治，特别是在宋代，治法更为广泛。如《太平圣惠方》卷三十五所收载治梅核气方有 10 首，其中如治咽喉中如有物，噎塞不通，吞不能入，吐不能出，以行气解郁化痰为主。《仁斋直指方·梅核气》指出："男女或有胸喉间梅核之恙者，触事无怒，饮食勿冷。"历代医家对梅核气的论治，多以疏肝解郁、理气化痰为主要原则。

梅核气主要因情志不畅，肝气郁结，循经上逆，结于咽喉或乘脾犯胃，运化失司，津液不得输布，凝结成痰，痰气结于咽喉引起，主以半夏厚朴汤。但是，我在临床中体会，此方只适于病机简单、痰气交阻者。临床所见病案复杂得多，有逆气上冲而不降者，有胃火随之上冲者，且气郁日久，必生血瘀，故活血化瘀亦必不可少。随症变通十分重要。

少年梅核气

谢某，男，13 岁，唐山人。

患儿咽中如有物，吐之不出，咽之不下，喉中常有痰，经常喉咙中做似咳不是咳的声音。曾经医治，服药无效。

刻诊：脉弦滑，舌苔白腻。

辨析：痰瘀互结作怪。

处方：半夏 12g，陈皮 10g，紫苏叶 10g，茯苓 12g，生姜汁若干，旋覆花 10g，香附 8g，瓜蒌 10g，丹参 15g，郁金 15g，延胡索 10g，射干 6g，厚朴 10g。

方义：病本于痰瘀互结，治疗以半夏厚朴汤为主，加瓜蒌、旋覆花、射干助半夏化痰，旋覆花又能降气。香附、瓜蒌又能理气宽胸。气滞日久必有血瘀，丹参、延胡索、郁金活血化瘀。尤其是射干，化痰且能利咽，专走咽喉，不可或缺。

服药 6 剂，患者说病祛多半。再服 4 剂，痊愈。

按语：医者皆知半夏厚朴汤治疗梅核气，不知此汤力量弱，化痰与理气力量皆不足，需要补充药物，强化治疗。而且，此病日久，必兼瘀血，需要活血药配合治疗，这是经验之谈。

舌痛木硬

周某，女，56 岁，唐山人。2011 年 8 月 16 日初诊。

患者主诉 1 个月前患舌痛木硬，疼痛剧烈，不能吃饭，要等疼痛稍轻时吃上几口。痛甚不得眠。到医院检查，磁共振诊为脑腔隙性梗死，三叉神经痛。给药西比林、卡马西平等。服药1个月，疼痛未减，后换服中药，亦未见效。

刻诊：患者面红，舌苔薄黄。右关浮，稍数，左脉弦数。

辨析：心胆胃热，逆而上冲，经络不和。面红脉数，此火邪为患也，阳明循行于面部，故面红必是阳明之热。左脉弦数必兼心胆之热。

处方：赭石（单包，先煎）10g，生石膏（单包，先煎）40g，川牛膝15g，知母20g，黄芩15g，玄参15g，连翘15g，黄连10g，没药20g，郁金15g，丹参25g，赤芍20g，延胡索15g，蒲黄（包煎）20g，厚朴15g，石菖蒲15g，茯苓15g。每日1剂，用药6剂。

方义：阳明冲逆，以赭石、川牛膝降之；白虎汤清透胃热；助以黄芩、连翘、黄连清心胆之热；热必伤阴，玄参益阴，兼以清热凉血。诸活血药疏通经络，通则不痛。

二诊：疼痛减轻，患病1个月来终于能正常吃些饭，患者倍感欣喜，前方略有加减又服用10剂，疼痛减轻很多。但是，患者反映舌木硬没有多大好转，仍然转动不灵。

脉数已减，但左脉弦缓。忽然悟之，原来舌木硬与脑梗死有关，是肝风的一种表现形式，当加平肝息风之药。

处方：于方剂中加入钩藤12g，僵蚕10g，天麻12g，地龙12g，再用10剂。

服后患者反馈，舌木硬好转。效不更方，再用6剂。

按语：木舌之名出自《圣济总录》第180卷："小儿木舌者，以心气蕴热，热气随脉上至于舌，则血脉胀起，渐渐肿大，满口塞喉，若不急治，便致危殆。"陈实功曰："木舌、紫舌，亦由心火而发。用飞盐加冰片少许，勤搽，出涎自愈。"（《外科正宗》）然诸医所论，尽属心脾实热，与本病实在不是一种病机。考本病之舌木硬，当属古代之"舌痹"。如《疡医大全》谓："舌痹者，强而麻也。乃心绪烦扰，忧思暴怒，气凝痰火而成。"具体到本病病机，我认为主要是肝风内动而成。

蛇眼疔与牙痈风

王某，女，51岁，唐山人，工人。2005年5月8日初诊。

患者于数日前夜间突发左手拇指疼痛，第二天发现拇指外侧边缘红肿，服用了一些消炎止痛药物，分毫无效。因输液过敏，故求治于中医。

刻诊：面部色泽鲜亮太过，缺少润泽，此阳盛之体也。舌红而干，稍有薄薄一层黄苔，此阳盛而阴液不足也，脉数而有力。左手拇指外侧沿甲边缘红肿，已见脓液。上臂内侧有一道红线，大约沿心包经的走向，直上胸部。

辨析：阳盛火太旺，阴液不足。

治法：清热解毒，散火消痈，滋养阴液。

处方：五味消毒饮化裁。金银花40g，野菊花50g，蒲公英60g，紫花地丁40g，连翘20g，板蓝根30g，玄参20g，生地黄20g，白薇20g，赤芍20g。每日1剂，连服6剂。并嘱2天后复诊，切开排脓。

方义：五味消毒饮为君，量宜大，玄参、生地黄滋阴液，白薇清血热。阴虚阳盛之体，当忌苦燥之药，免伤阴液。并以滋阴之品佐之。

2天后复诊：脓势已成，红肿鲜亮，自言痛势已减。以消毒剪刀迅速剪开脓面排脓，以黄柏研细末，凡士林调敷，外包纱布，每日更换1次。

8天后，患者见创面已结痂，自言再服些消炎药即可，汤药太苦。然我感到病似未除根。

2005 年 6 月 3 日：患者复来，原来旧病已除，新病又添。上牙龈红肿，右边并起一硬结脓包，疼痛异常，夜不能寐。查脉数有力。尺脉尤甚。病本阳毒为患，上次火毒并未除根，死灰又已复燃。复发为牙痛风。尺脉大者，病起于肾火也。病邪走窜厉害，必兼风邪。

处方：生石膏（单包，先煎）150g，知母 30g，蒲公英 40g，连翘 30g，黄柏 30g，芦根 30g，板蓝根 20g，生地黄 30g，玄参 30g，女贞子 20g，防风 15g，薄荷 15g。每日 1 剂，连服 8 剂。脓包处用小刀消毒，切开排脓。

方义：牙龈肿痛原属阳明胃热，白虎汤为君，正治，量宜大些；以蒲公英、连翘、黄柏、板蓝根为臣药，助君药清热；生地黄、芦根、玄参、女贞子滋阴生津；防风、薄荷疏散风热。

6 天后，患者来电告知，服完 5 剂后脓肿已消，我嘱其必须再服余下 3 剂，除恶务尽。

10 天后，患者言病痊愈，十几年的便秘也随之而消。我嘱其平日少食牛羊肉、葱、姜、辣椒等火热之品，饮食宜清淡调养。

按语：此病中医名为"蛇眼疔"，西医名为甲沟炎。红线是火毒外窜之象，属于西医学所说"沿淋巴管播散"，严重者可走黄。

患者正值更年期，又加原本体质阴液不足，复因时令入夏，火热用事，急当降甘霖而灭燎原之头。患者体壮，无他病，病势又急，堪当重剂。

口腔溃疡

王某，女，76 岁，唐山人，退休。2011 年 3 月 2 日初诊。患者自诉患口腔溃疡六七年，口内布满溃疡点，辛辣食物不敢食用，连食咸味都感觉刺激舌头，中西药治疗多年，基本没有效果。另外，患者手足发凉、畏寒严重、睡眠困难、耳鸣。

刻诊：此脉虚弱无力，轻取浮缓而显迟象，重按时有小数杂其中。看舌象光剥无苔如猪腰，红色，但舌面又水滑甚。

辨析：脉虚弱是气血不足，浮缓而迟乃是外寒，中有小数乃是阴虚。舌象光剥乃是阴虚，而水滑苔又是外寒之证。手足发凉印证了阳虚外寒，而睡眠困难、耳鸣又印证了阴虚。综合起来看，患者阴虚阳虚齐备，气血均显不足。

治法：益气养血，滋阴温阳。

处方：桂枝 25g，麦冬 15g，生地黄 30g，黄芪 20g，人参 6g，当归 15g，首乌藤 15g，丹参 25g，五味子 12g，炙甘草 20g，白芍 15g。每日 1 剂，连服 6 剂。

方义：桂枝温阳，生地黄、麦冬、五味子滋阴；人参、黄芪补气；当归养血；首乌藤、丹参、五味子安神志；炙甘草量大，合桂枝辛甘化阳；合生地黄、麦冬、五味子、白芍酸甘化阴。

2011 年 3 月 9 日二诊：口腔的辛辣刺激感好转，手足感觉暖和，畏寒减轻。睡眠转好，过去只能睡 4 小时左右，现在增多 1 小时。脉象、舌象基本如旧。效不更方，再用 6 剂。

前后服药 24 剂，患者口腔溃疡基本痊愈，手足不冷，睡眠较好。

按语：古代中医论本病多主实火，《濒湖脉学》谓"寸数咽喉口舌疮"即是。张景岳所谓："口舌生疮，因多由上焦之热。"但是，陈实功曰："口破者，有虚火实火之分……实火者，舌红而满口烂斑，甚者腮舌俱肿，脉实口干，此因膏粱厚味，醇酒炙煿，心火妄动发之"（《外科正宗》），点出本病亦有虚火上炎者。

久病伤阴，或损伤阳气；阴虚内热，虚火上炎；阳虚格阴，虚阳浮越。阴阳不调，即为口疮。明代戴原礼所述："下虚上甚，致口舌生疮。"（《证治要诀·口舌》）。朱丹溪所述"中焦土虚，且不能食，相火冲上无制"，说明阴阳俱损或阴阳不调也是引起口疮之因。

本病因阴阳俱虚而成，治疗要点在于补益气血，滋阴温阳。双补双益，故能奏效。

头颈疾病

二十四年头痛

刘某，男，41岁，山西运城人，在唐山打工。2010年11月14日初诊。

患者从17岁开始患头痛，发作次数越来越频繁，每日要服用10余片止痛片，早晨起来先服3片才能工作。20多年来，历经中西医无数，中西药遍尝，均没有明显疗效。在医院检查，确诊为血管性头痛、椎动脉供血不足、鼻窦炎。患者病痛无休无止，痛苦异常，迫切希望解除病痛。

刻诊：面色发红，耳后红丝满布。脉浮数，左关涩。舌红，黄苔，厚腻。

辨析：风火夹瘀血头痛、鼻渊。此证在于瘀血与风火相杂，比单纯病机要难治，且病史太长，病根必深，治疗难度较大。

治法：散风热，清肝胆火，活血化瘀。

处方：夏枯草12g，钩藤（单包，后下）12g，桑叶15g，野菊花15g，黄芩12g，龙胆12g，生地黄10g，茯苓15g，独活 12g，丹参 15g，红花 12g，川芎 20g，郁金 15g，没药 15g，枳壳 20g，陈皮 12g，黄柏 15g，天麻 10g，僵蚕 10g。每日 1 剂，连服 6 剂。

方义：桑叶、菊花为君，疏风散热；钩藤、夏枯草辅佐之；黄芩、龙胆泄肝胆之火；丹参、红花、川芎、郁金活血化瘀；僵蚕、天麻祛风活络。

2010 年 11 月 21 日二诊：患者诉未见效果，头痛如旧。舌脉如前。

处方：原方不变，再服 6 剂。

2010 年 11 月 28 日三诊：患者主诉，原来头痛似有帽子扣在头上，现在感觉轻松了一些。但仍然头痛不止，必须服用止痛片。左关脉涩象好转，脉仍浮数。舌红苔淡黄。

病史太长，病根太深，治疗需要时间，药物需要加量。

处方：钩藤（单包，后下）20g，香附 15g，川楝子 15g，陈皮 12g，白芍 12g，甘草 10g，延胡索 15g，郁金 15g，赤芍 20g，丹参 15g，川牛膝 20g，野菊花 40g，桑叶 30g，夏枯草 30g，黄柏 20g，白薇 20g，紫草 20g，黄芩 30g，龙胆 20g，天麻 10g，僵蚕 10g。

方义：辨证没错，病史太长，只有加大药量才能见效。

2010 年 12 月 9 日四诊：患者有了笑颜，称这回有效果，早晨起来感觉头部轻松多了。但是仍然还觉疼痛。

处方：效不更方，三诊方剂再服 6 剂。

五诊：患者主诉头痛继续减轻。已经基本不影响工作。

患者又服药 12 剂，24 年的头痛终于痊愈。

按语： 古语云："少阳司天，火淫所胜，则温气流行，金政不平，民病头痛，新沐中风，则为首风……风气循风府而上，则为脑风。"此则医史中有关头痛之最早记录，从这些记载中可以看出，"火"与"风"是造成本病的主要原因。本例患者从小就酷爱吃辣椒，直到现在仍有此好，这是罹患本病的原因之一，我嘱咐其以后饮食忌辣椒。

由本病例得到的最大启示是，长期的重症风火头痛必以重剂清风热，疗效才著。清风热之药，以菊花、桑叶最为常用，有肝胆火者用龙胆、夏枯草、钩藤、黄芩等，有血热者当用白薇、玄参。

肾虚头痛

李某，女，31岁，教师。1988年6月14日初诊。

患者患头痛病3年余，无耳鸣眩晕，曾经西医多方面检查，诊为血管性头痛。西药能短时止痛，过时还犯，痛苦不堪，同时感觉睡眠不佳，脑力衰退。近期头痛有加重和发作频繁的趋势。患者也曾求治于中医，服过汤药，接受过针刺疗法，未见满意效果。

刻诊：面色正常，举止自如。两手寸关皆正常，独两尺脉沉弱，左尺尤甚。舌象无甚改变。问其除头痛外，可有腰酸腰痛、腿软无力、经血紊乱症状？回答皆有。

辨析：肾虚头痛（偏于阴虚）。

处方：熟地黄20g，山药12g，山萸肉8g，枸杞子15g，龟甲（先煎20分钟）12g，炙何首乌12g，女贞子12g，桑寄生10g，菟丝子12g，五味子10g，首乌藤12g，砂仁3g，天麻8g。

方义：本方以六味地黄丸为君；以枸杞子、女贞子、何首乌、龟甲增强滋阴作用；菟丝子乃阳中求阴；加砂仁为防止滋腻补药碍胃；首乌藤、天麻安神息风。

服药3剂，患者自言从患病以来头从来没有这么轻松。坚持服药 15 剂，患者反馈已无症状。

2002 年又遇到患者，言自病愈后并无反复。

按语：《素问·五脏生成》谓："头痛巅疾，下虚上实，过在足少阴、巨阳，甚则入肾。"中医学认为，肾主精，精生髓，髓聚为脑，"脑为髓之海"。龚廷贤的《寿世保元》指出肾经虚火可以引起头痛。

中医内科头痛证中，有肾虚头痛这一条，在实际病例中，肾虚影响到脑功能者，多表现为眩晕、耳鸣、健忘等，表现为头痛者并不多见。先天禀赋不足，或劳欲伤肾，导致阴精耗损，精血不能上荣于脑，髓海不充故头痛。补肾精、滋肾阴是为正治。

肝阳上亢中风

耿某，男，61 岁，唐山人，退休工人。1987 年 11 月 22 日初诊。

患者由家人搀扶就诊，自诉平素血压高，一般在 180/110mmHg 左右，眩晕较重，耳鸣眼花，手足麻木。1987 年 9 月初突发偏瘫，血压增至 230/120mmHg，住院治疗，诊断为脑梗死，治疗 2 个月后血压有所下降，偏瘫病情没有明显好转。现在右半身活动不利，拉着腿拄着拐杖走路，每隔 20 米左右就得休息一下。睡眠不实，大小便正常。

刻诊：患者体胖，有 100kg 左右，脉弦数涩而硬，舌质红。血压 190/110mmHg。

辨析：肝阳上亢，风阳内动，瘀血阻滞。

治法：平肝潜阳，息风通络，活血化瘀。

处方：钩藤（单包，后下）20g，夏枯草 20g，石决明（单包，先煎）30g，黄芩 20g，生地黄 15g，玄参 15g，桑寄生

15g，生龙骨 15g，丹参 20g，赤芍 20g，郁金 20g，地龙 15g，首乌藤 15g。每日 1 剂，连服 6 剂。

方义：以钩藤、夏枯草、石决明平肝潜阳，黄芩清肝胆火；生地黄、玄参滋阴凉血；丹参、赤芍、郁金活血化瘀；地龙通经活络。首乌藤安神。

1987 年 11 月 29 日二诊：患者自诉服药有效，眩晕减轻，睡眠好转，其余依旧。脉仍弦数涩有力，舌质红。血压如旧。

继续以平肝潜阳为主，活血药可以轻用，不可量太大，因为患者阳亢严重，活血要防止脑出血。在原方基础上增加了清肝泻火药和潜镇药物。

处方：钩藤（单包，后下）20g，夏枯草 30g，石决明（单包，先煎）30g，茺蔚子 12g，黄芩 20g，野菊花 15g，生地黄 20g，玄参 20g，桑寄生 15g，生龙骨 15g，珍珠母（单包，先煎）15g，丹参 20g，赤芍 20g，郁金 20g。每日 1 剂，连服 8 剂。

1987 年 12 月 8 日三诊：患者自诉眩晕继续减轻，睡眠很好。脉弦数已减弱，仍涩，舌红变淡。血压 180/105mmHg。阳亢血热稍退，当增加活血药量。

处方：钩藤（单包，后下）20g，夏枯草 20g，石决明 30g，茺蔚子 15g，黄芩 15g，野菊花 15g，生地黄 15g，玄参 15g，桑寄生 15g，生龙骨 15g，珍珠母（单包，先煎）20g，丹参 20g，赤芍 20g，郁金 20g，桃仁 10g，红花 15g，血竭（单包，冲服）3g。每日 1 剂，连服 6 剂。

方义：本方主要增加了活血化瘀的药物，用血竭者，一因血竭活血力强，二因血竭有止血作用，防止活血太过引发出血。

1987 年 12 月 18 日四诊：患者自诉基本不再眩晕，睡眠好，肢体麻木有所减轻。脉弦涩，舌质稍红。

原方不变，继服 10 剂。

1987 年 12 月 29 日五诊：患者感觉腿脚活动灵便些，腿的力量增强。涩脉稍减。血压 170/100mmHg。

处方：三诊处方中增加花蕊石（单包，先煎）20g，水蛭 8g，继续增强活血药的力量。每日 1 剂，连服 10 剂。

1988 年 1 月 12 日六诊：患者已经放下拐杖，能独立行走。

处方：钩藤（单包，后下）15g，夏枯草 12g，石决明 20g，野菊花 12g，生地黄 15g，玄参 15g，桑寄生 15g，生龙骨 15g，珍珠母（单包，先煎）20g，丹参 20g，赤芍 20g，郁金 20g，桃仁 10g，红花 15g，花蕊石（单包，先煎）20g，水蛭 10g，枳壳 15g，地龙 15g，益母草 20g，血竭（单包，冲服）3g。每日 1 剂，再服 15 剂。

2 个月后，患者行走基本正常。

按语：《黄帝内经》所论"中风"，多系外感中风，与现代脑血管病不同。但其记述的"大厥""薄厥""仆击""偏枯"与现代中风相似。

关于中风病机的认识大致上经历了唐宋前、后两个阶段。唐宋以前主要以"外风"学说为主，并多以"内虚邪中"立论，而其中刘完素主"心火内盛"，李东垣认为"正气自虚"，朱丹溪则主张"痰湿生热"。三家立论虽不同，但都偏于内因。其后明代医家张景岳又倡导"非风"之说，提出了"内伤积损"的论证。至清代，叶天士在综合前人观点、继承内风学说的基础上，结合自己的认识，创立了"阳化内风"说。叶氏在《临证指南医案·中风》中指出"肝为风木之脏，相火内寄，体阴而用阳，其性刚，主升主动"，认为肝的这种特性决定了肝阴易虚，肝阳易亢。若"精血衰耗，水不涵木，木少滋荣"，则"肝阳偏亢，内风时起"，这就是产生"阳化内风"的主要机制。

清代王清任首倡活血化瘀法治疗中风，并制补阳还五汤治疗中风后遗症，启千古之郁蔽，开万世之先河。但是，此方不适合阴虚阳亢之中风。

我的看法，活血化瘀应该是治疗中风的主导。应该注意的要点是，风阳上亢较重者，活血药宜轻用，或用既能活血又能止血的药物，防止活血过分引发出血，这一点对于脑出血后遗症患者尤为重要。

癔症兼中风

患者，女。2000 年 12 月 20 日初诊。

患者因情志不遂受到打击，先是默默哭泣，不与人交流，渐渐无缘无故笑而不止，不能料理家务事。后来发展到夜间大小便失禁，手足运动不遂，到医院检查，诊断为"腔隙性脑梗死伴发精神意识障碍"，住院治疗 2 个月未见明显效果，精神问题愈加严重，遂转至精神病院住院治疗 2 个月，精神问题没有改观。又转至本市的脑血管病治疗中心，亦无效果。

刻诊：患者面色白皙，身体肥胖。舌苔厚腻，脉弦滑而涩滞。大笑不止，长达 10 分钟。

辨析：肝郁气滞，痰瘀互结，清窍被蒙，经络阻塞。

处方：茯苓 15g，山药 12g，山萸肉 15g，熟地黄 15g，金樱子 10g，芡实 10g，五味子 12g，木香 15g，胆南星 10g，贝母 10g，白术 12g，枳壳 15g，香附 12g，陈皮 12g，乳香 12g，川芎 20g，三七粉（单包，冲服）6g，远志 12g，茯神 12g，法半夏 10g。每日 1 剂，连服 10 剂。

方义：以贝母、胆南星、白术、茯苓化痰为君药；乳香、川芎、三七活血为臣药；陈皮、香附、枳壳疏理肝气；熟地黄、山萸肉、山药补肾；金樱子、五味子、芡实收敛；远志、茯神安神志。

2001年1月3日二诊：患者爱人代诉，其夜间不再大小便失禁。舌脉基本如前，滑象稍减。活血药需增强。以前活血药稍少者，因患者有大小便失禁，活血药能通利大小便，故未敢多用，现在此症已减，可以加大量。

处方：茯苓15g，山药15g，山萸肉12g，熟地黄15g，金樱子8g，五味子10g，芡实6g，木香15g，胆南星10g，贝母10g，白术12g，枳壳12g，香附12g，陈皮10g，乳香15g，川芎20g，郁金20g，丹参20g，赤芍15g，三七粉（单包，冲服）6g，远志10g，茯神12g，法半夏12g。每日1剂，再服15剂。

2001年1月25日三诊：患者爱人代诉，患者无故大笑的时间明显缩短，大小便失禁解除，与人交流也趋向正常。脉诊时已经没有乐不休现象。

效不更方，再用12剂。患者前后服药37剂，历经1个半月，精神完全恢复，与人交流正常，手脚活动亦无障碍。

按语：我国古代医家早有"百病皆由痰作祟""怪病多痰"的说法。清代医家唐容川指出："须知痰水之壅，由瘀血使然，但去瘀血则痰水自行。"近代医家程门雪也说："活血化瘀和化痰逐饮同样处于重要位置。"

"痰"与"瘀"是中医传统理论中的两类不同病理因素，但又密切相关，互为因果，每常兼夹复合为病，成为一种新的病理因素，其病理特征为痰瘀互结，其临床表现的一系列病症称之为痰瘀互结证。古代文献中虽未明确提出"痰瘀互结"之称，但有关痰瘀同源、同病、同治的理论和实践，由来已久。现代研究证实，"痰证"与"瘀证"有着共同的生物化学基础。临证从"痰瘀互结"角度论治一些疑难病重症，常获显效。

中　风

　　患者，男，76 岁，尼日利亚人。

　　患者由其子搀扶慢慢挪进诊所，有高血压史，现在血压160/100mmHg，患脑便死 3 年，左侧半身不遂。由他人搀扶勉强行走十几米。左臂不能抬起。

　　刻诊：舌深红，脉弦细涩。

　　取穴：针刺治疗。百会、风池、四神聪、肩贞、环跳、风市、阳陵泉、悬钟、昆仑、曲池、合谷、外关、太冲、行间。每周 2 次，施以运针手法。

　　第二次来针刺，患者家属就说有效。第四次时，患者已能自己走进诊所，不用搀扶，左臂能抬起。

　　后来由于我归国，没有继续为患者治疗。

　　按语：应当说明的是，黑种人对于中药和针灸十分相信，丝毫不次于中国人。而且黑种人体质对于中医针灸特别敏感，获效容易，原因尚不清。国内的瘫痪患者接受针刺治疗，虽然也有效，但很难这样快，尤其是有脑梗死 3 年病史的患者。国内的中风患者以 3 个月内针刺效果最佳，一般半年以后难以有大进展。

　　白种人也比中国人敏感而针刺效果好，个中原因，有待世界医学界从人种特殊生理层面研究探讨。

高血压、脑梗死、骨性关节炎病案

　　高某，男，52 岁，唐山人，工人。2008 年 1 月 13 日初诊。

　　患者近年来由于工作紧张劳累，身体逐渐出现问题，3 年前得了高血压，自前年始，双足双手逐渐麻木，2007 年夏天以来，腰痛、颈椎痛、眩晕逐步加重，双足双手麻木也越发严重，走路有要摔倒的感觉，全身几乎所有的关节都疼痛。2007年9月9日去开滦医院检查病情，遂入院治疗。住院20天，出院诊断为骨性关节炎（重度）；腰椎间盘突出症；颈椎骨质增生；高血压病3级（极高危）；左侧基底节区腔隙性脑梗死；胆囊息肉。

根据患者诉说，第一次住院仅眩晕略有好转，其他症状依旧。出院不久症状加重，旋即又住院。10月29日，患者第二次住院的出院报告单显示：周围神经病变；高血压病3级（极高危）；腰椎间盘突出症；骨性关节炎（重度）；左侧基底节区腔隙性脑梗死；胆囊结石。

患者做颈胸腰磁共振及脑部CT，抄录部分内容如下。椎骨磁共振（MR）印象：腰第3、4、5椎间盘膨出；脑部CT扫描：VCT横断扫描，厚层5mm；左侧基底节区可见小斑片低密度影，边界欠清晰，CT值17HU，占位表现明显，双侧脑室形态可，中线结构居中。印象：左侧基底节区腔隙型梗死。患者称第二次住院没有任何效果。

刻诊：患者身材高大，面露红色，显痛苦貌相。全身每个关节都疼痛，眩晕严重，走路不稳，夜间仅能睡3～4小时，双手双足麻木，双脚蹬趾和第3、4趾有被绳子捆绑的感觉，腰背部如同背着口袋，疼痛又沉重。脉象弦数而涩，濡甚。舌苔异常厚腻，满布于舌，稍黄。血压160/110mmHg（在服2种降压药）。

辨析：肝阳上亢，瘀血阻滞，湿浊弥漫，经络瘀塞。

处方：钩藤（单包，后下）12g，红花15g，厚朴12g，陈皮12g，郁金30g，首乌藤12g，车前子15g，独活12g，羌活12g，川牛膝30g，夏枯草15g，黄连15g，黄芩15g，赤芍20g，川芎15g，茯苓15g，玄参12g，地龙10g，丹参20g，白术 12g，远志 12g，龙骨 10g，生地黄 15g，苍术 15g，乳香 15g，络石藤 15g。

方义：钩藤、夏枯草、黄芩平肝泻火；生地黄、玄参滋阴；红花、赤芍、郁金、川芎、乳香、川牛膝活血化瘀；羌独二活、白术、苍术祛风湿；地龙、络石藤通经络；远志、龙骨、首乌藤安神。

先服 5 剂，如没有副作用，继续服 15 剂（服药期间除降压药外，停服其他西药）。

2008 年 2 月 5 日二诊（20 剂后）：患者眩晕减，睡眠增加，手足麻木减，关节疼痛大减，颈腰椎难受略减，血压 150/100mmHg，唯感觉有些气短。

原方加人参 6g，10 剂。

2008 年 2 月 16 日三诊：睡眠已经正常，每日达到 6～7 小时，关节好转最明显，脱离了令人难忍的剧烈疼痛，还有些许疼痛，基本不头晕，走路不稳症状消失，手已经不麻，双足麻木和捆绑感减轻，颈部和腰部增生疼痛有所好转，血压 140/100mmHg，精神振奋。

原方各药略有减量，再服 10 剂。

按语：肝阳上亢，湿浊与瘀血互结，凝滞于经络，故生诸症。脉弦数，苔腻而黄，是心肝火旺，热扰心神。火祛则阴气自复，睡眠转好，无需滋阴之药。活血加祛风湿，经络畅通而风湿去，诸痛自能痊愈。

背　痛

Насмя，女，72 岁，乌克兰人。2009 年 9 月 25 日初诊。

患者颈椎增生，背部剧痛，脚底板痛。

刻诊：脉弦涩，舌红稍紫。

辨析：瘀血阻滞，阴虚血热。

取穴：大椎（单）、外关（双）、风池（双）、哑门（单）、阳陵泉（双）、太溪（双）、养老（双）、天井（双）、昆仑（双）、申脉（双）。

方义：太溪、大椎、哑门滋肾阴；外关、阳陵泉、天井通经络；昆仑、申脉为足太阳经穴，能治疗经络所过之背痛。

穴位交替使用，针刺9次，除脚板还有些痛外，其余症状基本痊愈。

按语： 或有人问，乌克兰人信任中医针刺治疗吗？我所在的中医诊所，每日有三四十人等候针刺治疗，可见患者的信任。

颈椎增生

郝某，男，45岁，唐山人，工人。2013年3月24日初诊。

患者素有颈椎病，半个月前加重，颈痛、手麻、眩晕，就近去某中医诊所，医生重用葛根、桂枝、杜仲、巴戟天、丹参、红花等药，并施以火疗和负离子透入疗法，3次治疗后，患者颈部大痛难忍，局部红肿，脖颈僵直，几乎不能转动。尤其是不能抬头，只能采用前俯姿势。我诊察过患者病情后，让其先进行红外线热成像检查，显示"背部肩部高温区"。

刻诊：脉弦数，舌质红。

辨析：阳盛阴虚，火热为患，肝肾不足，经络瘀阻。

处方：枳壳20g，香附15g，川楝子10g，生地黄20g，黄芩20g，连翘15g，夏枯草10g，菊花12g，蔓荆子10g，女贞子15g，熟地黄20g，制何首乌12g，枸杞子20g，砂仁3g，续断12g，川牛膝30g，乳香12g，没药15g，延胡索15g，王不留行15g，红花15g，络石藤12g，忍冬藤15g，茯苓15g。

方义：生地黄、黄芩、连翘、夏枯草、菊花、蔓荆子为君药，消散风热。乳香、没药、延胡索、王不留行、红花、枳壳、香附、川楝子为臣药，活血理气。熟地黄、何首乌、枸杞子、续断、牛膝滋阴补肝肾，络石藤、忍冬藤通经活络。

每日 1 剂，服用 3 剂后，疼痛大减。上方稍有加减，再用 9 剂，颈部无症状。

按语： 颈椎病，有一部分属于太阳病邪壅经络，经气不疏。此外还有风、湿、痰侵袭经络而成病因者，也有肾精不足，髓海失养者。不能一概而论。《灵枢·海论》曰："髓海不足，则脑转耳鸣，胫酸眩冒。"髓海为肾精所养，若从阴阳属性来分，精为阴，肾精者当主要与肾阴有关。所以补肾填精益阴，应当是治疗肾精不足引起的颈部头部症状的根本所在。

当然，并非所有颈椎病都属于肝肾不足、瘀血阻滞类型。颈椎病还有风湿夹气滞血瘀型、痰凝血瘀型、寒凝血瘀型，甚至还有其他类型，临床要高度灵活应对。

摇　头

邱某，男，24 岁，保定人，在唐山打工。2014 年 2 月 21 日初诊。

患者半年前突患摇头病，越是精神集中于某件事情越摇头，最初自己不知，一起工作的伙伴提醒他在摇头，自己方察觉。于是四处求医，在大医院做了各种检查，包括磁共振，均未发现病灶。服用西药未有丝毫效果，转而服用中药，辗转多处不能治愈，颇苦闷。

刻诊：面色发红，身体颇壮。左寸关脉数，左右尺脉沉弱。舌尖边红。

辨析：心肝火旺，肾水不足，水不涵木，火旺生风。

治法：滋水涵木，清心肝火，平肝息风。

处方：熟地黄 30g，茯苓 15g，泽泻 15g，山萸肉 10g，枸杞子 20g，怀牛膝 20g，续断 15g，生地黄 40g，黄连 10g，黄芩 20g，当归 10g，连翘 15g，夏枯草 8g，钩藤（单包，后下）10g，天麻 10g，僵蚕 10g，生龙骨（单包，先煎）12g，制何首乌 15g，砂仁 3g，丹参 30g，白芍 15g，甘草 10g。

方义：黄连、黄芩、连翘、夏枯草、钩藤为君，清泻心肝之火；生地黄滋心阴；僵蚕、钩藤、天麻为臣，平肝息风；用六味地黄汤加何首乌、枸杞子滋水涵木。

服药 6 剂见效，已经基本不摇头，再服 6 剂巩固。

按语：《内经》曰："诸风掉眩，皆属于肝。"《医学入门》："伤寒阳脉不和，则头为之摇。有心脏绝者，亦头摇。病风盛，则头摇，皆凶证也。"《嵩崖尊生书·头风》："头摇多属风，风主动摇，脉必弦或浮紧。……若头动摇，脉沉缓，即是肝肾二经血亏之症"。《医学准绳六要》："头摇属风属火，年高病后辛苦人多属虚。"

叶天士首先提出了自己的独到见解，即"阳化内风"说，并将这类风象证候命名为肝风。他认为肝风"乃身中阳气之变动。肝为风脏，因精血亏耗，水不涵木，木少滋荣，肝阳偏亢，内风时起"。肝为厥阴之脏而主藏血，其体阴，而阴血易于亏耗，故肝阴易亏。肝体阴用阳，若肝阴不足，阴不制阳，则肝阳易于上亢，刚燥之性易现，而呈风阳上扰之象；肝又为相火寄居之地，一有激动，相火必动，肝风挟火，横行上扰。肝阳潜藏而不亢，"必赖肾水以涵之"，肾阴虚，水不涵木，肝失濡养，则风阳易动，动摇、震颤等诸证易生。故滋肾阴为治疗之本，泻火息风为治疗之标。

健忘、失眠（脑萎缩）

患者，女，67岁，唐山人。

患者患脑萎缩病住院治疗，未见效果。家属代诉，患者夜间睡觉甚少，二三时必醒，一直醒到天明。记忆力极差，常常拿东忘西，说话颠三倒四，有时做饭时，站在灶前不知所措。不敢出远门，因为常寻不到回家的路。

刻诊：脉象右数疾，左弦细涩。舌质红，苔少。

辨析：阴虚火旺，瘀血阻滞。

治法：滋阴补肾，活血化瘀。

处方：熟地黄12g，山萸肉10g，茯苓10g，泽泻10g，牡丹皮12g，麦冬15g，生地黄15g，玄参12g，首乌藤15g，生龙骨12g，石菖蒲12g，郁金15g，赤芍15g，丹参15g，茜草12g，桃仁10g，红花12g，益母草12g，珍珠母（单包，先煎）12g，砂仁3g，远志12g。每日1剂，连服8剂。

方义：六味地黄丸为君，补肾滋阴；增液汤助之；诸活血化瘀药为臣，通经活络；菖蒲、远志、珍珠母安神益智。

二诊：患者称见效，睡眠好转，到了四时左右还是醒，记忆力有所恢复。脉象数，疾稍缓和，左脉涩象仍明显。

早晨四时为寅时，肾阳旺而阴虚的患者此时最容易醒。阴气之根，在于肾阴。当加重滋补肾阴药物。

处方：熟地黄20g，山萸肉12g，茯苓12g，牡丹皮12g，麦冬12g，生地黄15g，玄参12g，首乌藤12g，生龙骨12g，石菖蒲12g，枸杞子15g，女贞子12g，制何首乌12g，龟甲（单包，打碎先煎）8g，砂仁4g，白术12g，郁金15g，丹参15g，赤芍15g，桃仁12g，红花12g，益母草12g，泽泻12g，远志12g。每日1剂，连服10剂。

三诊：患者自诉睡眠明显好转，能睡到五时以后。记忆力也继续改善，能做些家务。过去的腰腿痛也好多了。

效不更方，再服 10 剂。后患者行动基本如常。

按语：中医传统理论认为脑之功能与心肾有很大关系。《灵枢·经脉》云："人始生，先成精，精成而脑髓生。"《素问·五脏生成》写到："诸髓者皆属于脑。"《灵枢·海论》亦云："脑为髓之海。"意即精气成而生髓，髓聚集而成髓海即脑。《灵枢·海论》说："髓海有余，则轻劲多力，自过其度；髓海不足，则脑转耳鸣，胫酸眩冒，目无所见，懈怠安卧。"

脑之所以能正常工作，有赖于脑髓的充养，神明的主导。肾为先天之本，肾藏精气，生髓充脑；心主神明，主血脉运行。显然，脑的功能正常与否，与心、肾等脏器的盛衰密切相关。

眩晕（小脑共济失调）

康某，男，47 岁，唐山人，工人。2010 年 11 月 16 日初诊。

患者今年春天发病，头痛眩晕，渐渐行走不稳，左摇右摆，说话言语不利。在医院检查，认为是小脑萎缩，因无治疗手段而去北京治疗。经过北京专家检查，认为小脑萎缩影像不完全支持，但是，共济失调症是存在的。服用药物无效，几个月来有逐步加重的趋势。

共济失调是疑难症，西药鲜有效果。

刻诊：脉沉弦涩，舌质紫暗，淡白苔。我让患者走几步，发现他走路要小心翼翼，怕摔倒，我让他两脚走成一条直线，但其走路如同猫步，根本不能完成。

辨析：肝气不升，瘀血内阻，风痰闭窍。

治法：升举肝气，活血化瘀，息风涤痰开窍。

处方：柴胡 12g，葛根 15g，黄芪 50g，乳香 15 片，姜黄

15g, 郁金 30g, 土鳖虫 8g, 水蛭 10g, 红花 15g, 赤芍 15g, 陈皮 12g, 枳壳 12g, 茯苓 12g, 白术 12g, 天麻 10g, 僵蚕 12g, 胆南星 8g, 石菖蒲 20g。每日 1 剂, 连服 6 剂。

方义：黄芪、柴胡、葛根为君药, 升举肝气, 舒活颈部; 乳香、姜黄、郁金、土鳖虫、水蛭等活血化瘀药为臣; 天麻、僵蚕、胆南星、石菖蒲化风痰开窍; 陈皮、枳壳调气机。

2010 年 11 月 23 日二诊：患者反馈有效。脉诊舌诊大约如前。效不更方, 续服 6 剂。

2010 年 12 月 1 日三诊：病情继续有所好转, 诊察脉涩象好转, 这是脑内的瘀血正在被疏通。效不更方, 续服 6 剂。

这个基本方剂服用 24 剂后, 患者行走已经大见好转, 比以前稳当。于是又将 10 剂药打成粉末, 每日 2 茶匙, 缓缓图之。

按语：赵羽皇说："盖肝性急善怒……故发于上则头眩耳鸣, 而为目赤……"《读医随笔》曰："医者善于调肝, 乃善治百病,《内经》曰升降出入, 又曰疏其气而使之调。故东垣之讲脾胃, 河间之讲玄府, 丹溪之讲开郁, 天士之讲通络, 未有逾舒肝之义者也。"可知肝失疏泄致百病, 而善于调肝, 使肝之疏泄如常, 亦能治百病。

小脑共济失调相当于中医学"痿证""血痹""风痱"等范围。根据小脑共济失调的表现, 中医学多认为属于"肾精不足"的范畴。肾主骨、生髓、通于脑。肾精不足或惊恐伤肾, 则眩晕, 行走不稳。患者多有肾阴虚或肾阴阳俱虚之证。

但是, 我认为对于共济失调不能一概而论, 肝对头的荣养作用不容忽视。本病例是由于肝气不升、瘀血内阻、经络不畅、风痰闭窍所致。故升举肝气、活血化瘀、舒经活络、息风化痰是为主治, 临床效果较好。但是需要长期治疗, 方能巩固疗效。

中风（高血压脑萎缩）

穆某，男，72岁，唐山人。2009年6月2日初诊。

家属代诉：患者患高血压脑萎缩病2年。原来有高血压、糖尿病、脑动脉硬化，逐步发展成为精神障碍，后经磁共振检查确诊为脑萎缩。目前生活不能自理，血压180/120mmHg，走路需要人搀扶，拿东西手颤，吃饭不知饥饱。睡眠甚少，夜尿5～6次，尿不畅，严重失忆，说话只能简单对答，发音困难。

刻诊：面色红，脉弦数而涩，舌红，根有黄苔，边缘紫暗。

辨析：阴虚阳亢，瘀血阻滞，相火旺盛。

治法：滋阴清热，活血化瘀。

处方：生地黄15g，麦冬12g，沙参15g，女贞子15g，熟地黄12g，生龙骨12g，山萸肉12g，五味子12g，黄柏20g，知母30g，赤芍20g，郁金20g，丹参25g，白芍12g，茜草30g，生蒲黄12g，首乌藤12g，茯苓12g，阿胶10g，钩藤（单包，后下）12g。每日1剂，10剂。

方义：生地黄、麦冬、沙参滋阴为君药，熟地黄、女贞子助之；郁金、丹参、赤芍活血化瘀为臣，阴虚血热活血宜慎；蒲黄、茜草辅佐之，活血不出血；山萸肉、五味子敛纳真阴；龙骨、首乌藤安神增眠。

2009年6月16日二诊：家属代诉，患者夜尿减少，尿路较以前通畅一些，睡眠好转，每日能睡4～5小时。神志似乎清晰一些。面色仍红，脉弦数略减，涩滞不畅明显，舌根黄苔减少，舌仍红，边缘紫暗。

治法：滋阴凉血，活血化瘀，安神益智。

处方：生地黄15g，麦冬12g，玄参12g，女贞子12g，熟地黄 12g，生龙骨 12g，山萸肉 8g，五味子 10g，黄柏 12g，知母 12g，白薇 12g，茯苓 12g，石菖蒲 10g，酸枣仁 12g，远志 12g，冰片（单包，冲服）0.2g，郁金 20g，丹参 20g，白芍 15g，茜草 20g，蒲黄 15g，红花 20g，没药 12g，钩藤（单包，后下）12g。每日 1 剂，10 剂。

2009 年 6 月 20 日三诊：家属代诉，患者夜尿 2～3 次，通畅。睡眠继续好转，每日 6 小时。记忆较以前有增强，行动较以前便利，手颤好转，血压 160/100mmHg。

上方 10 剂，压成细末，每日 3 茶匙。

后家属来电反映病情有了进一步好转。

震颤（帕金森病）

刘某，男，59 岁，唐山人，工人。2014 年 5 月 18 日初诊。

患者腿抖动不止 3 年，四肢僵硬，动作迟缓，走路不稳。经医院诊断为帕金森病，服用多巴胺效果不明显，还服用过名老中医的中药，也没见什么效果。

刻诊：面色暗滞，精神萎靡，躺在诊断床上可见左腿颤抖不止。动作迟缓，走路步子迈不大，很不稳的样子。脉虚无力而迟缓，右脉关尺皆弱。舌前部胖大，中间痿软，薄白苔。

辨析：观前医药方，乃是治疗阴虚动风之方剂，其思路是治疗帕金森病常用方略，似无不可。然而观患者之体征、脉舌，乃是气血不足，阳气虚弱，脾肾两虚，风邪走窜，按阴虚动风来治似不妥。譬如一棵大树，根部与枝干皆空，阳气不荣，生气不旺，复有风邪袭来，岂能不摇晃？

治法：补益气血，温经养阳，补益脾肾，祛风通经活络。

处方：党参 40g，当归 20g，黄芪 50g，白芍 15g，熟地黄 20g，防风 15g，川芎 12g，桂枝 10g，续断 12g，桑寄生 15g，

菟丝子 15g，杜仲 12g，骨碎补 15g，丹参 30g，枸杞子 20g，白术 15g，茯苓 15g，山药 15g，全蝎 5g，蜈蚣 2 条，羌活 12g，独活 12g。6 剂。

方义：党参、黄芪、当归、熟地黄为君药，补益气血；枸杞子、菟丝子、杜仲、骨碎补、续断、桂枝为臣，温肾助阳；桑寄生、防风、全蝎、蜈蚣、羌活、独活息内风、祛外风；后天之本当壮，故加白术、茯苓、山药补益脾胃。

2014 年 5 月 25 日二诊：患者大喜，说腿已基本不抖动，原方加地龙、丝瓜络，6 剂。

2014 年 6 月 2 日三诊：患者说腿已完全不抖动，动作较以前灵便，走路较以前稳健，不但如此，原来阳痿早泄之病也有好转。

按语：本病的临床表现与中医学"颤证""颤振""振掉""内风""痓病"等病证的描述相似。《素问·至真要大论》"诸风掉眩，皆属于肝"是对本病的早期认识。其中"掉"即含有"震颤"之意。《华氏中藏经·论筋痹第三十七》说："行步奔急，淫邪伤肝，肝失其气……则使人筋急而不能行步舒缓也。"所谓行走奔急，不能舒缓，恰如帕金森病的慌张步态。隋代巢元方撰《诸病源候论》，其在"风四肢拘挛不得屈伸候""五指筋挛不能屈伸候"中进一步解释了强直和姿势障碍的病机。唐代孙思邈《备急千金要方》中记载有"金牙酒"，治疗"积年八风五痓，举身蝉曳，不得转侧，行步跛蹙，不能收摄"等病，这些特征很像帕金森病所出现的动作迟缓和步态障碍。

至明代，对颤证的认识进一步深化，这一时期的许多医家对颤证的病名、病因病机、辨证论治等方面均有较系统的论述。张景岳《类经·疾病类》注："掉，摇也。……风主动摇，木之化也，故属于肝。"其中孙一奎尤为杰出，他在《赤水玄珠》中首次把以震颤为主要临床表现的疾病统一命名为颤振证，强调颤振不能随意控制，指出："颤振者，人病手足摇动，如抖擞之状，筋脉约束不住，而莫能任持，风之象也。"还对颤振的发病年龄和预后做出科学论断，说："此病壮年鲜有，中年以后乃有之，老年尤多，夫年老阴血不足，少水不能制肾火，极为难治。"

现代中医看待帕金森病，认为以阴虚动风为多，治疗多是养阴息风之法则。但是，治病之道，非高度灵活不可，也许一般帕金森病患者阴虚动风常见，但绝不可胶柱鼓瑟，一定要从临床实际出发，灵活变通，方有良效。

重症眩晕（脑苍白球钙化）

李某，女，60岁，唐山人。1987年1月20日初诊。

患者于1986年秋患眩晕呕吐，渐至不能下床，就诊于本市医院，经CT确诊为"脑苍白球钙化（双）"。予以地芬尼多、维生素 B_6、罗通定、地西泮等药治疗，没有效果。院方医疗人员告诉患者，此病无特效药治疗。

刻诊：患者面色无华，精神萎靡，久卧病床，睁眼即感觉天旋地转，下地行走没有几步就跌跤。咽干，恶心呕吐，失眠多梦，饮食少进，脉弦而无力，并无细数之感。

处方：小柴胡汤，加当归、蜈蚣、全蝎、天麻。8剂。

服后无效，反添烦甚。

二诊：细审其舌，尖边红色稍深，前部无苔，后边有苔甚薄，因思虑无苔处必有阴虚，此证当是阴血不足，虚风内生，上窜巅顶，故眩晕不止。风阳上逆故呕吐，治当滋阴养血，潜阳息风。

处方：白芍 15g，熟地黄 15g，麦冬 15g，生地黄 12g，鳖甲（单包，先煎）10g，川芎 10g，丹参 15g，赤芍 15g，钩藤（单包，后下）10g，柏子仁 15g，酸枣仁 12g，炙何首乌 12g，地龙 12g，枸杞子 12g。

方义：鳖甲、白芍、生地黄、熟地黄、麦冬、何首乌为君药，滋肝肾阴；钩藤、地龙息肝风，为臣药；川芎、丹参、赤芍活血化瘀；柏子仁、酸枣仁安神益智。

每日 1 剂，服药 8 剂后见效。后稍有加减，守方 70 剂，每日 1 剂，能下地行走，做日常家务。守方 135 剂，诸证息除。8 年后随访，未复发。

按语：本病例为肝肾阴虚引发肝风内动，导致眩晕。这种类型的患者很多，在高血压病、动脉硬化症、颈椎增生病、神经系统病导致的眩晕患者中广泛存在，可做临床参考。

本例患者坚持服药的精神可嘉，从当年的秋天服至第二年春天，岳美中说"治慢性病要有方有守"，果然不差。

中风兼呃逆

案例 1

兰某，男，56 岁，唐山人。2011 年 1 月 3 日初诊。

患者由妻子和儿子搀扶走进诊所。家属代诉：患者于 2010 年 7 月患脑大面积梗死，经抢救后脱险，遗留半身不遂，后经针刺等治疗，现在由旁人搀扶能勉强跛行。但是，患者于 10 天前又添新病，呃逆不止，呃声响亮震耳，如小炮仗，且一刻也不停止，睡觉也被呃逆吵醒，每日睡眠时间加起来不过两三小时，患者痛苦异常。

刻诊：面色暗红，脉弦数，舌红。

辨析：胃火上逆，气血瘀滞。

处方：赭石（单包，先煎）8g，半夏8g，桃仁10g，木香15g，香附20g，瓜蒌15g，陈皮15g，川楝子12g，乳香15g，丹参30g，郁金30g，红花12g，三棱20g，莪术15g，土鳖虫8g，没药15g，旋覆花12g，玄参15g，麦冬12g，白薇15g，胡黄连12g。每日1剂，6剂。

方义：赭石、旋覆花为君药，降逆止呃；胡黄连、白薇清胃热，为臣；麦冬、玄参凉血滋阴；辅之以大队理气活血药，共奏凉胃降气、理气活血之功。麦冬、桃仁功不可没，因其有生津液之功，凡是呃逆证多有燥证，滋润之才能气降呃平。

患者服药后没有复诊，我心生疑虑。后联系患者家属，称服药3剂，基本已经不呃逆，服6剂后痊愈，而且脑梗死病情亦有所减轻。而后患者又来治疗脑梗死，服用补阳还五汤加味月余，能从事简单家务。

按语：《景岳全书·呃逆》谓："然致呃之由，总由气逆，气逆于下，则直冲于上，无气则无呃，无阳亦无呃，此病呃之源所以必由气也。""然病在气分，本非一端，而呃之大要，亦唯三者而已，则一曰寒呃，二曰热呃，三曰虚脱之呃。寒呃可温可散，寒去则气自舒也；热呃可降可清，火静而气自平也；唯虚脱之呃，则诚危殆之证，其或免者，亦万幸矣。"《证治汇补·呃逆》曰："火呃，呃声大响，乍发乍止，燥渴便难，脉数有力。"

此病属于胃热瘀血呃逆，痊愈之快，出乎意料。为什么患脑梗死后容易患呃逆，而且发作很重？这是一个值得探讨的问题。我的看法是：脑梗死后瘀血容易影响到胃气的和降（瘀血并不一定在胃中，而是在头中），因此患脑梗死的患者吃饭喝水容易呛。

治疗本病重在活血化瘀、和胃降逆，因其又多挟胃火，火性上升，所以需要兼清胃火。

案例 2

唐某，男，55 岁，北京人。2012 年 1 月 16 日初诊。

患者患严重脑梗死后遗症，言语不清，行走困难。半年前又新添呃逆之证，无时无刻不发作，呃逆频发，入睡困难。曾访遍中医名家，延时至今已经半年之久，患者痛苦不堪。

刻诊：患者语言不清，不能表述，面部表情呆板痛苦，时欲哭，色暗滞，呃声连连，并且咳痰不止。脉象弦涩而滑数，舌苔厚腻而黄。

辨析：血瘀脑窍，痰热互结，肝胃郁热，逆气上冲。

治法：平肝涤痰，滋阴清热，降逆止呃，活血化瘀。

处方：钩藤 15g，夏枯草 12g，黄芩 15g，黄连 8g，生地黄 15g，连翘 15g，瓜蒌 20g，陈皮 12g，半夏 10g，赭石（单包，先煎）25g，旋覆花 10g，胆南星 8g，丹参 30g，赤芍 25g，川牛膝 30g，郁金 20g，王不留行 15g，没药 15g，土鳖虫 8g，桃仁 10g，川楝子 10g。每日 1 剂，连服 6 剂。

方义：赭石、旋覆花为君，降肝胃之冲逆；钩藤、夏枯草、黄芩、黄连为臣，清泄肝胃之热；瓜蒌、半夏、胆南星、陈皮化痰；诸活血药活血化瘀。

不久适逢春节，患者家属来电告知，说患者服药后有效，呃逆逐渐减少，但是没有痊愈，精神状态和行动坐卧也有所改善，家属称过了正月再来复诊。

我心中有所顾虑，此病难于见效，如有效当乘胜追击，扩展战果，拖延时日恐为不利。

但适逢春节，家家欲求吉利，不愿服药也是人之常情。

2012 年 2 月 25 日二诊：家属代诉：患者服用 6 剂药后，

效果不错，呃逆基本止住，精神状态、饮食、睡眠也不错。但是近日来有所复发，又开始呃逆连连。春天万物复苏，地气上升，肝气主升，春天肝气旺者肝气易上逆，裹挟胃气上冲，故春天呃逆会加重，这是复发的原因。

脉象仍弦涩稍数，舌微黄，苔厚腻。治疗仍尊前方宗旨，活血化瘀，清肝胃泄热，化痰理气，降逆止呃。原方再服 6 剂，每日 1 剂。

2012 年 3 月三诊：患者病情有所缓和，但仍呃逆时作，不甚严重。患者精神状态很有改善，从抑郁的状态走出来，能和家人交流。

脉象弦涩稍轻，数象大减，舌苔厚腻见薄，整体病情确实是向好的方向转化。用原方减量续服。

处方：钩藤 12g，夏枯草 10g，龟甲（单包，先煎）8g，黄芩 12g，生地黄 15g，瓜蒌 15g，白芍 12g，半夏 10g，赭石 10g，旋覆花 10g，丹参 25g，赤芍 15g，川牛膝 20g，王不留行 12g，桃仁 10g，川楝子 10g。

后来患者呃逆间有发作，亦较轻，渐渐而止。2012 年 5 月家属与我联系，称呃逆停止，抑郁状态好转很多，能与他人做些交流，精神状态平和而舒畅。

按语：《内经》首先提出本病病位在胃，并与肺有关；病机为气逆，与寒气有关。如《素问·宣明五气》谓："胃为气逆为哕。"《灵枢·口问》曰："谷入于胃，胃气上注于肺。今有故寒气与新谷气俱还入于胃，新故相乱，真邪相攻，气并相逆，复出于胃，故为哕。"《素问·宝命全形论》谓："病深者，其声哕。"《金匮要略·呕吐哕下利病脉证治》将其分为属寒、属虚热、属实三证论治，为后世按寒热虚实辨证论治奠定了基础。

我临床所遇呃逆证，属于"热"而气逆上冲者居多，寒证者少见。大面积脑梗死患者患此病症状表现非常严重，其呃声响亮如小炮仗，并且睡眠亦不止。推断可能与脑中"瘀血"有关系，因"瘀"而气逆不降，附加胃火等原因，故活血化瘀、降下胃气是治疗本病的重要方法。

中风眩晕呕吐

周某，女，68岁，抚宁县人。2009年5月10日初诊。

患者主诉眩晕严重，伴呕吐、头痛，严重时不能行动。经过某医院磁共振诊断为脑腔隙性梗死，颈椎增生。

刻诊：面色无大变化。脉左脉弦涩，右脉缓滑。舌苔薄，边缘有齿痕。

辨析：瘀血阻滞，风痰上扰。

治法：活血化瘀，息风涤痰。

处方：葛根15g，柴胡12g，乳香15g，郁金30g，丹参30g，川芎15g，桃仁10g，红花15g，水蛭10g，赤芍15g，生地黄15g，枳壳20g，香附12g，白术15g，半夏10g，茯苓15g，天麻12g，地龙15g。每日1剂，8剂。

方义：以桃仁、红花、丹参、郁金、川芎、乳香、水蛭等大队活血化瘀药为主，通畅脑部血流；葛根、柴胡引药上头颈；半夏、白术、天麻、地龙化痰息风。

2009年5月21日二诊：患者眩晕好转，已不呕吐。

脉弦涩渐通，趋于平和，为好转迹象。唯发现患者舌面裂痕颇多，当有阴虚，而阴虚会使眩晕加重，当事滋阴。

处方：葛根15g，柴胡12g，乳香15g，郁金30g，丹参30g，川芎20g，桃仁12g，红花20g，水蛭10g，赤芍15g，生地黄12g，麦冬12g，女贞子12g，沙参15g，枳壳12g，香附

12g，半夏 10g，白术 15g，茯苓 15g，天麻 12g，地龙 12g，生龙骨 12g，五味子 12g。每日 1 剂，8 剂。

2009 年 6 月 2 日三诊：患者已经不眩晕，呕吐也没有发作。能做轻体力劳动。

效不更方，再予 6 剂巩固疗效。

眩晕（梅尼埃病）

李某，45 岁，男，唐山人，工人。2011 年 1 月 27 日初诊。

患者患梅尼埃病 2 年，近日加重，眩晕呕吐，耳鸣，原来有胆囊息肉 0.6cm。

刻诊：左脉弦数而濡滑，还兼有涩象。舌质红，苔腻。

辨析：弦数为胆火旺，濡滑为痰湿盛，脉涩是椎动脉供血不足，舌象支持胆火与痰湿的诊断。

治法：清泄胆火，利湿化痰，活血化瘀。

处方：栀子 10g，葛根 15g，黄芩 20g，龙胆 15g，生地黄 15g，玄参 15g，车前子 12g，女贞子 15g，泽泻 25g，茯苓 15g，半夏 8g，石菖蒲 15g，白芍 12g，赭石（单包，先煎）12g，旋覆花 12g，丹参 30g，郁金 25g，没药 15g，川牛膝 20g，赤芍 25g，土鳖虫 6g，香附 15g，陈皮 15g。每日 1 剂，连服 6 剂。

方义：胆火是主因，所以龙胆、黄芩、栀子为君药；痰湿是次要因素，以二陈汤加泽泻为臣药，泽泻是治疗眩晕的要药，所以用量宜重；赭石、旋覆花降逆止呕。诸活血药通畅脑部血脉，辅佐君臣之药发挥作用。

代客煎药，说好患者第二天 9 时取药，但是，第二天 12 时仍未来，到 1 时来了，我问为什么这么晚，他说在家里眩晕正发作，吐了一地。

2011年2月14日，患者告知，从第3剂药开始，眩晕、恶心减轻。服完6剂，眩晕、呕吐完全停止。患者还欣喜地告诉我，原来有耳鸣症，近日眩晕好了以后，耳鸣也减轻了一多半。

按语：眩晕，《内经》中有目眩、眩仆、眩冒、掉眩、眩转等不同称谓，且在证候病机方面有丰富的记载。如《素问·五脏生成》说："徇蒙招尤，目瞑、耳聋，下实上虚，过在足少阳、厥阴，甚则入肝。"《灵枢·口问》说："上气不足，脑为之不满，耳为之苦鸣，头为之苦倾，目为之眩。"

《金匮要略》更有"心下有痰饮，胸胁支满，目眩"（痰饮咳嗽病篇）"诸肢节疼痛，身体尪羸，脚肿如脱，头眩，短气……"（中风历节病篇）等关于痰饮、水湿导致眩晕的证治，补《内经》之未备。

眩晕，《灵枢》认为是"髓海空虚"，张仲景认为是"痰饮"，朱丹溪力主"痰火"，张景岳认为是"上虚、下虚"，均从各个角度逐步完善了中医对眩晕证的认识。其实，眩晕证的病因远不止此，还有许多"其他因素"。本证主因胆火，次因痰湿，胆火夹痰湿上逆是为病因，还有一定血瘀因素。故清胆火、利痰湿、降逆气、活瘀血是为主治。

瘿瘤、眩晕

王某，女，70岁，唐山人。2010年7月3日初诊。

患者原有胆囊息肉。曾患甲状腺瘤，2年前在某医院做手术切除，近期检查又有新瘤体出现，而且脑血流检查显示椎动脉供血不足，头痛、眩晕、手麻，咽部有痰咳不出，喉中异物感，背痛，颈部不适，腹中胀满，食少，睡眠不好。

刻诊：脉弦滑而涩，舌紫暗苔白。脖颈粗，触摸颈部有硬结。

辨析：胆经瘀滞，痰浊痹阻。患者主要是胆经病变，胆腑内有息肉，瘀血可知。颈部甲状腺瘤，乃是痰浊夹瘀血形成，胆经络脑，椎动脉供血不足，也与胆经瘀滞不通有关。

处方：柴胡 12g，枳壳 15g，香附 15g，瓜蒌 25g，胆南星 10g，白芥子 12g，昆布 15g，海藻 15g，瓦楞子（单包，先煎）15g，茯苓 15g，白术 15g，葛根 15g，木香 12g，乳香 15g，没药 12g，川芎 15g，水蛭 10g，半夏 10g，丹参 20g，莪术 15g，威灵仙 12g。每日 1 剂，6 剂。

方义：四逆散疏肝解郁；乳香、没药、川芎、水蛭活血化瘀；瓦楞子、瓜蒌、胆南星、半夏、海藻、昆布消痰散结；威灵仙通达经络。

2010 年 7 月 12 日二诊：患者腹胀大减，饮食增加，颈部及咽喉不适减轻，痰见少，头痛、眩晕、手麻亦减。

脉较以前通顺一些，效不更方，原方继续用 10 剂，每日 1 剂。

三诊：脉来较通顺，滑象减，舌紫暗见淡。患者眩晕头痛已止，颈部咽部不感觉什么，食量增加，精神充足，睡眠转好。

处方：柴胡 10g，枳壳 12g，香附 12g，瓜蒌 15g，胆南星 6g，白芥子 10g，昆布 12g，海藻 12g，茯苓 12g，白术 12g，葛根 12g，木香 10g，乳香 12g，没药 12g，川芎 12g，半夏 8g，丹参 20g，莪术 12g，威灵仙 12g。6 剂，打成粉末，每日 2 茶匙，早晚各服 1 茶匙。

按语：胆囊息肉、甲状腺瘤、椎动脉供血不足，都显示一个病机——胆经郁滞，痰凝血瘀。

此病多由情志不舒，肝胆气郁形成。关于瘿瘤，古代医家早有论述，晋代葛洪的《肘后备急方》首先谈及用海藻、昆布治疗瘿病。唐代孙思邈的《备急千金要方》中分别论述过瘿瘤等病的针灸取穴治疗，书中记载了许多特效方药，如用海藻、昆布、羊靥治疗瘿瘤。明代陈实功《外科正宗·瘿瘤论》里提出瘿病主要病理是由气、痰、瘀壅结而成，曰："夫人生瘿瘤之症，非阴阳正气结肿，乃五脏瘀血、浊气、痰滞而成。"结合古代医家的见解，结合患者的具体情况，当疏肝理气、化痰散结、活血化瘀为治疗本病的宗旨。

肝气不升之眩晕

张某，女，34岁，唐山人，采购员。1991年9月3日初诊。

患者因严重眩晕去医院检查，被西医确诊为"梅尼埃病（眩晕证）"，用西药"地芬尼多"等没有什么效果，患者晕得不能站立，站起就天旋地转欲摔倒。住进本市中医院，治疗2个月余，分毫未见效果，不得已出院，在家疗养。

患者在家卧床不起，我首先查看了西医的检验单，血压、脑血流图和脑电图都正常。前庭功能检查确诊为梅尼埃病。

我翻阅了患者住院期间服用的十几个方剂，多为平肝潜阳、化痰息风之类。若根据现代流行的中医治疗梅尼埃病的辨证分型方法，确实没有什么疑问，也符合"无痰不作眩、无风不作眩"的中医理论。但是，符合不符合患者的临床实际呢？

刻诊：患者紧蹙双眉，面色暗淡无华。脉沉至骨，寸关尺皆然。舌苔白。

辨析：患者的发病机制为肝气不升，气血皆潜沉下行，头为诸阳之会，由于气机沉郁，气血潜行于下，导致头部高巅失养，这是眩晕的原因。患者曾经服用的方剂，"平肝潜阳"的方子占了一半左右，脉如此之沉，平肝潜阳自然不妥。

辨析：气血沉郁，肝气不升，脑髓失养。

处方：黄芪 50g，葛根 15g，柴胡 20g，枳壳 20g，川芎 20g，当归 12g，羌活 12g，细辛 6g，乳香 15g，防风 12g，生姜 6 片。每日 1 剂，4 剂。

方义：黄芪性升，为君药；葛根、柴胡、枳壳、川芎皆升以辅佐之；羌活、防风有妙用，取其辛温发散，宣布阳气；稍加活血药通畅经络。

4 天后二诊：患者病情已见缓解。效不更方，再服 6 剂。

三诊：患者已能起床活动，还稍有眩晕，原方再服 4 剂。

按语：患者气机如此下沉，有些医家还用平肝潜镇之药，这是囿于一般治疗眩晕的法则。胶柱鼓瑟，岂能有良效？诊断是中医的瞄准镜，辨证施治是中医的灵魂，舍此何谈？

临床清阳不升与肝气不升皆可导致眩晕，但是清阳不升患者多有明显的阳气不足而显露寒象，而肝气不升者左脉必沉而寒象不著，可为鉴别。

我曾经撰文：肝气肝血可以上荣于头部，肝气不升可以使气血沉郁于下，而上部（头部）失养，故作"眩晕""头痛"，甚则晕厥。此等症状临床并不鲜见，关键在于临床医生能否识别。

昏 厥

案例 1

张某，女，45 岁，唐山人。2010 年 5 月 17 日初诊。

患者自诉经常昏厥，平时没有精神，四肢畏冷，头眩短气。经某医院住院检查，只查出有轻度颈椎增生，椎动脉有轻微供血不足，心率稍缓（但是西医认为如此轻微的供血不足绝不至于造成昏厥）。反复住院治疗数次，输液疏通血管等治疗基本无效。也曾服用过中药，未见效。

刻诊：面色稍暗，脉略迟，沉至骨方能按到。舌中心微发青蓝。

辨析：阴盛血寒，肝气不升。

处方：黄芪40g，柴胡12g，桂枝15g，附子（单包，先煎）25g，细辛6g，麻黄10g，枳壳20g，川芎18g，姜黄15g，乳香15g，桃仁10g，红花15g，葛根20g，砂仁3g，当归12g，香附12g，炙甘草12g。每日1剂，连服6剂。

方义：升提肝气，以黄芪为君；柴胡、葛根、枳壳、川芎辅佐，助升肝气；桂枝、附子、细辛温阳散寒，为臣，血得热即升也；当归、桃仁、红花、姜黄、乳香活血；香附、枳壳理气，顺畅血脉，以治其厥。

2010年5月23日二诊：患者自诉精神比以前好转，近期睡眠梦多。脉沉象见起，舌青蓝色变浅。

处方：黄芪40g，柴胡12g，桂枝12g，附子（单包，先煎）15g，细辛4g，麻黄8g，枳壳15g，川芎18g，姜黄15g，乳香15g，桃仁10g，红花15g，葛根15g，砂仁3g，当归12g，炙甘草12g，首乌藤15g，石菖蒲12g，酸枣仁15g。每日1剂，连服10剂。

三诊：患者精神继续好转，脉已经不沉，舌色青蓝尽消。原方去掉麻黄、细辛，再服8剂。

方义：黄芪补气而升阳，为君药；得桂枝、附子助阳气，为臣；柴胡、葛根皆能升提；川芎活血而引血上升；麻黄、细辛散寒而布散阳气；辅助理气活血药畅达经络，故能迅速取效。

原方略有加减，共服用24剂，患者自诉症状已无。精力充沛。

按语：昏厥证是由多种原因引起的，以气机逆乱、升降失调、气血阴阳不相接续为基本病机，以突然昏倒、不省人事或伴有四肢逆冷为主要临床表现的一种急性病证。病情轻者，一般在短时内苏醒，醒后无偏瘫、失语及口眼㖞斜等后遗症；病情重者，昏厥时间较长，甚至一厥不醒而导致死亡。

传统教科书将厥证分为五种，即气、血、痰、暑、食厥，由于病机转归有虚实之分，临证时应根据不同类型区别虚实而辨治。

本病例所属，乃是肝气不升、头部失养而造成，也许有医家将其列入气虚厥的范畴，实际此类病的患病者一般气不虚，本病例患者的脉也不虚，而是沉。治疗的关键在于升举肝气，用黄芪只是取其升提之功，意不在补气。

这种厥证的本质，部分类型与寒邪有一定的关系，如《内经·厥论》所说："帝曰：厥，或令人腹满，或令人暴不知人，或至半日远至一日乃知人者，何也？岐伯曰：阴气盛于上则下虚，下虚则腹胀满。"头者诸阳之会，头部需要阳气的荣养，心气属火，肝气主升，心肝阳气不足，不能荣养于头，可以发为厥证。

应当强调的是，阳气未见显著不足，唯见肝气沉而不能上升，也有见于厥证者。可见，肝气不能上升是为主要病机。临床常见寒邪严重、阳气不足的患者，却未见有厥证，皆因肝气不衰，上升无碍也。

案例 2

周某，男，47 岁，唐山人。1997 年 8 月初诊。

患者自诉平日头发沉发昏，逐渐发展到经常无缘无故昏厥，有时几小时，最长达 10 小时。心情也时常抑郁。医院检查，脑部有轻微供血不足，住院输液，无效。

刻诊：面色晦暗无光，唇色暗黑但不紫。脉轻取不得，重按至骨方得，并不虚弱，但略迟。舌面水滑，根有白苔。

辨析：手足阳经交会于头面使之成为诸阳交会之处。"头为诸阳之会"，阳经通过目窍、经别等上头而通脑，并且"阳脉之海"督脉、巨阳足太阳膀胱经都直接通脑。肝气上升，荣养于头。患者阴盛，气血沉郁于下，脉沉潜至骨是为明证。头部病变属肝气不升，高巅失养，遂发此证。

治法：升举肝气，疏通经络。

处方：柴胡 20g，枳壳 20g，甘草 15g，当归 20g，川芎 30g，细辛 6g，桂枝 15g，黄芪 60g，乳香 15g，升麻 8g，桃仁 12g，红花 20g，葛根 30g，当归 12g，香附 12g，蜈蚣 2 条，生姜 7 片。每日 1 剂，连服 6 剂。

方义：升举肝气者，非黄芪、柴胡莫属；葛根、枳壳、川芎性皆升，以助君药；桂枝除血海之寒；活血化瘀药疏通经络，共奏升举阳气之功；用蜈蚣者，走督脉也。

二诊：患者自诉感觉头不再昏沉，心情转好。脉诊沉象浮起。

处方：柴胡 15g，枳壳 15g，甘草 15g，当归 15g，川芎 20g，细辛 5g，黄芪 40g，乳香 20g，升麻 6g，桃仁 10g，红花 15g，当归 12g，葛根 20g，桂枝 12g，生姜 7 片。每日 1 剂，连服 10 剂。

后患者说症状消失，不再昏厥，头也无不适，心情抑郁也明显好转。

按语：孙思邈《备急千金要方》云："头者，身之元首，气血精明，三百六十五络，皆上归于头。头者，诸阳之会也。"《张氏医通》亦云："头者，天之象，阳之分也，六腑清阳之气，五脏精华之血，皆朝会于高巅。再者，脑居头颅之中，至高之巅，赖阳气通达，才能'若天与日'。"

升降理论是论述人体气机运动形式的理论。《医源》云："天地之道，阴阳而已矣；阴阳之理，升降而已矣。"这一理论植根于阴阳学说，依附于人体的脏腑功能，阐明了人的生理、病理，运用于疾病的治疗和遣方用药等方面。

《黄帝内经》"地气上为云，天气下为雨"等自然现象，以及《素问·六微旨大论》"气之升降，天地之更用也，……升已而降，降者为天；降已而升，升者为地。天气下降，气流于地；地气上升，气腾于天。故高下相召，升降相因，而变作矣"是关于升降运动基本过程的论述。通过取类比象，进一步引申到人体来阐明人体气机的升降变化。从自然界的升降出入运动化生了万物，类比到人体的气血化生，脏腑功能活动产生了生理和病理变化等。

《素问·六微旨大论》又云："出入废则神机化灭，升降息则气立孤危。故非出入则无以生长壮老已，非升降则无以生长化收藏。是以升降出入，无器不有，故器者生化之宇，器散则分之，生化息矣。故无不出入，无不升降。化有大小，期有近远，四者之有而贵常守，反常则灾害至矣。故曰：无形无患，此之谓也。"进一步探讨升降出入理论在人体生理和病理方面的重要性。其中"化之大小，期之近远，常守之贵，反常之害"是后世医家对升降出入理论发挥的重点所在。历代医家在临床实践中，不断丰富、发展和完善了升降理论，结合"左右者，阴阳之道路也。左为阳，右为阴"之说，根据阴阳学说的理论，升降理论形成了系统的学说。

肝气从左而升，黄芪补气而善能升提，为补肝气、助升提、将军之药也，他药不能代之，柴胡能升提，力不超黄芪。我平素肝气颇旺，曾经口服黄芪末几克，两三小时后即感觉面部稍热如醉酒，其升提之性可知。单服柴胡无此感觉，是为明证，故我一向把黄芪视为升提肝气之首药。

喘咳病

二十年喘咳

孙某，男，59岁，唐山人，工人。2011年12月16日初诊。

患者嗜酒，20多年前患喘咳，以咳为主。20多年从未间断服用抗生素及止咳平喘药，但只能减轻症状。医院诊断为支气管感染、肺气肿。

刻诊：望其面部红，鼻头尤甚，此脾肺热盛也。脉象右寸关浮滑而数，兼有壅滞不通，左寸亦数。舌红苔黄。咳嗽不断，兼有喘时，痰涎壅盛，胸闷胸痛，呼吸不顺畅。

治法：火郁发之，用宣肺之药疏散，使火邪有外达之出路，内清脾胃心之热，兼用化痰止咳之品畅达气道，还需活血化瘀，条达肺气，宣散壅滞，缓解肺气肿。

处方：麻黄7g，杏仁10g，瓜蒌25g，荆芥8g，莱菔子15g，百部12g，厚朴25g，生石膏（单包，先煎）120g，知母30g，黄芩30g，鱼腥草50g，半夏8g，陈皮15g，紫苏子12g，茯苓12g，桑白皮10g，地骨皮12g，乳香15g，没药15g，郁金25g，丹参25g，赤芍25g，三棱15g，莪术15g，香附12g，黄连6g。每日1剂，连服8剂。

方义：白虎汤为君药，辅以黄芩、黄连、鱼腥草清肺热。因为久病，身体盛壮，用药量需重，疗效方著。火郁发之，少量麻黄、荆芥，气薄而通之，助石膏清散郁火。痰热中阻，瓜萎堪当重任，辅以紫苏子、莱菔子、半夏。肺气壅实，莱菔子为猛将，且有桑白皮、地骨皮泻肺热，麻黄轻宣肺气，陈皮、厚朴、香附消滞气，乳香、没药、丹参、赤芍、三棱、莪术活血化瘀，使壅滞之肺气消散条达。

2011 年 12 月 22 日二诊：患者言大效，服药未见过此效。咳喘见平，胸闷、呼吸不畅减轻，望其面部，红色渐退。

效不更方，续服 12 剂。喘咳皆平。

按语：哮喘在古代中医文献中记载很早，《素问·生气通天论》说："因于暑，汗，烦则喘喝。"此为暑热使肺失于宣降所致。火邪内热造成喘咳，要点在于"火郁发之"，故除了用清泄肺热的药物和厚朴、紫苏子等肃降药物外，用麻黄、荆芥宣发肺气，合于"火郁发之"之机制很重要。

此证乃是火克金也，病因为酗酒过度，酒热伤及肺、脾、心，导致火热过盛。肺金为娇脏，最怕火邪来克，失于清肃下降，肺气逆而冲上，发为咳喘，又脾胃煎熬津液成痰，阻塞气道，呼吸不利，久之亦气血郁滞，肺气失于畅达，故为肺气肿。

痰热郁肺（过敏性哮喘）

高某，女，41 岁，唐山人，工人。1991 年 5 月 23 日初诊。

患者患过敏性哮喘多年，1986 年 7 月经结核病院过敏原检查，有几十种过敏物质，诊断为过敏性哮喘。自诉哮喘夜间及早上严重，不能平卧，睡不了多少觉，喉中哮鸣有声，张口抬肩。

刻诊：面色稍红，脉数大。舌红苔黄，舌上有红点。

辨析：热哮，痰热中阻，肺气不降。

治法：清肺热，化痰降气平喘。

处方：生石膏（单包，先煎）80g，知母 20g，黄芩 20g，金银花 20g，桑白皮 15g，地骨皮 15g，玄参 15g，麦冬 12g，麻黄 15g，杏仁 12g，甘草 12g，紫苏子 12g，川贝母 12g，厚朴 12g，陈皮 12g，赤芍 12g，射干 12g，防风 15g，僵蚕 12g。每日 1 剂，连服 6 剂。

方义：重用白虎汤为君；辅之以黄芩、金银花、桑白皮、地骨皮泄肺热；玄参、麦冬滋阴；麻黄、射干、紫苏子、川贝母宣肺降气化痰平喘；用防风、僵蚕者，因哮鸣多风邪为患。

1991 年 5 月 29 日二诊：服药见效，哮喘减轻，脉舌同前。效不更方，再服 10 剂。

1991 年 6 月 13 日三诊：哮喘大减，不再张口抬肩，能够平卧睡觉。脉数已减，舌淡黄。

治法：清热平喘，佐以健脾化痰，杜绝生痰之源。

处方：生石膏（单包，先煎）50g，知母 15g，黄芩 12g，金银花 15g，桑白皮 12g，地骨皮 12g，麻黄 10g，杏仁 10g，甘草 10g，川贝母 12g，射干 12g，僵蚕 12g，白术 12g，茯苓 15g，薏苡仁 15g，熟地黄 12g，黄芪 15g。每日 1 剂，连服 10 剂。

服完后，患者言哮喘已经基本平复。

按语：《素问·刺热论》云："肺热病者，先淅然厥，起毫毛，恶风寒，舌上黄，身热，热争则喘咳，痛走胸膺背。"阐明了肺热是导致实喘的重要原因。

哮喘喉鸣有声，我常加一些祛风药如僵蚕、全蝎等，因诸挛急、挛咳多夹风邪，例如百日咳。

气逆上冲哮喘

周某，女，83 岁，唐山人。2011 年 2 月 15 日初诊。

患者家属代诉，患者一向身体较好，6 年前患哮喘，用抗生素、茶碱、喷雾药等维持，逐年加重，近几个月哮喘严重，已不能走路。遍访市内名医，吃中药百余服，没有解决问题。

刻诊：哮喘时发，气上冲而不降，喉中喘息有声，张口抬肩，痰少，行动喘息加重。脉浮稍数，来盛去衰，有逆气上冲之象，舌苔黄白相兼，中间痿软。面上虚浮似肿。

辨析：原本肺胃火旺，日久伤及阴分，气火逆而上冲，舌中间痿软是阴血不足成阴虚火旺之象。

治法：平降逆气，泄肺胃热，凉血滋阴，止咳平喘。

处方：赭石（单包，先煎）12g，旋覆花（布包煎）12g，桑白皮12g，地骨皮15g，黄芩12g，生石膏（单包，先煎）30g，知母15g，白薇12g，玄参12g，麦冬12g，女贞子12g，茯苓12g，白术10g，杏仁10g，枇杷叶12g，紫苏子12g，陈皮12g，半夏9g。每日1剂，连服6剂。

方义：气火上冲，非赭石、旋覆花不能平降；肺胃火旺，非泻白、白虎不能泄热；黄芩、白薇助清热之力；尚需滋肺肾之阴，玄参、麦冬、女贞子堪当此任；以杏仁、紫苏子、枇杷叶止咳平喘，亦能降气；茯苓、白术燥湿化痰，培补脾气。

2011年2月22日二诊：症状减轻一些，已能行走十余米（原来不能）。面上虚浮已经下去，有好转趋势。脉仍浮、稍数，似有气上冲，舌苔白。治则同前。

处方：赭石（单包，先煎）12g，旋覆花（布包煎）12g，桑白皮9g，地骨皮9g，生石膏（单包，先煎）20g，知母12g，黄芩10g，玄参12g，麦冬12g，茯苓12g，白术10g，杏仁10g，枇杷叶12g，紫苏子12g，陈皮10g，半夏9g，地龙12g。每日1剂，连服6剂。

方义：此方乃是一诊方减清热药量，加地龙以增强平喘效果。

2011年3月1日三诊：喘症继续好转，能行走几十米。观外表，已无张口抬肩，喉中无哮鸣声。脉浮不数，舌淡白。效不更方，大抵如前。

处方：赭石（单包，先煎）10g，桑白皮8g，地骨皮8g，黄芩9g，白薇8g，玄参15g，生地黄12g，茯苓12g，半夏9g，瓜蒌12g，白术10g，紫苏子12g，枇杷叶12g，陈皮10g，厚朴10g，旋覆花（布包煎）10g，地龙10g。

按语： 人皆知赭石降逆气，殊不知赭石降逆尚有平喘之功，盖喘证属于肺胃火上逆，失于肃降者，用赭石有良效。

治喘之药，很少有用赭石者，近代名家张锡纯独辟蹊径，临床用赭石治喘获佳效，揆之临床，颇有灵验，兹举病案以验证之。

张锡纯于《医学衷中参西录》治喘息方参赭镇气汤条下记录：治一妇人，年三十余，劳心之后兼以伤心，忽喘逆大作，迫促异常，其翁知医，以补敛元气之药治之，觉胸中窒碍不能容受。他医以为外感，投以小青龙汤，喘益甚。延愚诊视，其脉浮而微数，按之即无，知为阴阳两虚之证。盖阳虚则元气不能自摄，阴虚而肝肾又不能纳气，故作喘也。为制此汤，病人服药后，未及覆杯曰：吾有命矣。询之，曰从前呼吸唯在喉间，几欲脱去，今则转落丹田矣。果一剂病愈强半，又服数剂，全愈。

肾不纳气（过敏性哮喘）

勾某，女，31岁，唐山人，曾做过油漆工。1991年12月5日初诊。

患者患哮喘3年，原因是油漆过敏。曾做过敏试验，对几百种物质过敏。发病时不能平卧，整夜趴在床前，喘不得眠，痛苦异常，难以忍受。患者已更换工种，但是哮喘依旧。刻诊见其脉象似缓，右寸浮。

辨析：风邪扰肺，肺失肃降。

处方：防风 12g，荆芥 12g，枳壳 15g，木香 12g，杏仁 12g，甘草 12g，僵蚕 12g，射干 12g，陈皮 10g，半夏 10g，茯苓 15g，紫苏子 12g，生地黄 12g，贝母 10g，黄芩 12g。每日 1 剂，连服 5 剂。

1 周后复诊：患者称效果不明显，哮喘依旧。我有些迷惑，再次仔细把脉，发现尺脉虚甚而数，寸脉浮，属于肾阴虚不纳气。

处方：熟地黄 15g，山药 15g，胡桃 15g，山萸肉 10g，茯苓 12g，生龙骨 12g，五味子 10g，麦冬 12g，牡蛎 10g，百部 12g，桑白皮 10g，枇杷叶 12g，半夏 6g，陈皮 10g。每日 1 剂，连服 6 剂。

方义：以六味地黄丸为主方，辅助胡桃、生龙骨、五味子敛纳肾气；百部、桑白皮、半夏、枇杷叶清肺化痰，止咳平喘。

服完 3 剂后，患者即告知有效，哮喘已经减轻。6 剂服完，病好了一半，原方不变，继续服用 8 剂。患者的过敏性哮喘病治愈，以后十几年未再发作。

按语：肺主气而司呼吸，但气之本在肾，肾虚则不能纳气，致使上下之气交接失常，《类证治裁》所称"肺为气之主，肾为气之根，肺主出气，肾主纳气，阴阳相交，呼吸乃和，若出纳升降失常，斯喘作焉""肺主气，肾纳气，气出于肺而根于肾"，说明了肺肾之间的密切关系。《医宗己任编》有"况喘症之虚者，由元海无根，致肾气不纳"。

外寒内热喘（过敏性哮喘）

马某，女，29 岁，唐山滦县人。2010 年 5 月 2 日初诊。

患者患过敏性哮喘 10 余年，夏天严重，冬天较轻。痰多，对于几十种物质都过敏，每次发作都要输液，喷平喘喷雾剂，口服氨茶碱等，终不能除根。患者做过穴位埋线治疗，未见效果。时值夏初，患者已经发病，不能劳动，喉咙中哮鸣有声，夜不能平卧。

刻诊：脉右寸紧，关数。舌黄白苔相间。

辨析：表寒里热，肺失宣降。舌黄白苔相间，乃是表有寒束，里有火热。表寒不祛，内热越炽。寒束则肺气失于宣发，内热则肃降不利，故发哮喘。

治法：散表寒，清内热，止咳平喘化痰。

处方：麻黄 12g，细辛 3g，杏仁 12g，百部 12g，枇杷叶 12g，半夏 10g，紫苏子 12g，款冬花 10g，生石膏（单包，先煎）50g，知母 15g，黄芩 15g，甘草 10g，莱菔子 12g，栀子 10g，甘草 10g。每日 1 剂，6 剂。

方义：张仲景治疗外寒内热喘用麻杏石甘汤。案中处方乃是宗仲景麻杏石甘汤加味，以细辛助麻黄散寒；以紫苏子、枇杷叶、莱菔子降气平喘；杏仁、百部止咳；知母、黄芩、栀子助生石膏清肺热。

2010 年 5 月 10 日二诊：患者反映哮喘减轻。舌黄白苔变淡。脉不紧，稍数。

处方：麻黄 8g，杏仁 12g，百部 12g，枇杷叶 12g，半夏 10g，紫苏子 15g，款冬花 15g，生石膏（单包，先煎）40g，知母 15g，黄芩 12g，甘草 12g，莱菔子 12g。每日 1 剂，再用 8 剂。

三诊：病情继续减轻，第二方继服 8 剂。患者反馈哮喘平复，可以参加轻体力劳动。

按语：《内经》对喘病有较多论述。如《灵枢·五阅五使》说："故肺病者，喘息鼻张。"《灵枢·本藏》曰："肺高则上气肩息咳。"提示喘病以肺为主病之脏，并以呼吸急促、鼻翕、抬肩为特征。《灵枢·五邪》指出："邪在肺，则病皮肤痛，寒热，上气喘，汗出，喘动肩背。"《素问·举痛论》又说："劳则喘息汗出。"指出喘病病因既有外感，也有内伤，病机亦有虚实之别。

据我体会，哮喘病中，寒气外束、内热中生证型的患者最多，脉常是紧中带小数，舌苔常是黄白相间。治以麻黄、细辛散外寒，以石膏、知母、黄芩清内热，辅以紫苏子、枇杷叶降气平喘，杏仁、百部、半夏止咳化痰，常获良效。

肺气壅实（过敏性哮喘）

张某，女，42 岁，唐山滦县人。2010 年 6 月 1 日初诊。

患者自诉患哮喘病 10 余年，胸闷、咳嗽、气喘。大便长期干燥。哮喘夏天重、冬天轻。医院检查认为是过敏性哮喘，有几十种变应原。发作时必须服用氨茶碱或喷平喘喷雾剂等才能稍稍缓解，抗生素基本无效。有一次输液输了刺五加，严重至几乎窒息。

刻诊：舌质稍红紫，边缘不齐。脉右寸浮数而壅实，三五不调，左脉正常。

辨析：肺脉壅实而浮数，乃是肺气抑郁，涩滞不通，内郁火热，以舌紫红为佐证。肺气壅实而难以宣发肃降，故发哮喘。病机在气血郁滞壅塞，以调理顺畅气血为本，兼以清热。刺五加有人参样补益作用，肺脉壅实不可补，气塞壅闭肺窍，必然呼吸受阻，发生危症。本病在治疗中也不可应用补药，必然加重病情。

处方：瓜蒌 30g，姜半夏 10g，黄芩 15g，桑白皮 12g，知母 15g，木香 15g，川楝子 12g，麻黄 6g，枇杷叶 12g，紫苏叶 12g，莱菔子 20g，厚朴 12g，川牛膝 15g，郁金 20g，丹参 20g，香附 12g，紫苏子 15g。每日 1 剂，连服 6 剂。

方义：三子养亲汤去掉白芥子，以紫苏子、莱菔子为君，理气降气化痰；黄芩、桑白皮、知母为臣，以清肺热；厚朴、木香、川楝子、瓜蒌辅佐之，增强理气之功，以祛肺气壅滞；麻黄、紫苏叶宣肺，以其宣发才能肃降，可祛肺之实；气郁日久必然血瘀，故加丹参、郁金、川牛膝活血散壅。

服后哮喘减轻，二诊右脉寸部壅实减，原方加熟大黄 6g，即釜底抽薪之法。服用 8 剂之后，喘平。

按语： 肺主气、司呼吸，宣发肃降以调气机。哮喘发作时，肺气郁而不行。肺为娇脏，肺的气机是五脏中最活跃的，且为五脏中唯一与外界相通的，为五脏之华盖。形寒饮冷则伤肺，导致肺不得宣发肃降，郁而发病。或有壅塞之气，或有非时之感，伤肺而发病。肺气郁闭是哮喘发病的重要病机之一，肺与大肠相表里，哮喘患者多有腑气不通的表现，大便多有不畅，治疗时开宣肺气，大便即可通畅，而通利大便对于哮喘的缓解也有很好的辅助治疗作用。

小青龙加石膏汤治哮喘

蒋某，男，41 岁。2006 年 5 月 24 日初诊。

患者原本为搬运工，大汗之后常用冷水洗浴，时值壮年，未觉不适。37 岁时，突患喘咳，西医诊为支气管炎，用抗菌消炎平喘之法，能缓解一时，久之又犯。近年以来，西医吊瓶输液已无显效，痛苦非常，求治多名中医，服中药百余剂，未见效。

刻诊：身体魁伟，面色基本正常，舌苔前部白苔，后部淡黄苔。脉右浮滑而稍数，久候能体会出似有"紧"意。

辨析：细审病源，乃知是艰苦劳作汗后，冷水洗浴，毛孔开张，寒湿邪自表而入，闭郁卫气。久必入肺，化为寒痰寒饮，郁而生热，外寒内热，痰饮为患，影响肺之宣降，发为喘咳。

处方：拟小青龙汤加味。麻黄12g，桂枝6g，芍药8g，细辛6g，甘草10g，半夏12g，干姜6g，五味子6g，生石膏（单包，先煎）50g，知母20g，黄芩15g，茯苓10g。每日1剂，连服6剂。

方义：此小青龙加石膏汤加减，以麻黄、桂枝散寒平喘，细辛助之，半夏、干姜温化痰饮，生石膏、知母、黄芩清解内热。

2006年6月2日二诊：患者言哮喘大减，查脉稍紧，舌黄苔变淡。

处方：麻黄5g，甘草12g，细辛3g，半夏8g，五味子10g，知母10g，茯苓12g，紫菀10g，枇杷叶10g，白术12g，生石膏（单包，先煎）30g，黄芩12g。每日1剂，连服6剂。

按语：喘咳症属于寒饮束表，内有郁热者，小青龙汤加生石膏其效甚捷。

清代王旭高说："肺胀咳喘，多因水饮，而烦躁则挟热邪，故于小青龙汤加石膏，寒温并进，水热俱蠲，于法尤为密矣。"（《王旭高医书六种》）清代尤在泾说："此外邪内饮相搏之证而兼烦躁，则挟有热邪。麻、桂药中，必用石膏，如大青龙之例也。心下寒饮，则非温药不能开而去之，故不用越婢加半夏，而用小青龙加石膏，温寒并进，水热俱蠲，于法尤为密矣。"（《金匮要略心典》）

脾肺气虚哮喘

代某，58岁，男，唐山人，私企老板。2011年9月12日初诊。

患者患支气管哮喘15年，中西医服药无数，终不能愈。

刻诊：望其形，人瘦，不足百斤，面色黑红，水蛇腰。脉虚软而数，右关脉尤甚。舌苔前部红，中间有薄黄苔，舌瘦薄。

辨析：患者脾肺虚弱，中气不足，土虚不能生金。肺气无主，气与火不两立，一胜则一负。元气不足，火热内生，熬煎津液成痰，阻塞气道，肺失宣降，因而作喘咳。

治法：补脾肺气，清肺热，滋肺肾阴，降气化痰，平喘止咳。

处方：人参12g，陈皮12g，炙甘草20g，白术15g，茯苓15g，紫苏子15g，厚朴12g，郁金20g，半夏8g，麦冬15g，玄参15g，桑白皮12g，地骨皮12g，知母15g，鱼腥草20g，杏仁10g，紫菀12g，款冬花12g，女贞子12g。每日1剂，连服6剂。

方义：人参、白术、炙甘草、紫菀、款冬花补益脾肺，为君；鱼腥草、知母、麦冬、玄参、桑白皮、地骨皮、女贞子清肺热、滋阴，为臣；厚朴、紫苏子、半夏、杏仁降气化痰、平喘止咳。

2011年9月19日二诊：患者自诉效果明显，咳喘减轻。效不更方，每日1剂，再服6剂。

2011年9月26日三诊：患者自诉哮喘继续减轻，有效。原方加入蛤蚧，每剂2只。

2011年10月2日四诊：患者说这次服药没见好转，夜间出大汗。舌苔黄苔增多。应是蛤蚧性热，使阴虚火旺更重，于是弃之。将原方人参减至 8g，加地龙 20g。6 剂，每日 1 剂。

后又复诊一次，10 剂。患者不再喘咳，临床治愈。

按语：喘证虽有"在肺为实，在肾为虚"之说，但是，不能忽视土虚不能生金，肺虚也能致喘。肺主气、司呼吸，肺气虚则宣降失常，痰涎壅阻，发为喘病。本证脾肺气虚，火旺阴虚，痰浊中阻，肺失宣降而喘。治疗上"补脾肺气，清肺热，滋肺肾阴，降气化痰，平喘止咳"，故效。

本是脾肺气虚，应当说应用补肾纳气药物亦离题不远，但临床效果不佳。可见中医辨证何其细微，间不容发，虽小异而不能。临证能不慎之再慎？

哮喘（慢性喘息性支气管炎）

董某，女，44 岁，黑龙江人，在唐山打工。2012 年 3 月 15 日初诊。

患者自幼身体羸弱，十分瘦小，十几岁就开始咳嗽气喘，患慢性喘息性支气管炎，经常打针输液。来唐山打工后，由于劳累过度，病情复发，喘咳发作，输抗生素不但没减轻，咳喘反而越发严重，胸中窒闷如负大山，上不来气，夜间发作尤重，喘咳不能入睡。二十几天下来，难以忍受折磨，欲寻短见。

刻诊：其人瘦小，体重不足 90 斤，面色暗滞，喉中哮鸣有声，乃痰饮中阻。诊其脉紧中带数，舌苔黄白相间。

辨析：其病乃是外寒内热，寒包火，内热因寒气外束而不能宣散，内火越炽，复加痰饮，乃为"小青龙汤"加石膏所主。抗生素属于寒凉药，单纯使用，外寒不得宣散而寒愈甚，寒气结于胸中，体内元气通路滞塞，加之痰饮中阻，胸闷如窒，上不来气。

治法：外散寒气，内清火热，兼化痰饮。

处方：麻黄 10g，桂枝 10g，白芍 10g，干姜 6g，甘草 15g，生石膏（单包，先煎）20g，五味子 8g，细辛 6g，厚朴 12g，杏仁 10g，紫苏子 10g，茯苓 15g，半夏 8g。每日 1 剂，连服 3 剂。

方义：此小青龙汤加石膏加减：麻黄、桂枝散外寒、通阳气，为君；石膏清内热，为臣，半夏、紫苏子、干姜、茯苓温化寒饮而降气；白芍、五味子敛卫气，防麻、桂发越太过；厚朴、杏仁平喘止咳。

2012 年 3 月 18 日二诊：患者十分感谢，说胸部如去大山，出气畅快多，喘咳减轻。脉象浮紧稍数，脉虚，舌苔仍黄白相间。外寒消退，肺虚、肺气上逆为主。

治法：散风寒，清内热，补肺气，下气平喘止咳。

处方：紫菀 12g，款冬花 10g，射干 10g，麻黄 6g，细辛 5g，五味子 5g，生姜 6 片，大枣 7 枚，生石膏（单包，先煎）20g，半夏 6g，茯苓 12g，杏仁 10g，紫苏子 8g，党参 9g。

方义：此方乃射干麻黄汤加石膏也，生石膏为君，清内热；麻黄、细辛为臣，散风寒；紫菀、款冬花、党参补肺；紫苏子、杏仁、半夏降逆化痰止咳。

外有寒邪痰饮，内蕴内热，肺气宣降失常，发为喘咳，当先去外寒，化痰饮；同时祛内热，用小青龙加石膏汤，待表邪稍退，则以肃降为用；射干麻黄汤下气平喘，堪当此任。治病时表里上下之次序不可颠倒也。

2012 年 3 月 22 日三诊：患者已经基本不喘，还咳嗽，但也减轻。脉象浮而仍稍数。

二诊方剂增加石膏至 25g，其余不变。

2012 年 3 月 26 日四诊：喘全止，微有一点咳嗽。

三诊方石膏稍减，每日 1 剂，续服 6 剂。告愈。

按语： 张锡纯先生在论述"太阳病小青龙汤证"时曾说"凡遇外感喘证，可治以小青龙汤者，莫不投以小青龙汤。而临证细心品验，知外感痰喘之挟热者，其肺必胀，当仿《金匮》用小青龙加石膏，且必重加生石膏方效"，又云"平均小青龙之药性，当以热论，而外感痰喘之证又有热者十之八九，是以愚用小青龙汤三十余年，未尝一次不加生石膏"。论理甚明，可资借鉴。

喘咳发热

Kpnctnha，女，6岁，乌克兰卢甘斯克人。2009年9月10日初诊。

患儿经常患支气管感染合并上呼吸道感染，发热38℃以上是常事，每次都是在儿童医院输抗生素，虽然有些效果，但是频繁使用抗生素有一定副作用，价格也非常贵，而且用后依然反复发病。患儿的父母专程来诊，希望能治好孩子的病。

刻诊：患儿支气管感染，体温38℃，咳嗽，气喘，呼吸声重，面微红。舌红，有剥落苔，脉浮数。

治法：清热泻火，滋阴止咳平喘。

穴位：太渊（双）、鱼际（双）、列缺（双）、尺泽（双）、大椎（单）、合谷（双）、曲池（双）、内庭（双）、定喘（双）、天突（单）、肺俞（双）、少商（双）点刺放血。

以上穴位交替轮换使用，每次10针左右，隔日1次。

治疗2次后，患儿热退，6次后喘咳平，症状完全消失而病愈。

按语： 中药和针刺疗法能较快解决急性感染性疾病的问题。但是在国内，患了这类疾病，似乎没有患者找中医治疗。更紧要的是，有经验、能熟练治疗这类疾病的中医越来越少。

因为肺热阴虚造成的喘咳，针刺能从根本上消除患儿的肺热阴虚状态，提高身体的抵抗力，使患儿再次感染的概率大大降低，这就达到了中医"治病求本"的目的。

同时，经络穴位疗法比起抗生素治疗要经济，这对于目前囊中羞涩的弱势群体而言无疑是福音。利用我国传统中医学的宝贵财富，为民众的健康服务，这一点无论于国于民都是天大的"幸事"。

小儿大气下陷哮喘

刘某，男，2岁，唐山人。1982年7月14日初诊。

患儿患哮喘3个月，住本市某医院儿科，输液2周，并服平喘药无效。询问得病原因，是在幼儿园寻母，久久啼哭而得之。

刻诊：脉象右寸沉弱，重按至骨，稍见数象。喘而不时深吸一口气。

辨析：大气下陷，肺气虚弱。婴儿哭号无度，气出多进少，遂令大气下陷，肺居上焦，气陷无主，遂令咳喘。

处方：升麻3g，黄芪9g，知母6g，桔梗3g，甘草3g，款冬花3g，杏仁3g。

方义：以升陷汤为主方，借黄芪、升麻、桔梗升提之力；甘草、款冬花补肺；杏仁止咳平喘；不用柴胡者，恐肝气升，于肺不利也。

6剂愈病。后无复发。

按语：《医学衷中参西录》说："升陷汤以黄芪为主者，因黄芪既善补气，又能升气，唯其性稍热，故以知母之凉润者济之。柴胡为少阳之药，能引大气之陷者自左上升。升麻为阳明之药，能引大气之陷者自右上升。桔梗为药中之舟楫，能载诸药之力上达胸中，故用之为向导也。至其气分虚之极者，酌加人参，所以培气之本也；或更加黄肉，所以防气之涣也。至若少腹下坠或更作痛，其人之大气直陷至九渊，必需升麻之大力者以升提之，故又加升麻五分（1.5g），或倍作二钱（6g）也。方中之用意如此，至随时活泼加减，尤在临证之善变通耳。"

升陷汤灵活应用于喘证，效果立竿见影，却是始料未及。哮喘病机多是肺气上逆而喘，一般采取肃降逆气的治法，假如此例按肃降肺气常法治疗，结果可知。

子夜喘

郑某，女，35岁，唐山人。2012年8月25日初诊。

患者从19岁一次感冒后，发作喘病，历经16年未愈，时发时止。每到夜间12时以后开始发作，用硫酸沙丁胺醇气雾剂或沙美特罗干粉剂能缓解。其他治喘病的西药如氨茶碱等基本无效。如果不用药，过了夜间4时以后，喘病也会缓解。十几年间时发时止。白天不喘，不影响正常工作生活。

患者曾在中医院做过系统检查，检查肺活量、肺通气量均无问题。以肺气不降治疗，各种平喘药如麻黄、紫苏子、莱菔子、地龙等遍尝，基本无效；亦当肾不纳气治疗，如蛤蚧、熟地黄、五味子之类，也不见效。

刻诊：观其面容，暗淡无华，寒证貌相。右脉沉迟，舌淡苔白。

辨析：夜间12时至3时乃是子丑之时，胆肝经络所主之时，此时阴阳交替，阴气重而阳气虚，患者本于肺气寒，肺阳不足，至夜间子丑时阴气大盛，肺阳虚寒益增，子时一阳生，乃少阳胆气之阳，此时阳虽出生，但是太薄弱，阳气欲升腾外达，但肺中阴寒之气制约阳气腾达，阴阳相争，激荡于肺，故发喘病。至黎明 4 时，乃肺经主时，阳气渐旺，遏退阴气，故喘渐止。

处方：桂枝加厚朴杏子汤。桂枝 15g，厚朴 12g，杏仁 10g，款冬花 10g，半夏 8g，干姜 9g，甘草 12g。每日 1 剂，服药 4 剂。

方义：桂枝温通经络，解肌发汗，散寒止痛，还有平喘降气功能。张仲景亦用桂枝加厚朴杏子汤治疗喘病。张锡纯说："小青龙汤原桂枝、麻黄并用，至喘者，去麻黄加杏仁而不去桂枝，诚以《神农本草经》原谓桂枝主吐吸（吐吸即喘），去桂枝则不能定喘矣。乃医者皆知麻黄泻肺定喘，而鲜知桂枝降气定喘，是不读《神农本草经》之过也。"

服药后，患者喘减一半。复 4 剂，患者却突发感冒发热，发热期间喘咳益甚，经过服西药感冒药、消炎药热退身凉后，夜间哮喘居然随之豁然痊愈。

按语：子夜喘，也就是在夜间 12 时左右开始发作喘病，到黎明 4 时左右喘止，白天如常人。皆因患者肺气久寒，骤得温热，阴气外拒，阳气抗争，阴阳相搏，故发热外感，热退后，阴阳调和，故病愈。远期疗效待观察。

中医中药治疗疑难病症，常有"四两拨千斤"之佳效，于此证可见一斑。

大气下陷，声如蚊蝇

蒋某，女，34 岁，唐山人，售货员。2001 年 10 月 4 日初诊。

患者身体原本较弱，自春天以来，由于工作讲话过多，频觉气短，上气不接下气，讲话前需要先深呼一口气，而且声音逐渐变小，后来竟变得声如蚊蝇，渐至不能工作。在医院进行了全面检查，包括心电图、胸透、验血、胸片等，均未发现异常。也曾求治多名中医，未见明显效果。检查患者服用过的中药方剂，大多数用补气温肾阳药物。

刻诊：舌瘦、苔薄水滑；脉沉至骨，右寸尤甚。与我讲话时需靠近才能听见。

辨析：中气不足，大气下陷。

治法：升阳举陷，补益中气。

处方：黄芪80g，知母15g，桔梗15g，升麻10g，枳壳20g，人参15g，炙甘草20g，陈皮15g，桂枝10g。每日1剂，连服6剂。

方义：以黄芪为君药，辅以人参，人参虽补气，但不如黄芪之补中有升；升麻、桔梗、枳壳皆升提，为臣药（不用柴胡者，因其理气，恐耗气）；陈皮意在补而不滞；桂枝意在振奋阳气。

1周后二诊：患者自言有改善，效不更方，续服10剂。

半个月后，患者来电告知病愈。

按语：大气下陷之病机，若以气虚阳虚治者，难以中病，中医之妙，只在微末之间，岂是孟浪所为？

升陷汤是名医张锡纯所制，"治胸中大气下陷，气短不足以息。或努力呼吸，有似乎喘，或气息将停，危在顷刻。其兼证，或寒热往来，或咽干作渴，或满闷怔忡，或神昏健忘，种种病症，难以息数。其脉象沉迟微弱，关前尤甚"。

升陷汤组方：黄芪、知母、柴胡、桔梗、升麻。黄芪为君，补气善升；知母凉润济之；柴胡入少阳，引大气自左上升；升麻入阳明，引大气自右上升；桔梗为舟楫，载诸药上达胸中；气分虚极加人参，气之涣散加山萸肉。

张氏释曰："大气者，充满胸中，以司肺呼吸之气也。人之一身，自飞门至魄门，一气主之。然此气有发生之处，有培养之处，有积贮之处。天一生水，肾脏先成，而肾系命门之中，有气息萌动，此乃乾元兹始之气，《内经》所谓'少火生气'也。此气既由少火发生，以徐徐上达。培养后天水谷之气，而磅礴之势成，绩贮于膺胸空旷之府，而盘踞之根固。是大气者，原以元气为根本，以水谷之气为养料，以胸中之地为宅窟者也。夫均是气也，至胸中之气，独名为大气者，诚以其能撑持全身，为诸气之纲领，包举肺外，司呼吸之枢机，故郑而重之曰大气。夫大气者，内气也。呼吸之气，外气也。人有觉呼吸之外气与内气不相接续者，即大气虚而欲陷，不能紧紧包举肺外也。医者不知病因，犹误认为气郁不舒而开通之，其剧者，呼吸将停，努力始能呼吸，犹误认为气逆作喘而降下之，则陷者益陷，凶危立见矣。"

认真习《内经》之文，研读张公大气下陷之理，于临证大有裨益。升陷汤只要适于证型，不管何证，屡用屡效，应用范围极其广泛。

心脏疾病及心神疾病

"赤色出两颧"

患者陈某之妻，女，39岁。1985年5月6日初诊。

陈某代其妻诉，患者为先天性心脏病，房室间隔缺损，已错过最佳手术年龄。目前医院称患者指征不适合手术，只服用强心类药物维持。最近感觉心悸、胸闷，出不来气，乏力，睡眠不佳，活动受限，特来求治。

刻诊：脸赤色出两颧，如拇指，中有紫色血丝；脉左寸沉弱而涩，右脉虚；舌质紫红，有许多斑点。

辨析：心血瘀滞，心气虚弱，心阴不足。

治法：活血行瘀，补心益气，滋心阴。

处方：黄芪60g，当归15g，白芍12g，生地黄12g，麦冬12g，炙甘草20g，阿胶（烊化，冲服）12g，桃仁12g，红花20g，丹参20g，川芎15g，郁金15g，鸡血藤12g，柏子仁12g，远志12g，砂仁3g，白术12g，茯苓12g，茯神12g，九节菖蒲12g。每日1剂，4剂，水煎服。

方义：黄芪为君，补益心气，炙甘草助之。不用人参者，黄芪补气而善行，人参无此特点，有瘀血证者，用黄芪优于人参，因人参常有补益而壅滞者，黄芪此弊较少。辅以活血药桃仁、红花、丹参、川芎、当归、郁金、鸡血藤，以行心之滞血；生地黄、麦冬滋心阴；以柏子仁、远志、九节菖蒲、茯神安心神；重病必实脾胃，以白术、茯苓、砂仁健脾胃气。

1985年5月12日二诊：症状见好，胸闷、心悸减轻，睡眠改善。脉仍涩滞，舌象无大改变。

效不更方，继续服用10剂。

陈某后来说，其妻症状好转很多，尤其是胸闷减轻。中西医看法其实一样，西医认为只能活三四十岁，中医也认为"赤色出两颧，如拇指"是不治之证，延长时日而已。

后患者于2年后突然发病去世。

按语：《灵枢·五色》："赤色出两颧，大如拇指者，病虽小愈，必卒死。"此症临床并不鲜见，多主沉重的病情。以风湿性心脏病、先天性心脏病居多。

风湿性心脏病瓣膜置换术后发生重度三尖瓣狭窄

宋某，女，69岁，唐山人，退休。

1995年患者在工作期间，因为一次感冒高热昏迷，住院治疗，确诊为大叶性肺炎，用抗生素治疗。患者同时有气短、无力、心悸、水肿症状，经检查发现心脏有收缩期杂音，经心脏彩超确诊为心脏联合瓣膜病。尚没有栓子，心力衰竭严重，医院建议患者手术治疗。

患者又经北京某医院确诊为风湿性心脏病、联合瓣膜病、二尖瓣狭窄、主动脉瓣狭窄、三尖瓣轻度狭窄。医院建议做心脏瓣膜置换术。1996年2月29日，患者接受二尖瓣、主动脉瓣置换术，三尖瓣修补术，手术基本成功。但是，房颤没有解决，心悸、气短、无力有不同程度的减轻。术后合并心包积液，用泼尼松、氢氯噻嗪（双氢克尿塞）治疗一段时间，基本解决。

出院后，患者回家维持治疗：华法林每日1片，地高辛每日1片，氢氯噻嗪每日1片，还有缓释钾、酒石酸美托洛尔（倍他乐克）等。以后每年都住院治疗一次，全面检查，药物稍有变动。

2009年5月，患者自觉心悸、气短、无力加重，下肢水肿严重，同时伴食欲不佳。心率时快时慢，经24小时监测，夜间慢至48次，白天100次以上；伴房颤。

患者住院检查，超声提示：风湿性心脏瓣膜病，二尖瓣、主动脉瓣置换术后；右心左房扩大；二尖瓣轻度狭窄及轻度关闭不全；主动脉瓣轻度狭窄及轻度关闭不全；三尖瓣重度关闭不全，肺动脉轻度高压。心电图显示：心电轴异位，心室率每分钟96次。特征：各导联P波消失，代之以大小不等、振幅不同的F波，R-R间期绝对不等。印象：异位心律；心房纤颤；

ST 段改变。

患者最大的问题在于，只做了修补术的三尖瓣发生重度狭窄。而且患者全身情况不良，体质非常衰弱。鉴于患者年高体弱，医院建议保守治疗：华法林加量服，盐酸贝那普利（洛丁新）不再用，代之以缬沙坦（代文），倍他乐克减量，地高辛每日四分之一片，还有呋塞米（速尿）、螺内酯等。

服药一段时间后，患者自感症状没有减轻。2009 年 6 月 22 日，患者来电要求我诊治（她出行有困难）。

刻诊：脉细弱而沉缓，舌苔润滑。

辨析：心气虚、阳虚，阳气不足，不能推动血运，发生心血瘀滞。

治法：益气温阳，活血通络，养心安神，调养胃气。

处方：黄芪 20g，桂枝 15g，当归 10g，川芎 12g，半夏 10g，砂仁 3g，丹参 20g，郁金 15g，桃仁 10g，红花 15g，柏子仁 12g，茯苓 12g，白术 12g，泽兰 12g。

方义：以黄芪、桂枝为君，益气温阳；当归、丹参、郁金、桃仁、红花活血为臣；泽兰活血兼能利水；茯苓、白术、砂仁强健脾胃。

服药 8 剂，患者来电告知，感觉良好，症状减轻，但是睡眠仍稍差。原方加石菖蒲 10g，首乌藤 15g，茯神 12g。守方 30 剂。

第三次复诊：患者告知症状全面减轻，气短、乏力、心悸有很大改善，下肢水肿消退。原来步行百米以上即感觉吃力，现在走几里也没有不适感。上楼不吃力，饭量增加，睡眠较好，精力较以前充沛，适应日常生活没有问题。

患者将处方药物打成粉末，服用了 6 年之久，睡眠、饮食俱佳，至今身体状况尚可。

按语：中医学无风湿性心脏病的病名，根据心悸、气急、浮肿、咯血等主要临床表现，可归之于"心痹"，亦可归于"惊悸""怔忡""喘证"等范畴。《黄帝内经》所载："脉痹不已，复感于邪，内舍于心。""心痹者，脉不通，烦则心下鼓，暴上气而喘。"可见对本病之病因病机、证候、特征已有一定认识。之后，张仲景应用辨证施治的原则，创制了一些至今仍行之有效的方剂，如真武汤、苓桂术甘汤等。隋代巢元方在《诸病源候论》中将心痹证出现的证候特征分成心悸、喘哮、水肿等几个阶段进行论述，与本病临床表现颇相类似。

本病常见类型是阳虚血瘀，但是，也有阴虚血瘀者。值得说明的是，阴虚血瘀者常有西医所说的"风心脸"之表现，即脸上两颧骨处呈红紫色。阳虚者没有此征。

风湿性心脏病病案一例

刘某，女，55 岁，辽宁阜新人。

2012 年 8 月，患者由女儿陪同前来就诊。我望了一下患者的面色，顿时吃了一惊：两颧部紫红如鸡蛋大，"风心脸"，这是风湿性心脏瓣膜病典型的面部特征。《内经》云："赤色出两颧，大如拇指者，病虽小愈，必卒死。"

我当即没有耽搁，让其去附近人民医院做心电图及心脏彩超。检查结果显示：左房增大，二尖瓣狭窄、关闭不全，三尖瓣及主动脉瓣反流，左室舒张功能减低。第三天，患者女儿来到诊所，说其母已确诊为风湿性心脏瓣膜病，医生建议做心脏瓣膜置换术，但费用高昂，负担不起，遂决定回老家调养。

2013 年 1 月 5 日，母女二人又来到我诊所。原来患者回家后服用了中药，但是病势却越来越重，走路困难，什么活也干不了，咳嗽、气喘、胸痛、胸闷。上楼每登一个台阶都要休息一会儿，大便后站起来都非常吃力，甚至觉得气上不来。

刻诊：脉濡数而涩。舌质紫红，苔厚。

辨析：心阴虚，湿邪痹阻，心血瘀滞。

处方：当归 15g，白芍 15g，川芎 15g，生地黄 20g，麦冬 15g，黄连 4g，丹参 30g，柴胡 8g，枳壳 15g，甘草 15g，红花 12g，苍术 20g，独活 15g，白术 12g，茯苓 15g，半夏 6g，砂仁 3g，蒲黄 15g，五灵脂 15g，菖蒲 12g，没药 15g。每日 1 剂，8 剂。

方义：生地黄、麦冬为君，滋心阴；黄连泻心火；当归、川芎、没药、丹参、红花、蒲黄、五灵脂为臣，活血化瘀；柴胡、枳壳调理肝胃之气，气行则血行；茯苓、白术、砂仁、半夏实胃气；苍术、独活祛湿气，菖蒲安神开窍。

服药第 3 天，患者女儿来电，说其母亲感觉不错，气喘、胸闷有减轻。

2013 年 1 月 14 日二诊：患者脸上的紫红色变淡一些。自诉过去躺下就喘不上气来，现在可以顺利平躺而不太难受。心悸、睡眠也明显好转。脉象浮数渐缓，舌象无明显变化。

效不更方，15 剂，带回老家服用。

二诊后约七八天：患者女儿打来电话，说其母腹部有些冷痛。估计是黄连寒凉太过，令其在药中挑出黄连，继续服用。服药 10 余剂后，患者反映病情继续减轻，已经能干一些家务活，走路没什么困难，体力大有好转。

2013 年 3 月三诊：患者自诉病情大有好转，续服 15 剂。

按语：风湿性心脏病严重者，必须做手术才能缓解病情。但是，鉴于巨额的医药费用，许多患者难以承受，只能放弃治疗，坐以待毙。对于已经做了风湿性心脏病心脏瓣膜置换术的患者来说，也并不是一劳永逸，做过置换的瓣膜可能出现问题，未置换的瓣膜也可能出现狭窄和关闭不全，重新手术成功的可能性很小。我也曾治疗心脏瓣膜手术后病情加重的患者，效果很好。

胆病被误诊

刘某，男，58 岁，唐山人。2004 年 8 月 22 日初诊。

患者自诉于 3 个月前某天因与家人发生口角，遂大怒昏厥，冷汗淋漓。急送本市某大医院急诊，诊为急性发作心肌梗死，遂入监护病房急救，病情缓解。主治医师建议他安装心脏支架。鉴于经济原因，患者欲寻中医治疗。

刻诊：胸闷，偶尔胸痛，两胁胀满，嗳气，不思饮食。面色无大变化，舌色稍深。

我诊病常以脉为决断。我反复诊其脉，发现左寸本无沉涩瘀滞之象，而左关沉弦显著。经仔细询问，得知患者无冠心病史，据西医说是"潜在型冠心病"急性发作。平时偶尔中上腹右边胀痛，两胁时常胀满，干呕口苦，右肩胛部有酸沉感。

至此，我心中已有底，这是一例误诊案。患者大概得的是胆囊结石或者其他的胆管阻塞之病，与冠心病无关。我建议患者再去检查胆道，做超声及造影。患者对我的诊断坚信不疑，坚持服用中药治疗。

处方：柴胡 12g，枳壳 12g，白芍 12g，甘草 10g，香附 15g，金钱草 120g，陈皮 15g，海金沙 20g，鸡内金 20g，滑石 15g，片姜黄 15g，乳香 15g，郁金 30g，水蛭 10g，川牛膝 30g，桃仁 12g，旋覆花 12g，茯苓 12g，大黄（后下）10g。每日 1 剂，连服 8 剂。

方义：四逆散为君药，疏通少阳气机；辅以陈皮、香附、金钱草、海金沙、鸡内金、滑石为臣，利胆排石；片姜黄、乳

275

杂症病案

香、郁金、水蛭、桃仁、川牛膝活血化瘀，通畅少阳瘀滞。

2004年9月2日二诊：患者自诉心脏问题没有发作，两肋胀满减轻。脉舌象基本同前。

处方：柴胡15g，枳壳15g，白芍12g，甘草10g，香附20g，金钱草120g，陈皮15g，海金沙20g，鸡内金20g，滑石15g，片姜黄20g，莪术20g，水蛭10g，桃仁10g，旋覆花15g，川牛膝20g，穿山甲（代）10g。每日1剂，连服10剂。

共服用18剂，患者所有症状消失。至今已经过去8年，患者没有犯过"冠心病"。

按语： 或问，患者既然是胆道疾病，不是冠心病，为什么发病症状极似冠心病？这是因为胆囊、胆道有病时，胆囊壁和胆道受到炎症和结石的刺激，经迷走神经反射上行，传到大脑。这种刺激不断累积后再通过神经反射，反馈到冠状动脉，使其收缩、狭窄、血流量减少，引起冠状动脉收缩、痉挛。

既然不是冠心病，为什么按冠心病救治症状减轻。因为许多扩张心血管的药物，例如硝酸甘油，同样也有松弛胆囊、胆道平滑肌、奥迪括约肌而缓解胆绞痛的作用，也能缓解胆道梗阻类疾病。

有关资料显示："肝胆道疾病可因其右下腹痛，也可以出现类似心绞痛的发作。有时甚至由于胆道症状不明显或被胸痛症状所掩盖，而误诊为冠状动脉粥样硬化性心脏病。"由胆道引起的类似冠心病症状，虽然按冠心病治疗也能缓解，但是却不能治本，只有治胆才能从根本上解决问题。

高年心痹（心肌梗死）抢救记录

裴某，女，80岁，唐山人。

患者有十几年的冠心病史，数次心肌梗死，由于梗死面积过大且年龄高，病情太重，医院未留住院。2009 年 1 月 16 日，患者的儿子来找我，说患者夜间发作心肌梗死，险些不救，我随其到家中诊治。

刻诊：患者脸色暗淡，口唇发紫，说话有气无力，脉左寸涩滞，代脉。舌色紫暗，舌尖有瘀斑。幸喜元气尚存，胃口尚可。

处方：瓜蒌皮 40g，薤白 30g，片姜黄 30g，桃仁 12g，红花 30g，半夏 12g，木香 20g，川芎 30g，丹参 45g，水蛭 12g，枳壳 20g，三七粉（单包，冲服）10g，赤芍 30g，茯苓 15g。

方义：瓜蒌皮、薤白用量宜大；要重用破血行瘀药，如姜黄、桃仁、水蛭等，佐以理气，取气行血行之意。

3 天以后，我去看望患者，见其气色转好，说话有了力气。

效不更方，患者守方共服药 12 剂。十几天后，患者度过危险期，可以下地走路。

心痹（冠心病）

陈某，女，34 岁，唐山人，营业员。2008 年 5 月 7 日初诊。

患者有冠心病史，心电图显示 T 波倒置，ST 段下移。就诊当日，患者上班时突然发病，胸闷短气，前胸后背疼痛，冷汗淋漓，就诊前刚服过硝酸甘油和速效救心丸，稍缓解。平日怕冷，手足发冷。

刻诊：面色青白（身有寒凝），自诉胸痛依然，出不来气。舌苔白滑，舌中心发蓝。脉迟缓，一息三至，左寸脉涩滞。

辨析：寒邪壅盛、瘀血阻滞所致的心痹。患者体内素有寒邪，寒性收敛，使血管收缩，而心脏血管收缩导致心脉血流不畅，引发冠心病。

治法：温阳通脉，活血化瘀。

处方：附子（单包，同甘草20g先煎1小时）40g，桂枝20g，薤白30g，干姜20g，丹参40g，桃仁12g，红花20g，郁金30g，川芎30g，当归12g，枳壳20g，川牛膝30g，生姜10片，甘草30g。每日1剂，连服8剂。

方义：重用附子为君，温经散寒；助以桂枝、干姜、薤白通阳；桃仁、红花、郁金、丹参、川芎、川牛膝、当归活血化瘀，疏通心脉。

2008年5月16日复诊：自诉基本已经不胸闷、胸痛。冷感亦减轻。面色已见红润，脉率见快，仍涩滞，舌色不蓝，仍白滑。应该减少温药，增强活血药。

处方：附子（单包，先煎）20g，桂枝15g，薤白30g，干姜12g，丹参40g，桃仁12g，红花25g，郁金30g，川芎30g，当归12g，枳壳20g，乳香15g，没药15g，三七粉（单包，冲服）8g，生姜10片，甘草30g。每日1剂，再服10剂。

后患者来电告知已无症状。

按语：《内经》说："寒气入经而稽迟，泣而不行，客于脉外则血少，客于脉中则气不通，故卒然而痛。"医圣张仲景说："夫脉当取太过不及，阳微阴弦，即胸痹而痛，所以然者，责其极虚也。今阳虚，知在上焦，所以胸痹、心痛者，以其阴弦故也。"

《灵枢·厥病》："真心痛，手足青至节，心痛甚，旦发夕死，夕发旦死。"寒厥心痛发展到严重阶段，即出现"真心痛"，这是寒凝血瘀的最严重阶段，属于"心肌梗死"的一种类型。取大剂温阳活血药治疗，重用温阳药附子，可以参照李可治疗心肌梗死之法。

冠心病有寒者难治。到了心肌梗死阶段，寒邪常是引发心肌梗死的因素，非大剂温药不能挽救危亡，重用附子确为良策。

治重症要有胆有识。附子需要先煎 1 小时以减毒，药方中配伍生姜、甘草以解附子之毒。

心痹（心肌梗死）

徐某，男，61 岁，唐山人，退休工人。

患者 1 个月间因胸痛、胸闷、气短住院治疗。经心脏冠脉造影检查，确诊为冠心病、急性非 ST 段抬高型心肌梗死，腔隙性脑梗死，脑血管病。医生建议进行支架手术，患者不愿，主动要求出院。

刻诊：脉象左脉沉弱涩，右脉沉弱。舌胖大，舌尖边发紫。

辨析：心脾气虚，气血郁滞。

治法：活血化瘀，宽胸理气，益气健脾。

处方：瓜蒌 35g，薤白 15g，枳壳 20g，香附 20g，厚朴 15g，丹参 30g，延胡索 20g，川芎 15g，桃仁 12g，红花 15g，郁金 30g，降香 10g，水蛭 8g，土鳖虫 8g，法半夏 20g，茯苓 15g，葛根 20g，黄芪 60g，白术 20g，党参 20g。12 剂。

方义：以丹参、郁金、桃仁、红花、水蛭、土鳖虫等活血药为君药，通畅心血；以瓜蒌、薤白、枳壳、香附等理气药为臣药，理气宽胸；以党参、黄芪、白术、茯苓等补气药健脾益气。

二诊：患者表示没有明显效果。续服 6 剂。

1 月 29 日三诊：患者主诉胸闷胸痛减轻，有好转，原方继续服用，共服药 48 剂，历时 1 个多月，患者主诉已经不胸闷、胸痛、气短。原来因脑梗死造成的肢体麻木亦有好转。

按语：《素问·脏气法时论》曰："心病者，胸中痛，胁支满，胸背肩胛间痛，两臂内痛。"《灵枢·厥病》曰："真心痛，手足青至节，心痛甚，旦发夕死，夕发旦死。"《灵枢·厥论》

曰："手心主少阴厥逆，心痛引喉，身热，死不可治。"清代林珮琴《类证治裁》"真心痛……猝大痛，无声，面青气冷，手足青至节"的记述与急性循环衰竭或心脏骤停等表现相似。《金匮要略》说："胸痛彻背，背痛彻心。"其所描述的症状类似心绞痛和心肌梗死。

但是，我认为古代中医记载的心肌梗死治法有偏颇，过于重视寒邪、痰凝等因素，而较忽视血瘀因素。其实无论哪种类型的心痹，血瘀都是重要因素。到了清代王清任一改以前偏颇，对胸痛、胸闷、胸能任物、胸不任物采取活血化瘀法治疗，取得了卓越效果。此法毫无疑问适合于冠心病治疗，开创了中医活血化瘀治疗冠心病或心肌梗死的先河，对后世有巨大的启示。

不　寐

蔡某，51 岁，女，唐山人。2010 年 12 月初诊。

患者自诉有更年期综合征，心烦，失眠。某医院诊断为精神分裂症，住院治疗无效，服药后更加烦躁不安。

我给患者点按穴位，取穴神门、大陵、行间、内庭、侠溪、风池等，患者半小时以后镇静下来。

刻诊：患者神经高度紧张，似有精神崩溃之势。脉数，不滑。舌红。

辨析：心肝有热，肾阴不足。阴虚火旺，热扰心神，神智不宁，属神经衰弱中的失眠、焦虑症。

治法：滋阴清火，安神益智。

处方：丹参 15g，郁金 15g，白芍 15g，生地黄 15g，麦冬 15g，女贞子 15g，知母 15g，黄芩 20g，龙胆 12g，黄连 12g，远志 12g，红花 15g，赤芍 15g，蒲黄 12g，茯苓 12g，琥珀 4g，朱砂（冲服）0.4g，石菖蒲 15g。每日 1 剂，连服 6 剂。

方义：增液汤加女贞子为君药，滋阴为主，辅以黄连清心火，黄芩、龙胆清肝胆火，丹参、郁金、红花、赤芍活血化瘀，远志、朱砂、琥珀、石菖蒲安神益智。

患者于服药后第三天来复诊，睡眠明显改善，喜笑颜开。后又复诊 4 次，方剂大体同原方，每次 6 剂药，共服药 30 剂，病愈。

按语：失眠属于神经症，与精神分裂症有严格的区别。二者有着明显的界限。如果将神经症作精神分裂治疗，效果当然不会好，甚至会令病情更复杂。

从中医学角度如何分清患者是神经症还是精神分裂问题呢？我有一个不成熟的观点推荐给同仁参考，就是仔细观察患者脉象有无痰浊之象，即脉搏有无滑象。如果有滑象，精神分裂症居多；脉无滑象，而是细数、沉数等脉象，再有舌色红，则是火热、阴虚等为患，多属于神经症范围。

恐惧、心悸、胸闷

赵某，女，47 岁，唐山人，工人。2014 年 7 月 17 日初诊。

患者自诉心内无缘无故恐惧，稍有风吹草动即心跳不止，夜间更甚。患者担任组长，每次讲话，同事们说她嘴唇打哆嗦。平时气短乏力，胸闷叹息，稍累即气喘吁吁。走路百米外即感乏累，上楼都吃力。说话自感没底气。饭量很少。月经量很少，1 天即净。

刻诊：脉象左脉虚大无力，寸部虚而兼涩，右脉虚软。舌胖大，苔白。

辨析：气虚血虚，主要是心气虚，心神失养，心血不畅。

治法：补气补血，安神益智，活血化瘀通血脉。

处方：人参 15g，黄芪 60g，当归 20g，白芍 15g，川芎

15g，炙甘草 20g，白术 20g，柏子仁 15g，茯神 20g，远志 15g，石菖蒲 15g，合欢皮 12g，半夏 8g，砂仁 6g，神曲 12g，木香 12g，陈皮 10g，丹参 40g，鸡血藤 15g，郁金 25g，延胡索 20g，没药 15g，瓜蒌 25g。

方义：病之本，在于气血不足，尤其是元气大虚，故以大剂量人参、黄芪、炙甘草为君药以补气，辅以当归、白芍补血和血，以柏子仁、茯神、远志、石菖蒲安神益智。气虚则血液运行推动无力而血瘀。血瘀于心脉则胸闷叹息，以瓜蒌、丹参、郁金、鸡血藤、延胡索、没药畅通心脉。以白术、茯神、砂仁、半夏、神曲补益脾胃，以资化生之源。

本方基本未变，共服用 32 剂，患者已经不再恐惧，心悸大大减轻。不气短、胸闷，行动如常，疲乏感明显改善。月经期增加到 3 天。

按语：中医对惊悸、怔忡之病证论述颇多，《黄帝内经》中就有关于惊悸、怔忡临床证候及脉象的论述。如《素问·平人气象论》说："胃之大络，名曰虚里，贯膈络肺，出左乳下，其动应衣，脉宗气也。盛喘数绝者则病在中；结而横有积矣；绝不至曰死。乳之下，其动应衣，宗气泄也。"唐代孙思邈《备急千金要方》指出："阳气外击，阴气内伤，伤则寒，寒则虚，虚则惊，掣心悸，定心汤主之。"也提出了因虚致悸的认识。

宋代严用和《济生方》对惊悸、怔忡的病因病机、治法方药做了比较详细的论述，认为惊悸乃"心虚胆怯之所致也""或因事有所大惊，或闻虚响，或见异相，登高涉险，惊忤心神，气与涎郁，遂使惊悸。惊悸不已，变生诸证，或短气悸之，体倦自汗，四肢浮肿，饮食无味，心虚烦闷，坐卧不安"。治以"宁其心以壮胆气，选用温胆汤、远志丸"。认为怔忡因心血不足所致，也有因感受外邪，五饮停聚而致者，"夫怔忡者，此心血不足也。……又有冒风寒暑湿，闭塞诸经，令人怔忡。五饮停蓄，堙塞中脘，亦令人怔忡"。

本患者病情主因气血大虚，故以大补气血为主，而气血不足之源在于脾胃虚弱，化生不足，故补益脾胃又很重要，乃是追根溯源之法。人之"心"主神，心气虚则神不宁，由于患者气血大虚，气血不能荣养心脉，故神志不宁，恐惧、心悸、短气、疲乏、胸闷诸证蜂起，治病求本，大补气血，兼之以安神活血，是为正治。

英人抑郁症

患者，男，35岁，英国人。2008年10月4日初诊。

患者进门后就握住我的手，泪流满面。原来，患者丢了工作，爱人离他而去，他没有朋友和亲人，彻夜失眠，每日只睡1～2小时或者根本不睡。患者十分痛苦，感觉生活没有意思，甚至想结束生命。服用安眠药无作用。

刻诊：面色发红，眼圈尤甚，眼中红丝满布，声音高亢，手颤抖，情绪紧张激动，似将不能自制。脉数兼滑，左关尤甚。舌质红，苔黄。

辨析：患者因情志原因，导致胆火太旺，痰热上蒙，极容易痰蒙清窍，已到关键时刻，继续发展必然致精神崩溃。

治法：滋阴清热，消痰安神。

处方：生地黄12g，麦冬10g，黄连10g，黄芩12g，连翘12g，天花粉12g，玄参12g，知母10g，半夏10g，胆南星6g，龙胆10g，沙参10g，远志10g，酸枣仁10g，柏子仁10g，生龙骨8g，郁金12g，丹参15g，首乌藤10g，瓜蒌12g。每日1剂，连服15剂。

方义：生地黄、麦冬、黄连、黄芩为君，清心胆之火而滋阴；知母、龙胆、连翘、沙参、玄参、天花粉辅助之；半夏、胆南星、瓜蒌为臣，开胸化痰；酸枣仁、柏子仁、远志、生龙骨、丹参、首乌藤安神定志。

针刺穴位：神门（双）、内关（双）、心俞（双）、太溪（双）、三阴交（双）、阴陵泉（双）、复溜（双）、照海（双）、安眠（双）、风池（双）、丰隆（双）、大陵（双）、足临泣（双）。

治疗第1周，未见显效，睡眠仍极少；第2周，睡眠仍少，情绪明显镇定下来，说话不再激动异常；从第3周起，睡眠开始好转，睡眠时间增至3小时，胡思乱想减少。我嘱咐他做些运动，转移注意力，多与朋友交往，交流心事；第4周，睡眠时间增至4～5小时，情绪完全镇定下来。

郁病不寐

孙某，男，31岁。2007年3月26日初诊。

患者母亲陪诊，私下对我诉说病情。患者性格内向，有些自闭，毕业后工作屡不遂心，因多次情感不遂，心情抑郁，与外人交流变少，每夜失眠，睡眠不过3小时，甚至彻夜不眠，不能参加工作，杜绝所有社会来往。家人携其去精神康复病院治疗，用了许多抗抑郁、治失眠的药物，精神没有太大的转变，常无故而泣。

刻诊：脉左寸关弦细，心血不足，肝气抑郁可知，左尺数疾，肾火旺盛，右脉弦虚。舌稍红，根有黄苔。

辨析：神志、睡眠之治，与心、肝、胆、肾、脾关系最大，脾气衰弱，心血渐虚，加之肝气抑郁，相火旺而坎离不交，神从何得养？唯一可喜的是，脉搏不滑，无痰，尚不至于心神蒙蔽，精神分裂。当先泻相火、滋肾水而培其阴，再疏肝气，补心气而壮其神。

处方：熟地黄 12g，女贞子 12g，玄参 15g，砂仁 3g，黄柏 15g，知母 15g，生地黄 12g，茯苓 12g，当归 12g，生龙骨 12g，郁金 20g，人参 6g，首乌藤 12g，丹参 15g，龙齿 12g，墨旱莲 15g，陈皮 12g，柴胡 12g。每日 1 剂，6 剂。

方义：熟地黄、女贞子、墨旱莲、知母、黄柏为君，补肾而泻相火；柴胡、陈皮、当归、生地黄为臣，疏肝郁、补心血；首乌藤、龙齿、生龙骨安神益智。

2007 年 4 月 3 日二诊：患者自诉睡眠增加至每日 4～5 小时，但是时好时坏。其母私下说，睡眠好了一些，但是对于婚姻之事仍然耿耿于怀。情志心理问题的治疗不可强求过快，我与患者就人生、婚姻等问题进行了沟通，劝其释怀。

脉左尺数疾变慢，其余如旧。原方不变，再用 6 剂，每日 1 剂。

2007 年 4 月 11 日三诊：患者自诉睡眠增至 5 小时，时好时坏。其母私下说，患者最近有些笑颜，能与家人沟通，但是对于婚姻之事仍念念不忘。

舌不红，脉左尺基本正常，通观脉象仍弦细而较虚。应疏肝解郁，补益心脾。

处方：柴胡 12g，合欢皮 12g，枳壳 12g，白芍 15g，薄荷 10g，郁金 20g，丹参 20g，川楝子 12g，人参 6g，当归 12g，远志 12g，茯神 15g，酸枣仁 12g，五味子 10g，生龙骨 10g，龙眼肉 12g，白术 12g，柏子仁 12g。再服 6 剂，每日 1 剂。

2007 年 4 月 19 日四诊：自诉睡眠每日在 6 小时以上。

其母私下表示对治疗效果非常满意，患者已能够和家人及外人进行较为正常的交流，基本脱离了过去婚姻问题的纠缠，情绪比较积极，考虑从事新的工作。

原方 10 剂，巩固疗效。

按语：郁病指由情志忧郁，气滞不畅所致之病症的总称。凡因七情所伤而致气郁、痰结、血滞、食积，乃至脏腑不和而引起的种种病症均属之。临床常见的有肝气郁结、气郁化火、痰气郁结、阴虚火旺、阳气不足等类型。肝气郁结者，症见精神抑郁、胸闷胁痛、腹胀嗳气、不思饮食等；阴虚火旺者，症见眩晕心悸、心烦易怒、失眠。本患者肝气郁结和阴虚火旺、心神虚弱三者兼而有之。治疗中除了用药物疏肝理气、滋阴安神外，还需在精神上加以疏导，使其尽早脱离情绪困扰。

脾胃病

活用白虎汤一例

张某患胃病，疼痛严重且不欲进食，身体日渐消瘦，曾经去天津、北京大医院治疗，未见疗效，甚至有医院怀疑是肿瘤，患者愁肠百转。其朋友陈护士找到我，问我能不能给诊治一下，我答应试一试。

1980 年 8 月 20 日初诊。

刻诊：患者脸色极红。脉右关数，一息六至。舌红苔黄。

按经络所属，面部应当是阳明胃经所络，面红应该是阳明热盛的症状。我心里思忖，按面色、脉象、舌象而断，此人当是阳明胃热太重，这么一个简单的病理，会遍游津京医治无效？不可思议。

有其症，用其药，用白虎汤是正治。但是我又心生狐疑，难道一个简单的白虎汤，就能治这个"疑难病症"吗？

处方：石膏 90g，知母 18g，甘草 12g，木香 9g，半夏 6g，麦冬 6g，蒲黄 15g。每日 1 剂，6 剂。

6 天后，陈护士兴高采烈地告诉我，患者服药后胃部舒适，疼痛减轻，有食欲。

二诊效不更方，6 剂。1 周后患者告知，胃已经完全不痛，饮食基本恢复正常，于是我再处方 2 剂巩固疗效。

按语：张仲景说白虎汤治"表里俱热"，患者在身热（多是高热）的同时出汗，不怕冷、反怕热，口干舌燥，欲饮水，脉大有力。后世将白虎汤类证总结为四大证：大热、大渴、大汗、脉洪大。

白虎汤方中石膏是寒性之药，清热泻火，除烦止渴。石膏的清热作用无与伦比，尤其是治疗外感发热，更是药到病除。因为石膏不仅寒凉，而且具有辛味，是辛寒药，辛味药都具有行、散的特点，所以石膏能将体内的热邪透发出去，不至于因其寒凉而使热邪郁闭于内，不能外达。很多人因为石膏寒凉重而不敢使用，即使用也只用 9g、15g，这样通常是没有效果的，石膏必要时一定得重用。我现在临床使用石膏退热通常用量在 30g 以上，有时甚至达到 90g、120g 甚至 280g，只要属于阳明大热就要重用，目的是借石膏的辛散来达到消肿止痛退热的效果。

白虎汤一方面可治外感发热，有表寒时与麻黄配伍，无表寒时与知母配伍。另一方面用于治疗热病后期的余热不尽、低热不除，与益气养阴药同用，如人参、麦冬。

知母在本方中有两个作用，一是帮助石膏清热泻火；二是具有养阴润燥的作用，入肺、胃、肾经，可在大热时保护肺、胃、肾的阴津不受损伤，尤其是保护肾阴免受其害。

甘草和粳米，益气养阴，保护胃中气阴，制约石膏、知母寒凉伤脾胃的弊病。同时，大热最易伤阴耗气，故一定注意保护气阴，未雨绸缪，防患未然。

临证中只要见到阳明热证，即可应用白虎汤。白虎汤还可以治疗多种病症。乙脑常可见到阳明大热证，用白虎汤治疗很常见。其他如牙痛、面部痘疹，属于胃热型的胃炎、磨牙、口腔溃疡等也可用本方。至于肿瘤病的发热，我用大量生石膏退热是常事。但是要注意，有气虚津亏证时要加人参。

胃痛（胆汁反流性胃炎）

董某，女，64岁，唐山人。2010年7月12日初诊。

患者患胃病3年，确诊为胆汁反流性胃炎，近期饮食甚少，胃痛、恶心，大便溏泄，日渐消瘦，体重下降。服用各种治疗胆汁反流性胃炎的药物，诸如多潘立酮、西沙必利、胃膜素、硫糖铝等，没有什么效果。

刻诊：面色晦暗无华，口唇暗黑。脉右关沉弱无力而稍迟。舌暗淡而滑润。

辨析：患者面色、舌象、口唇皆是暗淡象，必是寒邪作祟。此病是胃虚寒，火不生土，胃气不纳，运化失司。

治法：温中和胃，补脾健运。

处方：党参12g，白术15g，茯苓12g，炙甘草15g，陈皮12g，木香12g，砂仁10g，白蔻仁6g，桂枝10g，神曲15g，麦芽12g，山楂15g，蒲黄12g，五灵脂12g，半夏10g，鸡内金12g，高良姜15g。每日1剂，8剂。

方义：砂仁、白蔻仁、高良姜为君，温中健脾胃，桂枝助之；四君子汤为臣，补益中气；木香、蒲黄、五灵脂理气活血，补而不滞；神曲、麦芽、山楂、鸡内金助消化。

8剂药后，疗效明显，基本恢复进食，饭量大抵如病前，胃部不适消失。巩固疗效再服 4 剂。

按语：《素问·举痛论》说："寒气客于肠胃之间，膜原之下，血不得散，小络急引，故痛。"《兰室秘藏》卷二立"胃脘痛"一门，论其病机，多系饮食劳倦而致脾胃之虚，又为寒邪所伤。因真阳不足，脾胃虚寒，不能运化水谷所致的呕吐，见《症因脉治·呕吐论》，其证畏寒喜热，不思饮食，遇冷即呕，四肢清冷，二便清利，口不渴，唇不焦，食久不化，吐出不臭，脉沉迟。真阳不足者，宜八味肾气丸；脾胃虚寒者，宜理中汤、四逆汤。

临床各种胃炎病，一部分属胃寒，治疗上温胃健脾，条畅气血，加之助消化，多能见效。西医关于寒性胃炎，几乎无可奈何，原因是治疗胃炎常用的奥美拉唑、西咪替丁和抗生素药物，以中医的眼光看，都属于寒凉性质。而患者的病机本属于寒凉状态，再增加寒凉药物，其结果可知。中医治疗虚寒病症，常用温中散寒的药物，疗效满意。

胃痛反酸（胆汁反流性胃炎）

王某，女，45 岁，唐山人。2014 年 4 月 39 日初诊。

患者因胃痛不止、泛酸、烧心、嗳气就诊于医院，检查为胆汁反流性胃炎、胃动力不足。曾经服用许多西药，并无显著效果。

刻诊：身体消瘦，面色萎黄，语音低怯。慢性病病容。右脉涩而细数，左脉弦细。舌体瘦，舌红。

辨析：胃有虚火，气逆上冲，胃气郁滞。

治法：和胃健脾，降逆气，清虚热，理气活血。

处方：赭石 3g，旋覆花 10g，木香 15g，砂仁 7g，党参 30g，陈皮 12g，枳壳 15g，甘草 20g，生蒲黄（单包煎）15g，五灵脂 15g，延胡索 15g，王不留行 15g，丹参 20g，郁金 20g，红花 10g，白术 20g，茯苓 15g，泽泻 10g，神曲 12g，胡黄连 4g，石斛 4g，半夏 10g，鸡内金 12g，海螵蛸 10g。每日 1 剂，4 剂。

方义：党参、砂仁、白术、半夏、甘草、鸡内金为君药，补益脾为助消化。胡黄连、石斛清胃火滋胃阴为臣药，使胃热不上冲。赭石、旋覆花降胃逆气。失笑散合延胡索、王不留行、丹参、郁金、红花疏通胃之血脉，加陈皮、木香调和胃气。

2014 年 5 月 5 日二诊：患者自诉服药有效，胃痛、泛酸、烧心减轻。右脉涩象缓解，细数减慢，脉搏显得有力一些，左脉弦象减轻。

效不更方，再服 6 剂，每日 1 剂。

2014 年 5 月 11 日三诊：患者自诉各种症状均减轻，胃已经不痛，烧心、泛酸轻微，饭量明显增加。左脉不弦，右脉略数，尚显稍虚。

处方：党参 45g，白术 25g，茯苓 15g，甘草 30g，陈皮 15g，木香 15g，枳壳 12g，半夏 8g，砂仁 6g，胡黄连 5g，神曲 12g，鸡内金 12g，生蒲黄（布包煎）15g，五灵脂 15g，王不留行 20g。每日 1 剂，5 剂。

四诊：方剂同上，再服 5 剂。患者反映基本病愈，食量大增，无不适。

按语：古典医籍中对本病的论述始见于《内经》。如《素问·六元正纪大论》谓："木郁之发，……民病胃脘当心而痛，上支两胁，膈咽不痛，食饮不下。"《素问·至真要大论》也说："厥阴司天，风淫所胜，民病胃脘当心而痛。"说明胃痛与木气偏胜，肝胃失和有关。《素问·举痛论》还阐发了寒邪入侵，引起气血壅滞不通而作胃痛的机制。后世医家因《内经》胃脘当心而痛一语，往往将心痛与胃痛混为一谈，如《千金要方·卷十三·心腹痛》中有九种心痛，分别为虫心痛、注心痛、风心痛、悸心痛、食心痛、饮心痛、冷心痛、热心痛、去来心痛。这里所说的心痛，实际上多指胃痛而言。《济生方·腹痛门》对胃痛的病因作了较全面的论述：九种心痛"名虽不同，而其所致皆因外感，内伤七情，或饮啖生冷果食之类，使邪气搏于正气，邪正交击，气道闭塞，郁于中焦，遂成心痛。"《太平惠民和剂局方》《太平圣惠方》《圣济总录》等书采集了大量医方，其治胃痛多用辛燥理气之品，如白豆蔻、砂仁、广藿香、木香、檀香、丁香、高良姜、干姜等。金元时期，《兰室秘藏》卷二立"胃脘痛"一门，论其病机，则多系饮食劳倦而致脾胃之虚，又为寒邪所伤。论其治法，不外益气、温中、理气、和胃等。《丹溪心法·心脾痛》谓："大凡心膈之痛，须分新久，若明知身受寒气，口吃冷物而得病者，于初得之时，当与温散或温利之药；若病之稍久则成郁，久郁则蒸热，热久必生火……"胃痛亦有属热之说，至丹溪而畅明。胃痛与心痛的混淆引起了明代医家的注意，如明代《证治准绳·心痛胃脘痛》中写道："或问丹溪言心痛即胃脘痛然乎？曰心与胃各一脏，其病形不同，因胃脘痛处在心下，故有当心而痛之名，岂胃脘痛即心痛哉？"《医学正传·胃脘痛》更进一步指出前人以胃痛为心痛之非："古方九种心痛，……详其所由，皆在胃脘而实不在心也。"从而对两病进行了较为明确的区分。

此病案属于中医学"胃痛"范围，病因病机有饮食不节，戕伤中州；或外邪内侵，损及脾胃；或忧患郁怒，肝失疏泄，横逆犯胃，以及禀赋不足、脾胃虚弱等。其病在"胃"，但与"脾""肝"关系密切，病机特点是虚中夹实。反流性胃炎大多属于脾胃升降失调，或有水饮停滞胃脘，兼有肝气郁结等。类型有寒有热。

本病主要在于胃气虚，虚火上炎，肝胃气滞，气逆上冲。治以香砂养胃丸为君，培补脾胃元气；失笑散加延胡索、王不留行、枳壳等活血理气药为臣，宣散肝胃滞气；胡黄连清胃火；石斛养胃阴；旋覆花、赭石降胃逆气，共奏补脾胃、清虚火、降逆气、和解肝胃郁滞之功。

小结胸证（糜烂性胃炎）

姚某，女，49 岁。唐山人。2013 年 8 月 5 日初诊。

患者胃痛 2 年余，上腹痞满不舒，烧心，泛酸，嘈杂，呃逆，痰多。经医院检查，确诊为糜烂性胃炎。曾服用多种西药未见显效。

刻诊：患者面色萎黄，身体消瘦。脉象右浮滑，关略数。左脉弦。舌质红，有细小裂纹，苔薄黄。

辨析：患者心下痞满不舒，是热邪与痰裹挟，停于上腹。胃火旺阴虚，气结血滞，内蕴痰浊，所以痞满。左脉弦，乃是肝气郁滞，肝气犯胃之故。

治法：清胃热，滋胃阴，理气活血，消痰除痞，疏肝和胃。

处方：黄连 8g，瓜蒌 25g，半夏 10g，砂仁 3g，生地黄 15g，玄参 12g，女贞子 12g，柴胡 6g，枳壳 15g，白芍 12g，木香 12g，甘草 15g，延胡索 15g，蒲黄（布包煎）15g，五灵脂 15g，丹参 20g。每日 1 剂，连服 6 剂。

方义：小陷胸汤为君，清热消痰除痞；生地黄、玄参、女贞子为臣，滋养胃阴；四逆散与失笑散合用，疏理肝气，活血化瘀。

2013 年 8 月 11 日复诊：患者自诉上腹痞满缓解，烧心、泛酸、呃逆症状也减轻。目前睡眠尚差。右脉仍浮滑，关上仍稍数，左脉弦象稍缓和。

处方：黄连 5g，瓜蒌 20g，半夏 10g，生地 12g，玄参 12g，柴胡 4g，枳壳 15g，白芍 12g，甘草 12g，木香 10g，蒲黄 15g，五灵脂 15g，延胡索 15g，首乌藤 15g，炒酸枣仁 20g。

此方服用 12 剂，各种症状消失。

按语：小陷胸汤出自《伤寒论》，由黄连、半夏、瓜蒌组成，具清热化痰、宽胸散结之功。主治"小结胸病，正在心下，按之则痛，脉浮滑者"。该方以黄连治"郁热在中，烦躁恶心，心下痞满"（刘完素），用半夏"消心腹胸膈痰热结满"（《名医别录》），选瓜蒌"涤痰结，利大肠"（李时珍），治"胸痹"（《名医别录》）。该方实为泄热豁痰之剂，病机要点为痰热互结。胃炎常有上腹痞满、嘈杂，证属痰热互结，与小陷胸汤证颇为合拍。关于"小陷胸汤治疗慢性浅表性胃炎"论文很多，说明小陷胸汤治疗胃炎属于痰热互结类型已经为众多中医重视。

本病病机在于热邪与痰互结，停于胃脘，而热邪与痰互结的原因在于胃中气血郁滞，故用小陷胸汤加理气活血药奏功。因兼有胃阴虚，故用生地黄、玄参、女贞子滋阴养胃。用女贞子，因胃阴之根实在于肾也。

便血（溃疡性结肠炎）

赵某，女，62 岁，唐山人。2011 年 3 月 24 日初诊。

患者自诉经常腹泻 3 年余，至 2009 年加重，便中带血并有黏膜样物质，就诊于某专科医院，确诊为慢性溃疡性结肠炎、结肠黑变病。患者在医院接受了药物灌肠等治疗，取得一时之效，但过些时日又复发如故，而后又在其他医院治疗，病情没有较大好转。

刻诊：腹痛、腹泻、便血，每日三四次。溏泄便，便血严重，并有黏膜样物，虽溏泄，但便中却有球样硬结，形成特殊的稀干混合便。周身疲乏，饮食较少，气短乏力。面色萎黄，身体消瘦，口唇淡白。左脉虚弱无力，左尺尤甚，右脉濡迟，右尺部沉而无力。舌瘦小，痿软，有较厚白苔。

辨析：寒湿蕴肠，肾元虚弱，气血不足。

原本脾胃湿热，日久化为阴虚血热，形成便血，并有肠黏膜脱落，由于灌肠等消炎药物的大量应用，热证转化为虚寒证，泄未能止，而久泄、便血伤及元气，肾元亦虚。症状多端，颇为难治。

治法：补中益气，温中清肠，化湿健脾，滋肾阴阳，止血行血。

处方：人参 6g，白术 15g，茯苓 15g，甘草 20g，薏苡仁 20g，当归 15g，白芍 20g，黄连 5g，肉桂 12g，木香 15g，墨旱莲 12g，枸杞子 12g，大蓟 15g，陈皮 10g，丹参 15g，延胡索 20g。每日 1 剂，连服 4 剂。

方义：四君子汤补益中气；芍药甘草汤和血敛阴止痛；黄连清肠；肉桂温脾肾之阳；墨旱莲、枸杞子滋肾阴；墨旱莲、大蓟止血活血；陈皮、丹参、延胡索理气活血。

2011 年 3 月 29 日二诊：患者自诉腹痛停止，大便每日 2 次。仍溏泄，下血仍有，但是已经很少。左脉仍虚弱，右脉濡迟，两尺虚弱。舌象如故。

处方：原方基本不变，加入芡实 4g，以防滑脱不禁。每日 1 剂，连服 4 剂。

2011 年 4 月 3 日三诊：患者自诉腹不痛，大便每日 1 次，无便血及黏膜样物质，仍不太成形。左脉仍虚，右脉仍濡迟，两尺仍虚。

便血未止以前不能用过热药物，防止加重出血。现在下血已止，肾虚象明显，当增补肾之阴阳。

处方：原方加入菟丝子12g，补骨脂10g，温肾固涩。每日1剂，连服4剂。

2011年4月8日四诊：患者自诉大便二三日1次，稍不成形，无便血，腹不痛。左脉虚象稍好转，右脉仍濡，稍迟。舌仍瘦薄、痿软，白苔仍厚。

腹泻下血基本解决，湿气仍存，中气不足稍好转，肾之阴阳仍不足。下一步当加强燥湿化浊，祛除湿气以杜绝泄泻之源，继续补益中气、补肾阴阳以固其本。治疗接近收尾阶段。

处方：人参8g，白术15g，茯苓15g，藿香12g，佩兰10g，薏苡仁20g，白芍20g，甘草20g，当归12g，菟丝子12g，补骨脂10g，枸杞子12g，墨旱莲10g，茜草12g，延胡索15g，丹参15g，肉豆蔻10g。每日1剂，连服5剂。

2011年4月14日五诊：患者自诉大便次数变少，约三日1次，基本成形。无便血及其他，不腹痛。

效不更方，再服5剂，每日1剂。

按语： 泄泻一证，主因为湿邪，病位主要在脾胃。但是，与其他各脏腑有密切关系。

我认为久泄尤其关乎肾，传统中医学多认为主要关乎肾阳，认为肾阳虚能造成"五更泻"。众医家唯有叶天士慧眼独具，提出"久泄无不伤肾，久泄必从脾肾"。应当这样理解，叶天士所言"伤肾"，包括了肾阴、肾阳两部分，也就是肾阳虚、肾阴虚都能影响脾胃运化功能，造成特殊类型的"泄泻"。而治疗这种"久泄"必须要考虑填补肾阴肾阳，方能见效。

少年腹泻

康某，男，17 岁，天津人，高中学生。2013 年 8 月初诊。

患者消瘦得很，面色萎黄，于 3 年前得腹泻病，经过医院检查，诊断为"轻度肠系膜上动脉压迫综合征（十二指肠壅积症）、胃炎"。服用西药未见明显效果，转而求治于中医，未见显效，患者正值生长期，由于常年腹泻，消瘦严重，影响发育。

刻诊：脉沉弱，重按方得，左脉尤甚。舌胖大，苔薄白。

辨析：中气下陷，脾胃阳虚，瘀血阻滞。

处方：柴胡 8g，白术 25g，茯苓 25g，炙甘草 20g，陈皮 15g，黄芪 60g，红参 15g，升麻 5g，白扁豆 20g，蒲黄（布包煎）15g，五灵脂 15g，丹参 30g，砂仁 5g，木香 12g，山药 25g，草豆蔻 3g，干姜 3g，延胡索 15g。每日 1 剂，连服 6 剂。

方义：补中益气汤为君，补中气而升清阳；失笑散为臣，加木香、陈皮活血理气；用草豆蔻、干姜者，取少火生气之意。

二诊：从服用第 1 剂药开始，患者就不再腹泻。效不更方，续服 8 剂。

按语：阳气自左而生，左脉沉弱必是阳气不足，中气下陷，而腹泻只是患者气阳虚弱的一个症状，其他症状必有气短、乏力、易疲劳、精神不振等。治愈腹泻只是第一步，下一步还要恢复患者的气阳两虚，才能真正病愈。所以腹泻愈后，仍要调养一段时间。

《景岳全书》说"泄泻之本，无不由于脾胃"，久泄脾胃元气耗伤，中气必然下陷。脾虚气下陷，必然导致腹胀纳少，食后尤甚，大便溏薄；兼见全身气虚症状，如肢体倦怠、少气懒言、舌淡、脉弱等，故健脾利湿补元气、升提中气是其治疗方法。《医宗必读·泄泻》提出著名的治泄九法，第二法就是"升提"，第七法是"燥脾"。

顽固性呃逆

常某，女，26 岁，唐山人。1987 年 11 月 6 日初诊。

患者自诉素与婆婆不和，言语争执，气郁不舒，胸闷腹胀，遂发呃逆不止，呃声响亮，一刻也不休止，每日打上千个，睡时可呃醒。西医检查，认为是膈肌痉挛，用东莨菪碱、甲氧氯普胺、利多卡因等药无效，痛苦异常。

刻诊：脉右关数，三五不调，左关弦涩。舌色深红。患者就诊时仍呃逆不止。

辨析：肝郁气滞，胃火上冲。

处方：枳壳 20g，白芍 12g，甘草 12g，赭石（单包，先煎）20g，旋覆花 15g，胡黄连 12g，生石膏（单包，先煎）40g，知母 15g，瓜蒌 15g，天花粉 12g，桃仁 12g，红花 20g，郁金 25g，川牛膝 15g，木香 15g，陈皮 15g。每日 1 剂，连服 3 剂。

方义：赭石、旋覆花为君，平降胃上冲之气。白虎汤清胃热，加胡黄连增效，桃仁、红花、郁金活血化瘀，诸理气药畅达肝胃。

1987 年 11 月 14 日二诊：患者自诉服药有效，呃逆次数明显减少。舌脉如前，续服原方 3 剂。缠绕数月的顽固呃逆终于停止。

按语：《金匮要略·呕吐哕下利病脉证治》将其分为属寒、属虚热、属实三证论治，为后世依据寒热虚实辨证论治奠定了基础。

若过食辛热煎炒，醇酒厚味，或过用温补之剂，致燥热内生，腑气不行，胃失和降，胃气上逆动膈，也可发为呃逆。如

《景岳全书·呃逆》曰："皆其胃中有火，所以上冲为呃。"

呃逆源于胃气上冲，而胃气所以上逆，源于胃火，火性上炎。明代张介宾称呃逆"总由气逆"，所以平降逆气是主要治法，赭石、旋覆花是主要药物。其中必夹胃火，清胃火以白虎为先，胡黄连助清胃火，又有治疳积之功，清热而能条达。胃火燔烁，津液易伤，以天花粉、瓜蒌滋润开胸，利于胃气下降。气郁日久生瘀，瘀血又阻碍胃气下降，加重病情，以桃仁、红花、郁金活血逐瘀，协助平降冲逆之气。

乌克兰患者痔加腹痛

患者，男，42 岁，乌克兰人。2009 年 9 月 24 日初诊。

患者患痔和腹痛，主诉曾做过阑尾炎手术，术后经常腹痛，痔也很严重，服用西药效果不明显，欲针灸治疗。

刻诊：脉洪数，右关涩，舌黄。

辨析：脾胃火旺，气血郁滞。阑尾手术后有粘连，引发腹痛，内热引动痔痛。

处方：牛黄清胃丸，每日 2 次，每次 1 丸。

取穴：承山（双）、足三里（双）、天枢（双）、长强（单）、曲池（双）、内庭（双）、下巨虚（双），以上穴位轮流使用。

方义：承山为治疗痔疮专用穴；曲池、内庭清肠胃热；足三里、天枢补益肠胃；长强为局部取穴。

针刺隔日 1 次，治疗 8 次，服用 2 盒牛黄清胃丸，痊愈。

老人大小便失禁

韩某，男，80 岁，唐山人。

患者 1 个月前开始大小便失禁，有尿意时来不及去洗手间。有冠心病史，经常服用速效救心丸和丹参滴丸，心力衰竭，还有哮喘病。因患者年事已高，我建议其到中医院针刺治疗。

8月27日，患者又来到我的诊所，向我讲述，在中医院诊断为前列腺炎，打针、输液，住院20天，丝毫没有效果。

辨析：脾肾两虚，下元不足，肾阴虚，心脉痹阻。

治法：补脾益肾，补中益气，滋补肾阴，固涩下元，疏通心脉。

处方：人参8g，黄芪20g，柴胡8g，升麻5g，白术15g，甘草15g，茯苓12g，熟地黄15g，续断12g，女贞子15g，黄柏12g，海螵蛸10g，牡蛎12g，莲子10g，山萸肉12g，枸杞子15g，五味子12g，瓜蒌20g，延胡索15g，没药12g，丹参20g，川芎12g。3剂。

方义：人参、黄芪、柴胡、升麻为君药，补气升阳。熟地黄、枸杞子、续断、女贞子为臣，补益肾气。山萸肉、莲子、海螵蛸、五味子、牡蛎固涩肾气。瓜蒌、延胡索、丹参、川芎通畅心脉。

3天后二诊：大便已经基本控制，小便有改善，效不更方，3剂。

三诊：患者主诉大小便已经都能控制。巩固治疗，又开3剂。

按语：老年人下元亏虚，大小便失禁常见。通过补气升阳，补肾固涩，迅速扭转了症状。

便闭病

屠某，男，69岁，衡水人。

患者1年前患大便不通，逐渐严重，便干如羊粪，艰涩异常。辗转求治于七八名中医处，吃药就腹泻（医生用泻药所致），不吃药又艰涩异常，有时数日不大便，渐渐饮食减少（家属称其身上有粪臭味），体重减轻，身体消瘦。腹胀，四肢无力，举步维艰，走几十米都感觉很吃力。患者始终未在西医院检查。

刻诊：腹部胀满，疼痛，口渴，不欲饮食。面色发红，这是阳明胃肠热。脉弦数而涩，三五不调。舌红紫，苔黄。腹部按之胀满，稍疼痛。

辨析：阳明胃肠热，瘀血阻滞。

治法：清泄阳明火热，活血化瘀通肠。

处方：生石膏（单包，先煎）80g，知母25g，黄芩20g，黄柏20g，栀子15g，连翘15g，玄参20g，生地黄25g，火麻仁15g，柏子仁12g，延胡索15g，川牛膝30g，桃仁15g，红花15g，丹参30g，生蒲黄（布包煎）15g，五灵脂15g，王不留行20g，水蛭8g，厚朴20g，木香15g，香附20g，大黄（后下）8g。

方义：以白虎汤为君药，清阳明胃热，黄芩、黄柏、栀子、连翘助之。以川牛膝、丹参、桃仁、红花、蒲黄、五灵脂、王不留行、水蛭诸活血药为臣药，活血化瘀，通调肠道郁滞，理气药木香、香附助之。以玄参、生地黄滋阴生津，濡润肠道。以桃仁、火麻仁、柏子仁滑润肠道。加少量大黄攻下通便，辅助他药发挥作用。大便能畅下即去大黄。

服药6剂，大便已能排下，胃口渐开，方中药物基本无大变化，只是10余剂后减大黄这味药，生石膏也适当减量。到了5月，患者已经服药46剂，食欲很好，大便正常，腹部无不适，满脸红色已经退下。患者欲回家，巩固疗效，续服12剂。病愈后食欲倍于常人，恢复很快。

按语：阳明胃热，熬煎津液，胃肠不得滋润，附加肠中瘀血阻滞，大便自然艰涩不通。治疗此证切不可一味通下，泻下不解决问题，首要清阳明胃热，则津液自生，肠内润泽。更要活血化瘀通肠道，祛除肠内的阻滞，再加滋润肠道药物，方是治本之道，舍此岂有他路？

或有人问，此病若是属于肠内息肉或良性瘤，西医开刀切除即可，病好得不是更快？诚然如此，且不论医疗费高昂，胃热不能清除，肠内郁滞的大环境不能改变，切除后不久就可能再生息肉、瘤体之类，故切除亦未必是最佳的治本之道。

或有人问，此证是否是大承气汤证？不是。为何？大承气汤证需痞、满、燥、实四症并见。此患腹部胀满而痛，但不甚剧，舌质亦不老黄、黄燥或起芒刺，所以不是大承气汤证。此证根源在于热邪与瘀血结于肠中，热邪伤津伤阴，瘀血阻滞肠中，故大便故不得下，饮食渐废，病情日重。此证若一味通便泻下，必然伤及中气，病不祛而元气日衰。

由于患者素常元气较旺，虽经反复误诊误治，仍未致太衰，故始终未用补药。

消渴（糖尿病）

张某，男，53 岁，唐山人。2015 年 5 月 24 日初诊。

患者自诉最近口渴厉害，饮水没够，怀疑自己得了糖尿病，检查发现，其空腹血糖 14.6mmol/L，尿糖（++），确诊为糖尿病。

刻诊：患者中等身材，面色黑红，脸颊部有毛细血管怒张。脉数。舌质红，舌燥而无苔。

辨析：患者胃火旺盛，阴津不足，属于"中消"。

处方：生石膏（先煎）80g，知母 30g，黄连 15g，生地黄 30g，粉葛根 15g，麦冬 12g，玄参 25g，天花粉 30g，红花 15g，桑叶 12g，枸杞子 20g，熟地黄 20g，制何首乌 15g，丹参

25g，怀牛膝 25g，五味子 20g，白芍 20g。4 剂。

方义：以白虎汤为君药，重用生石膏清胃火，知母、黄连辅助石膏清胃火。以生地黄、麦冬、玄参、天花粉滋阴生津为臣药。以熟地黄、何首乌、牛膝、枸杞子补肾气肾阴，因胃阴本于肾阴。白芍、五味子敛阴生津。

4 天后二诊：患者自诉血糖已经降到 9.7mmol/L，效果神速，患者大喜。效不更方，再予 6 剂。

三诊：血糖降到 7.4mmol/L，原方略减石膏量，加入山萸肉 15g，6 剂。

此次因患者老家有事，六七天未服药，血糖反弹至 9.9mmol/L。

四诊：脸上红色明显退去，脉象稍数，舌面已经稍润泽，6 剂。

五诊：血糖降到 7.3mmol/L。最可喜的是尿糖加号已经消失，这就使糖尿病肾病的可能大大减小。6 剂。

六诊：续服 6 剂。

七诊：血糖降到 5.9mmol/L，进入正常范围。脸色已经不红，舌面润泽，口不渴。

按语：消渴之名首见于《素问·奇病论》，根据病机及症状的不同，还有消瘅、膈消、肺消、消中等名称的记载。《金匮要略》立专篇讨论，并最早提出治疗方药。《外台秘要·消中消渴肾消》引《古今录验》说："渴而饮水多，小便数……甜者，皆是消渴病也。"刘完素对其并发症作了进一步论述，《黄帝素问宣明论方·消渴总论》说，消渴一证"可变为雀目或内障"。《证治准绳·消瘅》在前人论述的基础上，对三消的临床分类作了规范，"渴而多饮为上消（《内经》谓膈消），消谷善饥为中消（经谓消中），渴而便数有膏为下消"。

本患者属于中消，由于胃火太旺，胃阴不足，津液消烁，引发口渴。治疗重点在于清胃火，滋胃阴，生津液，补肾阴。生石膏为主药，清阳明大热，不可或缺。阳明热清则津液自生，又加滋阴生津的生地黄、麦冬、天花粉，消渴自除。

或有人问：为何加补肾诸药？皆因阴气阴津之本在于肾水，充实其本，乃是治病求本之道。充实其本，能及早预防糖尿病肾病。为何加一些活血药？皆因糖尿病之并发症多与瘀血有关，阴虚血瘀之故，所以治以活血祛瘀。

又：治疗显效后，最忌停药。

患者服药时间不过 1 个月，血糖、尿糖完全正常，疗效可谓神速。但需要继续巩固一段时间，以后间断服药。

肝胆病

胆结石

赵某，女，28 岁，唐山人。2010 年 4 月 9 日初诊。

患者体胖，面容痛苦，坐时抱着肚子，呻吟不止。家属代诉，患者患急腹痛，去唐山某医院就诊，B 超检查，胆管结石直径 0.9cm，白细胞指数高，确诊为胆结石并发胆囊炎，给予抗生素输液治疗 2 天，腹痛稍减，准备做体外轰击排石。患者畏惧轰击疗法，又听说结石复发率高，欲寻中医治疗。

据前人经验，胆结石超过 1cm 就很难用中药排出，此患者胆结石 0.9cm，已经接近极限。

刻诊：右脉沉迟，左脉沉涩，舌苔微厚，质地深紫。诊后印象，症状颇像大黄附子汤症。

处方：大黄（后下）12g，附子 10g，甘草 12g，柴胡 15g，枳壳 20g，木香 20g，川楝子 15g，厚朴 15g，白芍 15g，乳香 15g，姜黄 20g，三棱 15g，莪术 30g，桃仁 12g，红花 20g，川芎 20g，郁金 20g，金钱草 140g，海金沙 20g，鸡内金 15g，石韦 20g，琥珀（粉剂，冲服）2g。每日 1 剂，6 剂。

方义：金钱草、柴胡疏通肝胆而化石，为君；枳壳、木香、川楝子、厚朴佐之；海金沙、鸡内金、琥珀化石排石，化石必要活血，以桃仁、红花、姜黄、三棱、莪术、川芎、郁金力猛活血，大黄引血下行。

2010 年 4 月 13 日二诊：服药后第 4 天，家属来电反映患者疼痛稍减轻，但有时身上出大汗，战栗不止，有时发热。我急招患者复诊。患者脉已较畅通，并非沉迟脉，而是数脉。我恍然大悟，原来患者脉沉迟，乃是因为结石阻塞，脉气不畅，热瘀于里，不能畅达，故沉迟。迟非寒，乃是瘀滞不通也，这是服药后战栗发热的原因。于是，去掉附子，加黄芩 20g，知母 15g，龙胆 15g，余药如前，继服 6 剂。

服后 2 天，患者来电，说这次没有战栗、发热，疼痛大减，饭量恢复正常。

2010 年 4 月 21 日三诊：患者精神抖擞，喜笑颜开，恢复食欲，腹部已经不痛，其余一切正常。我又开了 4 剂，巩固疗效。

按语： 医家难矣。疾病乃诡道，明明是迟脉，却不是寒证，而是瘀血结石阻塞，气机郁滞不行，遂令脉搏迟缓，待化瘀血、排石、宣通之后，脉现原形，乃是数脉。为医者，何以不临证慎之再慎？

我曾撰文论述：痰浊、瘀血有时能掩盖病机真相，此一例即是明证。考《伤寒论》已有记载："阳明病，脉迟，虽汗出，不恶寒者，其身必重，短气，腹满而喘，有潮热者，此外欲解，可攻里也。手足溅然汗出者，此大便已硬也，大承气汤主之。"（208 条）此条文可以说明，由于阳明腑实，燥矢结于内，亦可以造成迟脉，因邪实阻滞气血，故脉迟，临证切不可以寒证治疗。

肝损伤

徐某，男，28 岁，唐山人，打工者。2014 年 3 月 3 日初诊。

患者球蛋白指数升高，白蛋白、球蛋白比值倒置，碱性磷酸酶指数升高，诊为肝损伤。此外，患者有恶心、腹胀、容易疲劳、头部不适等症状。患者曾是厨师，因被查出肝损伤而丧失工作机会。

刻诊：患者面色红甚。脉象左脉弦数，右脉浮数，尺部无力。舌红而有黄苔。

处方：当归 20g，熟地黄 20g，砂仁 4g，半夏 4g，茯苓15g，龟甲 15g，鳖甲 12g，白芍 20g，甘草 15g，麦冬 12g，生地黄 25g，沙参 15g，枸杞子 20g，女贞子 20g，制何首乌 15g，黄连 6g，大青叶 15g，白薇 15g，连翘 15g，丹参 30g，红花19g，大蓟 15g，川楝子 10g。

方义：君药以一贯煎滋肝阴；熟地黄、龟甲、鳖甲、枸杞子、女贞子助之，滋阴力强，补肾水以益肝之真虚也；黄连、连翘泄心火，泻肝之邪实也。

此方大抵不变，连服 30 余剂。再查肝功能，球蛋白指数已经不高，白蛋白、球蛋白比值明显升高，已经不倒置。患者面色不红，感觉精神很好，腹胀、胃部不适消失。

按语：叶天士在先贤"内风"学说的基础上创"阳化内风"理论，认为"肝为风脏，因精血衰耗，水不涵木，木少滋荣，肝阳偏亢，内风时起"，阐明了"身中阳气之变动"而导致"内风动越"的机制。在治法上，叶氏尤其注重"滋补肝肾，柔润息风"的治本之法。

肝者，乙木也，丙火泄之，癸水涵之，所以有"乙癸同源"说。肝病最忌火旺，患者脉象左弦数、右浮数，面色又红，此乃乙木被火焚也，急宜泻南补北，滋甘霖而灭燎原，补肾水而泻心火。

臌胀（肝硬化晚期）

骆某，男，60岁，唐山人。

患者与我熟识。1989年秋，我突然接到他的电话，要我去他家里一趟。见了面，我观他气色，发现面色暗黄中带黑，很惊诧。患者拿出本市传染病院的一摞化验单，诊断结果是肝硬化，胆汁淤塞型，白球蛋白比值倒置，中度腹水。诊其脉细数而涩，舌质红，干燥无苔。我心中颇为狐疑，脉、舌显示阴虚内燥，缺乏正常体液，可是腹水反而严重，这是矛盾的病理。患者讲述，先患乙肝，肝区不适，饮食大减，腹胀。后来B超显示肝硬化腹水，白球蛋白比例已经倒置。目前最严重的病情是全身肌肉痉挛，疼痛不能忍受，服止痛药没有效果，因为肝病，也不敢服用止痛药，目前最希望能给他减轻肌肉痉挛疼痛的症状。我问他最近服用过什么中药，他又给我拿出一摞中药方，我依次看了看，差不多都是利水方剂，而且用量较大。他说一共服用了40多剂，不但腹水没减，反而肌肉痉挛疼痛，问我是什么原因。

患者的病原本是肝肾阴虚，血脉瘀阻证。腹水的原因是肝阴虚血瘀，三焦瘀阻，气化失司。问题的主要矛盾不在于水湿，而在于阴虚血瘀，循环障碍，水液不得通利排泄，故发为水肿。治疗不必过度应用利水药，只要滋阴活血化瘀，循环通畅后水肿自然消失。假令不懂此理，一味利水，必然伤阴，原本阴气虚，利水药使阴气大伤，反而造成身体正常的阴液不足，不能濡润肌体，肌肉缺乏津液濡润则痉挛疼痛，肝硬化也会加重。目前水肿虽然厉害，但是体液反而缺失。大量应用利水药是弊病之源。患者的一位中医亲戚推荐他服用芍药甘草汤，服后痉挛确实有所好转，但不能解决根本问题。芍药甘草汤甘酸化阴虽见效，但是力量不足，此时当用增液汤大补阴液，濡润肌体，方能解痉挛之危。辅以活血药，减轻瘀血，循环通利则水湿自然消退。

处方：生地黄15g，麦冬15g，玄参20g，女贞子12g，龟甲（打碎，先煎）12g，鳖甲（打碎，先煎）12g，白芍30g，甘草15g，赤芍15g，郁金25g，丹参30g，泽兰12g，益母草12g，蒲黄（布包煎）12g，茜草15g，半夏6g，砂仁3g，泽泻10g，党参10g。每日1剂，连服6剂。

方义：增液汤加龟甲、鳖甲为君，滋阴液；白芍、甘草甘酸化阴以辅佐之；郁金、丹参、赤芍等活血药为臣，活血化瘀。考虑阴虚应用活血药时极易引发出血，需加提防，故选用蒲黄、茜草类活血又止血的药物；党参、半夏、砂仁补益脾胃，因患者本来脾胃甚虚，饮食很少，而滋阴药滋腻碍胃，不可不防。

服后1周，患者来电，说疼痛减轻大半，基本不痉挛，要求复诊。

二诊：效不更方，再服8剂。服后患者反映疼痛痉挛全无，腹水也减轻，蛋白倒置有回升。患者定期补充蛋白，我嘱其把中药换成散剂，每日服2茶匙。后患者长期服用半年之久，病情较稳定。

2年后某日，突然接到患者家属电话，说其肝昏迷住院，在抢救室神志恢复后，第一件事就是要家属迅速通知我。我赶到医院，发现患者舌苔光剥如镜，此亡阴之兆也。询问原因，原来患者要过生日，其子为表孝心，为他摆了一桌宴席，其中有许多海鲜菜肴，患者一时高兴，吃了很多，第二天就意识不清，继而昏迷，送医院抢救，诊为肝硬化晚期肝性脑病。海鲜类食物属于高蛋白食物，会引发氨的积蓄，损伤脑神经而发生肝性脑病。

我遂以大剂滋阴药配合养胃药治疗。

处方：生地黄 20g，麦冬 25g，玄参 30g，龟甲 20g，鳖甲 16g，白芍 15g，山萸肉 20g，生龙骨 20g，生牡蛎 15g，五味子 15g，丹参 15g，砂仁 6g，茯苓 12g，白术 12g，泽兰 15g，阿胶（烊化服）12g，赤芍 12g，牡丹皮 12g，茜草 15g。

患者病情曾一度减轻，但是我体会肝硬化白球比值倒置在 0.7 以下，病情已难以挽回，维持时日而已。尤其是肝性脑病发作以后，治愈机会已是渺茫。患者于第三次肝性脑病发作后去世。

按语： 肝硬化严重时，尤其是白球比值倒置时，极容易发生水肿，其本质是肝血脉瘀滞，影响三焦水道通条，脾肾不能气化行水造成。此时需用利水药，但切不可过用。尤其是当有肝阴虚的病症存在时，利水药要慎用，因为过用利水药可以伤阴，阴伤则加重肝病。我体会，当肝阴虚与水肿并存时，保护肝阴更为重要，所谓存得一分津液，便有一分生机。而利水的关键在于肝血脉的通畅，主用活血化瘀药，附加利水药即可，瘀血祛则水自去。唐容川谓"血瘀即久，亦能化为痰水"，其理甚明。

急黄（亚急性重型肝炎）

刘某，男，50岁，唐山人，工人。1989年10月8日初诊。

患者于1989年8月间因患乙型肝炎入本市传染病院接受治疗1个多月，疗效不显著，病情逐步加重，经专家会诊，确诊为"亚急性重型肝炎"，肝性脑病的前期。目前的化验：谷丙转氨酶指数220U，黄疸指数15U，麝香草酚浊度（TTT）14U，其他化验结果均有不同程度的异常（比刚住院时加重）。

刻诊：患者面色青黄晦暗，眼球皮肤深度黄染，两手掌亦黄染。精神萎靡，语音低怯，疲乏无力，恶心厌食，腹胀胁痛，脉象濡数而虚。舌质红，舌苔黑黄相兼，腐浊。

辨析：肝胆湿热，阴虚火旺，元气亏损。

处方：党参15g，白术12g，砂仁4g，半夏10g，甘草10g，茵陈60g，栀子12g，酒大黄6g，车前子15g，黄芩15g，麦冬12g，玄参15g，泽泻10g，藿香10g，佩兰10g，陈皮12g，木香12g，郁金15g，赤芍12g，柴胡10g。每日1剂，连服4剂。

方义：茵陈蒿汤为君，辅以车前子、黄芩清利肝胆湿热；藿香、佩兰、泽泻利湿化浊；麦冬、玄参滋阴生津；柴胡、木香、郁金、赤芍疏理肝气行血脉；党参、白术、砂仁、半夏补益脾胃，助运化之功。

1989年10月14日二诊：舌脉同前，方同初诊，再服4剂。

1989年10月19日三诊：患者精神转好，自感体力稍强，黄疸有消退象。原来需要别人搀扶去厕所，现已能自理。

处方：党参15g，白术12g，砂仁4g，半夏10g，甘草10g，茵陈40g，栀子12g，酒大黄4g，车前子12g，黄芩12g，麦冬 12g，玄参 12g，泽泻 10g，佩兰 12g，陈皮 10g，木香 10g，郁金 15g，赤芍 12g，柴胡 8g，神曲 12g，山楂 10g。每日 1 剂，连服 6 剂。

1989 年 10 月 25 日四诊：食欲有所增加。黄疸指数 10.5U，转氨酶指数 160U，TTT 8U。其他化验结果均有好转趋势。脉数象已减，舌苔黑色退尽，留有黄苔。

三诊方减去栀子，茵陈减至 30g，党参加到 25g，再加黄芪 15g，当归 12g，制何首乌 12g。每日 1 剂，连服 6 剂。

1989 年 11 月 2 日五诊：身体黄染尽消，精神状态好，食欲大增，自我感觉良好。黄疸指数 4.5U，转氨酶 90U，其他化验结果已属正常范围。脉略有数象，舌质不红，有薄黄苔。

邪气已退，正气来复。拟方调补兼祛邪。

处方：党参 25g，白术 20g，茯苓 12g，甘草 15g，木香 12g，砂仁 4g，当归 12g，白芍 12g，熟地黄 12g，车前子 12g，泽泻 12g，黄芩 18g，茵陈 15g，藿香 10g，玄参 12g。每日 1 剂，连服 8 剂。

1 个月后随访，黄疸指数 1U，转氨酶指数 22U。原方减去黄芩，再服 5 剂，巩固疗效。

按语： 此例黄疸属于中医学"急黄"的范畴。患者病势发展迅速，湿热交蒸，浊邪弥漫，损伤了脾胃元气，正不胜邪，故表现症状较为严重。在我接手治疗前，患者也服的是中药，药方组成为"茵陈 40g，大黄 20g，栀子 18g，土鳖虫 8g，桃仁 12g，红花 12g，金银花 15g，蒲公英 25g，当归 12g，丹参 15g，枳壳 15g"，服用 12 剂，无显效，患者反而感到身体急剧衰弱，饮食大减。由此看来，仲景"见肝之病，当先实脾"不是虚言。正气衰之人必须重视补益。原方的特点着重在于攻邪，患者身体虚不受攻，所以导致病情加重。

《内经》云："正气存内，邪不可干，邪之所凑，其气必虚。"正确处理扶正与驱邪的关系，是治疗肝病的重要方面。

肝硬化兼腿痛

孙某，女，73岁，唐山人。2010年12月31日初诊。

患者原来有乙肝及肝硬化，白球蛋白比值倒置，有腹水，医院医生告诉患者家属预后不佳。近期又增添腿痛，不能走路。睡眠不佳，饮食减少。

刻诊：右脉数，左脉弦涩而数。舌红，中间干燥，边缘紫暗。

辨析：血热阴虚，肝肾瘀滞。

治法：滋阴凉血，活血化瘀。

处方：白薇12g，牡丹皮10g，生地黄15g，麦冬12g，玄参15g，女贞子15g，砂仁4g，车前子12g，白芍15g，甘草12g，丹参20g，郁金20g，蒲黄15g，香附15g，茜草15g，大蓟15g，茯苓15g，白术15g，川牛膝20g，赤芍15g，续断15g。每日1剂，连服6剂。

方义：凉血滋阴是为正治，增液汤为君药；白薇、牡丹皮辅助；但是，患者脾胃气弱，必佐以茯苓、白术健脾，否则患者必然泄泻；加砂仁实胃气。肝肾有瘀血，活血化瘀必行。但是，由于患者血热，妄行其血容易引发出血，必以既活血又止血的蒲黄、茜草、大蓟为帅；辅以郁金、丹参、川牛膝，使活血而不出血。其肝肾不足者，以女贞子、续断、川牛膝补之；对于腿常抽搐而痛，芍药甘草汤甘酸化阴、和血止痛，堪当此任。

患者家属嘱托用药不要妨碍肝功能，我告诉家属，这药对肝硬化也有很好的治疗作用。我让患者在服药期间停服一切治疗肝硬化的其他药物。

2011年1月6日二诊：患者自诉病情如故，腿痛依旧，但抽搐减少，夜间口干，饮水数次方可。睡眠较以前好转一些。脉、舌如上次。

慢性病只要认准病机，即应该守方。加鳖甲10g，天花粉12g，滋阴增液。每日1剂，连服6剂。

2011年1月13日三诊：患者自诉服12剂药后腿痛减轻，睡眠大有好转，过去每日凌晨两三时即醒，现在可以睡到天亮。食欲颇佳，口渴减。大便稍稀，排便次数稍多。其余正常。

原方中加入芡实5g，收敛止泻。

四诊、五诊过后，患者脉不数，舌不红。腿基本不痛，睡眠良好，肝区无不适，饮食增加。即将过年，我告诉患者和家属可以暂时停药。患者唯恐不服肝硬化药物，时间长了会水肿。我对患者说，任何药物都是一种负担，一段时间不服药没问题。

年后患者又来复诊，加服了6剂药，已能从事家务劳动。近期又验肝功能，白球蛋白比值恢复，无腹水。

腰与四肢病

腰痛（椎间盘突出）

2010年12月中旬，在数天内接纳了4例腰椎间盘突出症患者，经过十几天至二十几天的治疗，4位患者全部临床痊愈。

虽然都是腰椎间盘突出，但4位患者的病情有其共性，也有其个性。

共性是什么？肾虚血瘀。4位患者皆有肾虚血瘀的症状，尺脉皆虚弱而涩，但是，其个性也不能忽视，只有紧紧抓住其个性，才能找到愈病的关键。

案例1 王某，男，46岁，唐山人，吊车司机。

其病机除了肾虚外，还有严重的瘀血，治疗以六味地黄丸为基本方，加入了乳香、姜黄、水蛭、土鳖虫、丹参、川牛膝、红花、桃仁、乌药等活血理气的药物，守方32剂痊愈，早泄也一并治愈。这位患者的血瘀症状比其他患者要突出一些，活血药用量也较重。

案例2 张某，女，59岁，唐山人。退休工人。2010年12月25日初诊。

患者患腰椎间盘突出8年，不能下地活动，卧床半个月。经历了中医治疗，皆认为是寒湿为患，以治疗寒湿腰痛的方剂来治疗，服药几十剂效果不显。我经过仔细诊脉，发现患者两尺脉皆虚弱，而且左尺脉虚象严重，主肾阴虚。患者主诉饮食偏爱凉食，寒冬腊月尤喜冰块。其脉虽然不甚数，但仍属于肾阴虚火旺之类。治疗上以六味地黄丸为基本方，加入了红花、桃仁、乳香、没药、花蕊石、延胡索等活血药，针对其个性病机，加入了女贞子、龟甲、枸杞子、制何首乌、桑寄生、黄柏、知母等滋阴泻火药，守方18剂病愈。这个患者的病机以阴虚火旺为特征。

案例3 姚某，女，38岁，唐山人。2010年12月28日初诊。

患者患腰椎间盘突出几年，近期已不能从事劳动，夜间痛得睡不着觉。面诊见脸色晦暗，下眼圈青黑，从望诊上看，这就是肾阳虚的情况。脉沉迟，尺部虚而涩，这是肾阳虚血瘀有寒的情况。于是我以六味地黄丸为基本方，加乳香、没药、土鳖虫、水蛭、川牛膝、三七活血化瘀。针对阳虚寒盛病机，加入了菟丝子、狗脊、乌药。患者服用6剂后有些效果，但是不明显。二诊时发现其脉仍迟缓无力，这是阳虚寒盛较重，用药偏轻。于是除了菟丝子、狗脊外，又加入巴戟天、淫羊藿、吴茱萸，共6剂。此次，患者服用2剂后便告知效果明显，腰痛明显减轻。三诊效不更方，续服6剂，痊愈。而且，患者告知，她的头痛问题也明显改善，可知其头痛也属于阳虚寒凝之类。此患者以阳虚寒盛为特征。

案例4 田某，男，52岁，唐山人，工人。

患者腰痛、腿软、骨节酸痛、浑身难受，到本市某医院全面检查，只查出有腰椎间盘突出，其他均正常，住院接受牵引治疗，没有什么效果。患者出院后多处找中医治疗，服了许多中药，也没有见到显著效果。患者属寒湿肾虚瘀血腰痛，我以六味地黄丸为基础方，加苓桂术甘汤燥湿，苍术、独活增强燥湿药力，又加菟丝子、巴戟天、狗脊温肾阳，三七、花蕊石、土鳖虫、姜黄、红花活血化瘀。服药2剂见效，守方12剂，痊愈。此患者以寒湿重为特征。

2010年5月另有1例腰痛病案也很有特点，兹录于后。

案例5 贺某，女，54岁，湖南常德人。2010年5月9日初诊。

患者患腰椎间盘突出6年，腰痛，无法从事家务劳动。在常德和唐山都治疗过，中西药服了不少，未见显著效果。

刻诊：面色稍暗，脉左尺沉弱而涩。舌深红。

辨析：脉左为肾阴，右为肾阳，左尺虚，阴虚已判，不必囿于是否细数。涩滞是兼瘀血。

治法：滋肾益阴，活血化瘀。

处方：熟地黄18g，砂仁3g，半夏6g，山药15g，山萸肉10g，茯苓12g，牡丹皮10g，菟丝子10g，女贞子15g，制何首乌15g，龟甲10g，枸杞子15g，怀牛膝12g，川牛膝15g，乳香15g，丹参20g，没药12g，乌药10g，川楝子12g，续断12g，白术10g。每日1剂，连服6剂。

方义：主方用六味地黄丸，加龟甲、女贞子、枸杞子滋阴；用菟丝子以阳中求阴；辅以乳香、没药、丹参、川牛膝、续断活血；白术、茯苓、砂仁是为防止滋阴药滋腻而妨碍脾胃运化，导致泄泻。

1周后复诊：患者自诉服后腰痛减轻，但有泄泻，每日3次，大便稀溏。此仍是脾胃运化受制，二诊方将茯苓加至20g，白术加至18g。遂不再泄泻，腰痛逐步好转。

共服药24剂，腰已经完全不痛。

按语：腰痛之病，有些人治则不离祛风湿药，认为必有风湿，大错矣。据我观察，腰痛大多不兼风湿，用风湿药是画蛇添足。我记得在英国时，曾为一个按摩员的房东孟加拉妇女治疗腰痛，证型大抵如上。按摩员抓药后问我，这药是不是针对腰痛开的？我问，何来此话？按摩员说中药店的中医说不像是为腰痛开的，因为其中没有祛风祛湿药。我笑而不答。后来，那位孟加拉妇女服药后果然见到了效果。

腰痛（腰椎间盘突出兼骨关节炎）

蒋某，男，64岁，唐山人。2009年2月5日初诊。

患者患腰椎间盘突出及风湿性骨关节炎，曾经去西医院治疗，疗效甚微，现已卧床不起 40 余天。家属告诉我，患者夜里疼痛最厉害。

刻诊：患者侧卧床上，一脸痛苦，呻吟不止。脉数而涩，又兼濡滑，最奇怪的是，脉数一阵后，又迟慢一阵。舌质红，根部黄苔，舌的中部水滑。

辨析：患者病情较为复杂，治疗颇为棘手。根据脉象、舌象，判断为热痹，兼气血瘀滞，风湿为患。

处方：川牛膝 20g，丹参 25g，乳香 15g，姜黄 20g，红花 20g，赤芍 15g，郁金 20g，山药 20g，苍术 15g，白术 15g，茯苓 15g，泽泻 15g，乌药 15g，黄柏 20g，知母 15g，金银花 12g，独活 15g，枳壳 15g，甘草 12g。每日 1 剂，连服 6 剂。

方义：知母、黄柏为君，清肾热；辅以金银花、牛膝、丹参、乳香、姜黄、红花、赤芍、郁金为臣；以苍术、茯苓、白术、独活化湿；芍药、甘草和营止痛。

患者刚服 2 剂便来电告知腹泻非常厉害，每日数十次。这是由于患者湿气太重，燥湿药用量尚不足，一经活血，大便必泻，加大利湿药即可。我遂告之患者将白术、苍术、茯苓药量加倍。

2009 年 2 月 12 日二诊：患者仍旧卧床，腹泻稍减，仍然每日四五次，疼痛未见明显缓解。

我百思不得其解，辨证未错，为何不显效？

再次诊脉，我发现脉初摸时数，不久又见迟缓，再观患者舌根部有黄苔，中部却见水滑，忽然猛醒，问患者喜热食还是凉食？患者回答喜热食。遂悟此患者乃是下焦有热，中焦有寒，湿滞瘀血阻塞经络，寒热不调，当加大活血化瘀药的剂量，调和寒热，还要应用热药来解中焦寒气。当用桂枝，量应稍大，温经通络，温暖中上二焦，非其莫属。

遂于药方中加桂枝 20g，又加大活血化瘀药量。每日 1 剂，再服 6 剂。

仔细观察二诊处方组成，悟得此方乃是张仲景桂枝芍药知母汤化裁。仲景桂枝芍药知母汤主治"诸肢节疼痛，身体尪羸，脚肿如脱，头眩短气，温温欲吐"。后世，尤其是今人，多用此方治疗风湿性关节疾病，疗效颇佳。

2009 年 2 月 20 日三诊：时值本地集日，街道人头攒动，我无心逛集，直奔患者家，没想到患者家里没人。过了一会儿，其妻归来，说患者逛集去了，知道患者病情已有大的改观。过了一会儿，患者归来，反复道谢。

效不更方，续服 6 剂。十几天后，患者能下田参加劳动了。

按语:《金匮要略·中风历节病脉证并治》云："诸肢节疼痛，身体尪羸，脚肿如脱，头眩，短气，温温欲吐，桂枝芍药知母汤主之。"此方祛风除湿，通络清热，治疗风湿热痹证很合适。方中麻黄、桂枝、防风解表，祛风除湿止痛。附子、白术温阳散寒，除湿止痹痛。知母、白芍清热养阴以清热邪，生姜、甘草和胃调中，芍药、甘草又能缓急止痛。全方祛风除湿、通络止痛，兼以清热养阴，如此风湿能祛，郁热得消，经脉得以通利，而痹痛可愈也。

陆渊雷说：本条证治急性关节风湿病，其他脓毒性、淋菌性、梅毒性关节炎亦可用。汤本求真说：本条是述慢性关节炎，尤其如畸形性关节炎之症治。现代医家胡建华赞誉此方说：痹痛虽然离不开风湿之邪，但寒热错杂者多见……立法处方必须立足于寒热并用，方能切合病情。桂枝芍药知母汤不愧是一首治疗风湿热痹绝妙良方。

痹症（半月板损伤）

许某，男，25岁，唐山迁安人。

患者不久前因走路不慎跌仆，膝盖骨受伤，到医院检查，确诊为"半月板损伤"。医生告知他这种情况不能手术，开了膏药和止痛消炎药。但是，据患者说，吃药比不吃药稍微强一点，膝盖疼痛难忍，不能正常走路，严重影响工作，多方治疗无显效。

刻诊：右脉涩数，尺无力，左脉正常。舌色稍显红紫。

辨析：肾虚血瘀，经络不畅。

治法：补肾活血，通经活络。

处方：熟地黄20g，茯苓20g，泽泻15g，山药15g，续断15g，骨碎补12g，怀牛膝20g，川牛膝25g，红花10g，乳香12g，没药15g，砂仁4g，半夏6g，胆南星6g，川芎15g，延胡索20g，五灵脂15g，苏木12g，王不留行20g，知母20g，黄柏20g，金银花20g，薏苡仁20g，白术20g，白芷12g。每日1剂，连服6剂。

方义：患者平素肾虚，跌打外伤后，血瘀膝盖部位，日久化热，加重了疼痛。方用乳香、没药等众活血药为君，以熟地黄、续断、骨碎补等补肾药为臣，用知母、黄柏、金银花清热。半夏、胆南星化经络之痰，白术、茯苓、薏苡仁等健脾，且防止活血补肾药之滑泻。

服药第三天，患者来电告知，疼痛好了多一半。6剂药服完，膝盖已经不痛，病愈。

按语： 半月板损伤临床常见，西医治疗疗效不佳。中医治疗只要方证对路，疗效满意。

痹症（下肢神经损伤）

王某，女，49岁，唐山迁安人。2011年1月5日初诊。

患者3个月前患病，左腿痛腿麻，不能走路，小腿部如有虫子蠕动样感觉。在唐山某医院行肌电图、磁共振等检查，确诊为下肢神经损伤，应用神经生长因子等药物有些疗效，恢复到能够跛行走路，但是，腿部疼痛、虫样蠕动感仍存在，于是出院寻中医诊治。

刻诊：患者尺部脉虚弱而涩、迟，左尺虚甚，舌痿软，苔白而薄。

辨析：肾阴阳两虚，瘀血阻滞。

治法：补益肾气，填阴补阳，活血化瘀。

处方：熟地黄18g，砂仁2g，山药20g，菟丝子20g，枸杞子15g，巴戟天15g，女贞子20g，龟甲（单包，先煎）6g，乌药15g，续断15g，茯苓15g，白术12g，柴胡12g，丹参15g，郁金20g，川牛膝40g，红花15g，土鳖虫8g，乳香15g。每日1剂，连服6剂。

方义：此病重在补肝肾、化瘀血，以熟地黄、枸杞子为君补益肾气，龟甲、女贞子补阴，菟丝子、巴戟天温阳，阴阳双补，辅以活血化瘀之丹参、郁金、红花、土鳖虫、乳香、川牛膝、续断等，其中川牛膝用量当重，因为其既能补肝肾，又能活血化瘀。

2011年1月12日二诊：患者自诉腿已基本不痛，走路轻快，蠕动感小多了。尺部仍虚弱，涩象减轻，舌仍稍痿软。

第一方加桑寄生、地龙，8剂。

2011年1月19日三诊：已经基本病愈，为巩固疗效，继续服药。尺脉已经不虚不涩，舌象正常。

方剂不变，再服 6 剂。

按语：《灵枢·五癃津液别》曰："五谷之津液和合而为膏者，内渗入于骨空，补益脑髓而下流于阴股。阴阳不和，则使液溢而下流于阴，髓液皆减而下，下过度则虚，虚故腰背痛而胫酸。"《素问·刺腰痛》曰："衡络之脉令人腰痛，不可以俯仰，仰则恐仆，得之举重伤腰，衡络绝，恶血归之。"

本例患者腿痛病机是肾阴阳两虚，瘀血中阻。因何而知肾阴阳两虚？患者尺脉虚弱，肾虚可知。两尺皆迟，必是阳虚；左尺主肾阴，虚弱不应指，定是阴虚。故为阴阳两虚。

杂症治验秘钥

320

肩痹（颈部外伤）

刘某，男，34 岁，唐山人，工人。2003 年 4 月 5 日初诊。

患者自诉 1996 年当兵期间，在施工时曾发生事故，从高处坠落，到医院抢救，当时昏迷 3 天，颈部受损严重，显些造成截瘫。住院 4 个月，后遗留两臂及上肢麻木疼痛，睡觉时严重，活动不利，两肋胀满，时常头晕、恶心，至今不愈。

刻诊：面色基本正常。脉左弦涩，右脉滑。舌红，边缘有紫点。

辨析：痰瘀阻滞，经络不畅。

治法：活血化瘀，化痰通络。

处方：法半夏 12g，胆南星 10g，白芥子 10g，茯苓 15g，白术 12g，丹参 30g，片姜黄 20g，乳香 15g，没药 15g，郁金 30g，水蛭 10g，三七粉（单包，冲服）8g，枳壳 20g，黄芪 15g，赤芍 15g，桑枝 15g，地龙 12g，僵蚕 12g，天麻 12g，蜈蚣 2 条，葛根 12g。每日 1 剂，连服 8 剂。

方义：以乳香、没药、三七活血，为君；姜黄、郁金、丹参、赤芍佐之；加虫类破血药水蛭，力量更宏；半夏、胆南星、白芥子、茯苓、白术化痰，为臣；天麻、蜈蚣、僵蚕、地龙祛风通络，为辅助；葛根为颈部专用要药。

2003年4月20日二诊：患者自诉感觉服药有效，麻木、疼痛减轻，但是头晕仍厉害。

刻诊：左脉弦涩依旧，又感觉两尺脉太虚，此肾阴不足，也是造成眩晕的原因之一。

辨析：活血化瘀，化痰通络，补益肝肾。

处方：熟地黄20g，女贞子20g，制何首乌20g，枸杞子30g，砂仁3g，半夏12g，胆南星10g，白芥子12g，茯苓15g，白术12g，丹参30g，姜黄20g，乳香15g，没药15g，水蛭10g，土鳖虫8g，地龙12g，僵蚕12g，天麻12g，葛根12g，桑枝20g，三七（单包，冲服）8g。每日1剂，连服10剂。

方义：对比第一方，增加了补肾益肝药物熟地黄、枸杞子、何首乌、女贞子。

2003年5月4日三诊：患者自诉眩晕大减，疼痛、麻木亦减，只是偶尔麻木，基本不痛。两臂活动灵便。

刻诊：脉弦涩已减，有通畅之意，已不滑，尺脉稍充实。

处方：将三七换为茜草15g，蒲黄20g，再服10剂。

2003年5月18日四诊：患者自诉麻木、疼痛基本消失，活动自如，不头晕。

处方：将三诊药方10剂打成细末，每日2茶匙，早晚服1茶匙。

按语：本病例的病原为外伤，所以以活血化瘀为主旨，然亦与肝肾不足、痰浊痹阻有关，所以补肝肾、化痰通络不可或缺。

麻木（末梢神经炎）

郑某，男，28 岁，唐山人。2012 年 9 月 13 日初诊。

患者于半年前开始感觉有几个脚趾麻木，尚不太疼痛。两三个月后，发展到所有脚趾都麻木，而且伴有疼痛，下肢也有感觉，有蚁行感、僵硬感，活动不利。又过了 1 个月，病情发展到脚底不敢着地，痛不可忍，只能用脚后跟走路，已经不能参加任何劳动。

患者到唐山某医院诊治，确诊为末梢神经炎。曾服用维生素 B_1、维生素 B_6、维生素 B_{12}、维生素 C、芦丁片等，静脉输注胞二磷胆碱、山莨菪碱（654-2）、丹参注射液等，也曾用地塞米松，治疗月余，基本无效，父母心急如焚，无奈之下找中医治疗。

刻诊：沉涩无力，两尺尤虚，舌淡紫。

辨析：气虚血瘀，肝肾不足。

处方：黄芪 60g，桂枝 10g，当归 12g，赤芍 12g，川芎 15g，葛根 12g，枳壳 15g，乳香 15g，没药 15g，桃仁 12g，红花 15g，香附 15g，熟地黄 12g，怀牛膝 20g，续断 15g，独活 12g，桑寄生 13g，茯苓 15g，白术 15g，地龙 12g，丝瓜络 12g。

方义：黄芪桂枝五物汤为君，补气通阳；熟地黄、牛膝、续断、桑寄生为臣，补益肝肾；乳香、没药、桃仁、红花活血化瘀；地龙、丝瓜络通经活络。

服药 6 剂见效，麻木减轻。守方 28 剂，疼痛麻木消失，活动如常。巩固治疗，再服用 8 剂。

按语：《类证治裁》曰："一块不知痛痒，遇阴寒益甚，或日轻夜重，脉涩而芤或弦，属痰夹死血，宜活血行气。二陈汤加川芎、当归、怀牛膝、韭汁，白芥子研末，葱姜汁调外敷。专因血瘀，四物汤加韭汁、桃仁、红花。"《实用中医内科学》载："麻木一证，以气血亏虚为本，风寒湿邪及痰瘀为标。麻木病因虽有多端，而病机皆为气血不能正常运行流通。以致皮肉经脉失养所致。归根结底，气血不足，寒气阻滞，血脉不通，气血不能濡养经络，是麻木病症的基础病因。"

　　本病例以肝肾不足为本，以气阳不足为标，而活血化瘀是治疗本病的主要手段。

血痹（末梢神经炎）

　　张某，女，45岁，唐山人。1987年10月15日初诊。

　　患者起病以四肢无力和麻木为主，主要表现为肩、上臂和大腿无力，行走蹒跚，不能持久站立，起坐困难，在本市某大医院诊为"末梢神经炎"。经住院治疗，病情有所减轻，但仍遗留四肢无力、行走困难、肢体感觉异常的症状。

　　刻诊：面色无华，情绪悲观抑郁，言病已无治。脉微弱，迟缓而涩，舌质暗，薄白苔。

　　辨析：脾肾阳虚，经络瘀阻。

　　治法：补脾肾，升阳益气，活血通络。

　　处方：黄芪100g，白术15g，熟地黄15g，桂枝20g，当归15g，白芍12g，附子（单包，先煎）15g，菟丝子12g，淫羊藿12g，乳香15g，片姜黄15g，水蛭10g，土鳖虫8g，地龙10g，蜈蚣2条，鹿角胶（烊化，兑入）10g，没药12g，川牛膝20g，川芎15g，半夏6g，天南星6g，络石藤10g，枳壳15g，陈皮12g。每日1剂，连服6剂。

　　方义：以黄芪、白术、熟地黄、桂枝为君，补脾肾、升阳益气；以菟丝子、淫羊藿辅佐温阳；以姜黄、乳香、没药、水蛭、土鳖虫、川牛膝诸药活血化瘀；半夏、天南星化痰散结；地龙、络石藤通经络。

1987年10月23日二诊：患者感觉四肢有力。脉搏稍见强，仍涩滞。

原方不变，每日1剂，再服6剂。

1987年11月2日三诊：患者症状大减，活动基本自如。

原方黄芪减至50g，加桑枝20g，再服6剂。

10余天后，患者称已无症状。

按语:《金匮要略》曰："血痹病，从何得之？师曰：夫尊荣人，骨弱肌肤盛，重因疲劳汗出，卧不时动摇，加被微风，遂得之。但以脉自微涩，在寸口、关上小紧，宜针引阳气，令脉和，紧去则愈。"

血痹，阴阳俱微，或寸口关上微，尺中小紧，外证身体不仁，如风痹状，黄芪桂枝五物汤主之。本证当是以阳微为主因，附加气虚血瘀因素。

麻　木

沈某，男，37岁，唐山人。2013年4月5日初诊。

患者体胖，自诉两手臂麻木半年余，身体多处脂肪瘤，平素有颈椎病。

刻诊：左脉浮弦而涩。右脉濡滑稍数。舌苔厚、微黄而滑腻。

辨析：痰瘀互阻，经络不畅，胃中湿热。

处方：葛根15g，白芍15g，桃仁10g，红花12g，郁金30g，川芎15g，没药15g，五灵脂15g，蒲黄（布包煎）15g，王不留行15g，法半夏15g，茯苓15g，泽泻12g，胡黄连5g，黄芩12g，苍术20g，厚朴15g，佩兰12g，瓦楞子（单包，先

煎）25g，山慈菇 8g，砂仁 3g，薏苡仁 20g，白术 12g，瓜蒌
20g，木香 15g。每日 1 剂，连服 6 剂。

方义：半夏、瓜蒌、茯苓、山慈菇、瓦楞子、苍术、白术
为君，燥湿化痰健脾，散结通络；诸活血药为臣，通畅血脉，
疏通经络；胡黄连、黄芩清胃热。

此方稍有加减，再服用 10 剂后，胃热已愈，减掉黄芩、胡
黄连。继续服 14 剂，麻木消失。

按语：肥人多痰，确实如此。此患者在他处服用中药多次
未果。检索其中药方，多是祛风祛湿通经络药物，化痰散结药
及活血药寥寥，这是治疗效果不理想的主要原因。

又人多以麻木为风，治风即可治麻木，岂不闻李东垣说：
"麻木为风，皆以为然，然如久坐而起，亦有麻木。喻如绳缚之
人，释之则麻作，良久自已，此非风邪，乃气不行也。"结合本
案例，乃是瘀血与痰浊互结，瘀塞经络所致，化瘀逐痰，麻木
自愈。

两臂麻木

лена，女，40 岁，乌克兰人。2009 年 9 月 27 日初诊。

患者患高血压，颈椎增生，两臂麻木。

刻诊：患者体胖（120kg 以上），血压长期在 180/120mmHg
左右，X 线片示颈椎增生严重，两臂麻木，曾在本地医院治疗
基本无效，来寻中医针刺治疗。

刻诊：脉弦涩实壮。舌红，苔厚。

辨析：肝阳上亢，瘀血阻滞，痰湿壅盛。

处方：太冲（双）、行间（双）、肝俞（双）、风池（双）、
悬钟（双）、哑门（单）、太溪（双）、曲池（双）、丰隆（双）、
外关（双）、天井（双）、合谷（双），交替用穴。

方义：曲池、行间泻肝火；太冲、肝俞滋肝阴；哑门、天井行瘀血、通经络；风池健脑；悬钟填精髓；丰隆化痰；太溪滋肾阴。

针刺8次，患者自感已不眩晕，血压160/100 mmHg，颈部不再难受，两臂不麻木。

按语： 乌克兰人患高血压病较普遍，冠心病患者也不少，针刺治疗这些疾病效果很不错。

湿热瘀血流注（风湿性多肌痛）

王某，男，52岁，唐山人。2012年3月6日初诊。

患者自20多年前始患一种怪病，最初只是身体某部分肌肉游走性疼痛，每个月发作一两次，随着时间推移，病情越来越严重，疼痛可以游走于全身各部位，痛的部位"起包、红肿"，几天后消失，但新的地方又开始红肿疼痛。甚至眼睛也红肿流泪，疼痛，视物难受。近年来发作越来越频繁，几天发作一次，痛苦异常。多年来跑遍唐山市的医院，都无法确诊。2006年，患者在唐山某医院住院治疗，病情发作时血沉达40多，白细胞超过一万，诊断为"风湿性多肌痛"，用药如泼尼松等，均无较好疗效，今年有加重趋势。根据患者自诉，只要用血塞通输液就会减轻（血塞通主要成分是三七）。

刻诊： 颈椎部位红肿高起，疼痛异常。脉濡数而涩，右关数象明显。舌质红，中间有裂痕，中后部有黄白厚苔。

辨析： 阳明热盛，湿热瘀血流注。患者年轻时在大汗后用冷水淋浴，有时一日几次。大汗时卫分毛孔开张，水湿入于肌肤，寒湿外郁，郁久化热，内热不得宣散，与水湿搏击于肌肤。郁久必兼瘀，湿热为瘀血所遏，血瘀于经络，湿热伏于内，不得清透。

治法：清透阳明经热，活血利气，清热利湿。

处方：生石膏（单包，先煎）70g，知母30g，忍冬藤12g，白薇15g，黄连6g，连翘15g，羌活15g，防风15g，威灵仙10g，茯苓15g，苍术20g，川楝子12g，厚朴15g，香附12g，川芎20g，延胡索20g，三棱15g，莪术15g，乳香12g，没药15g，红花12g，桃仁10g。每日1剂，连服6剂。

方义：以石膏、知母为君，忍冬藤、黄连、连翘助之，白薇清血分之热。风药能胜湿，防风、羌活、威灵仙散风祛湿，引邪外出。苍术、茯苓健脾利湿。理气用川楝子、厚朴、香附，活血用乳香、没药、桃仁、红花、三棱、莪术、延胡索、川芎。

2012年3月14日二诊：患者自诉服药有效，疼痛稍有减轻，仍不时发热。舌脉如前，仍用前方6剂。

2012年3月22日三诊：患者自诉疼痛减轻，仍发热，舌象变化不大，脉象右脉数象减，但是左关弦数，考虑病情可能有肝胆火郁。

处方：原方加入柴胡3g，青蒿12g，黄芩20g，夏枯草10g。每日1剂，连服6剂。

2012年3月30日四诊：疼痛继续减轻，发热次数明显减少。

处方：于原方中将生石膏加至100g，每日1剂，连服6剂。

后患者又复诊2次，每次6剂，方剂如前，石膏减量。患者已经不发热，游走性红肿疼痛亦停止。停药，观察疗效，半年不复发方能确认治愈。后无联系。

按语：流注是毒邪流窜于肌肉深部脓肿，属阳证，其临床特点是毒邪走窜不定，随注随生，发无定处，此起彼伏，肿块初起皮色不变，漫肿结块，全身常伴高热。

明代杨清叟《仙传外科集验方》谓："流注起于伤寒，伤寒表未尽，余毒流于四肢经络，滞瘀所致，而后为流注也。"其后陈实功《外科正宗·流注论》云："流注，流者，行也，乃气血之壮，自无停息之机。注者，住也。因气血之衰，是以凝滞之患。其形漫肿无头，皮色不变，所发毋论穴道，随处可生。"

顾氏外科根据各类流注的不同症情，又将流注分为暑湿流注、湿痰流注、余毒流注、瘀血流注、髂窝流注五种，在论治中抓住湿、热、瘀、毒四字要诀，论治法则归纳为清暑化湿、清热解毒、和营活血、凉血通络。

具体到本病例，乃是湿热与瘀血相结，流注于经络，故清湿热与化瘀血并举，取得较好疗效。

手臂麻木

屠某，男，65岁，山东日照人。2009年7月2日初诊。

患者主诉原来有颈椎增生，最近引起手臂麻木、肩膀痛。

刻诊：身体壮实，脉搏有力，左脉实而涩兼滑，舌稍紫。

辨析：瘀血阻滞，痰凝经脉。

治法：活血化瘀，祛痰通络。

处方：柴胡12g，姜黄12g，乳香15g，丹参20g，郁金20g，川牛膝20g，川芎15g，红花15g，水蛭8g，三七粉（单包，冲服）6g，陈皮12g，半夏12g，天麻12g，僵蚕10g，白芍10g，茯苓12g，枳壳20g，胆南星8g，白术10g。每日1剂，连服6剂。

方义：三七、姜黄、乳香为君，活血力猛；半夏、茯苓、白术、天麻为臣，燥湿祛风痰；辅以丹参、郁金、川牛膝、红花等活血通络。

6剂见效，麻木减轻，颈椎不适亦减。效不更方，10剂。

患者携带药物回家，后来电告知，手臂麻木、肩痛均解除。

按语：朱丹溪对于"痰瘀"关系较前人更为注重，首先提出了"自气成积，自积成痰，痰挟瘀血，遂成窠囊"的论点，并提出"痰瘀并存，痰瘀同治"的理论，也就是治痰要活血，血活则痰化，因为气血流畅则津液并行，痰无以生，气滞则血瘀痰结，气虚则血涩少而痰凝，血瘀气滞则络阻，津液不能行，血少脉道不通，迁缓流塞，津液不能布化畅通，从而瘀积。所以说"善治痰者，必先治气，同时也要治血"。

痰凝瘀血，最容易引起麻木症状。本例较为典型，以活血化瘀、祛痰通络为治则，取得显效。

下肢动脉硬化闭塞症

戴某，女，76岁，河北秦皇岛人。

2010年10月间，患者突患严重心律失常，呼吸困难，腿部非常疼痛。经过医院检查，认为下肢动脉出现了多处大面积血栓，如果不能迅速解除栓塞，将有生命危险，紧急时只能截肢。于是患者马上转往北京治疗，连续在腿上几个栓塞部位做了4个支架，暂时解除了危险。患者除患有下肢动脉硬化闭塞症外，还有脑梗死，安装了心脏起搏器。治疗期间，中医院的专家又给患者开了中药方，但服用中药后症状越来越严重，于是停服。

患者出院后，腿痛腿麻越发严重，医生说可能在新的地方出现新的血栓。患者经引荐来找我诊治。

刻诊：患者嘴唇黑紫，舌紫蓝。脉沉迟无力，一息三至不到。

辨析：下肢血管闭塞症，在中医学属于"脉痹""脱疽"范畴，临床分型有寒凝血瘀、热伏血瘀、阴虚血瘀等。临证中准确辨别寒热的性质，是取得疗效的重要环节。

治法：温中散寒，活血化瘀，通经活络，补益中气，健脾和胃。

处方：附子（单包，与甘草20g先煎1小时）40g，细辛6g，干姜20g，巴戟天15g，菟丝子15g，乳香15g，没药15g，土鳖虫6g，水蛭8g，片姜黄15g，川牛膝30g，红花12g，川芎20g，丹参25g，白芥子12g，砂仁4g，神曲15g，木香15g，茯苓12g，白术12g，地龙12g。

方义：四逆汤为君，温阳散寒，巴戟天、菟丝子助之。乳香、没药、土鳖虫、片姜黄等活血药为臣，化瘀血，通经络。白芥子、地龙化痰通络，砂仁、神曲、茯苓、白术健脾胃。

服药3个月，期间处方略有加减。再看患者的脸色，从暗黑转为明快，嘴唇逐渐红润，腿痛腿麻大减，走短途没问题，食欲增加，睡眠良好，精神健旺。

按语：《素问·调经论》认为："气血者，喜温而恶寒，寒则泣(涩)而不行，温则消而去之。"《诸病源候论》中提出："寒则血结，温则血消。"故寒凝血脉是血栓病形成的主要病因之一。《医林改错》也认为"血受寒则凝结成块"，形象地说明寒是导致血栓的重要原因。

在病情的危急关头，西医的支架确实能救急，但只是权宜之计，身体的高血凝状态得不到扭转，便不能挽救病情恶化颓败的趋势。中医的整体观看到的不是局部血栓，而是着眼于患者身体的大环境，通过协调阴阳、活血化瘀、通经活络的治疗手段，扭转阴阳盛衰，转变血脉瘀阻的循环障碍状态，从而从根本上改变血栓发生的内环境，使人体恢复到正常的状态。这就是治病求本。

从哲学角度分析，中医着眼于整体，从根本上铲除疾病发生的土壤，让患者看到病愈的曙光。西医着眼于局部，是典型的头痛医头、脚痛医脚，虽救急一时，却难以挽回颓势。患者看不到痊愈的希望，只是苟安于一时而已。

下肢深静脉血栓、肺栓塞、心肌梗死

李某，男，56岁，唐山人，锅炉维修工。2010年11月6日初诊。

患者于2010年10月间骑摩托遇交通事故跌伤了左腿，大脚趾骨折，小腿肌肉挫伤，经医院检查，影像显示腿深部静脉形成血栓，血栓脱落造成了肺栓塞。患者在ICU监护病房接受治疗，服用华法林等抗栓药物，效果却并不明显。由于不能承受医疗费用，遂出院回家，寻中医治疗。

刻诊：呼吸感觉气不匀，左腿仍肿胀，左大脚趾暗黑色，走路严重受限。脉沉弦而涩，舌深紫。

辨析：血脉瘀滞，经络不通。

治法：活血化瘀，通经活络。

处方：独活12g，地龙12g，枳壳20g，半夏6g，厚朴15g，香附15g，川牛膝30g，乳香15g，没药15g，水蛭8g，土鳖虫8g，郁金15g，红花15g，三七粉（单包，冲服）6g，茯苓15g，砂仁2g，白术12g，柴胡12g。每日1剂，连服6剂。

方义：乳香、没药为君药，佐之以水蛭、土鳖虫、郁金、红花、三七粉活血化瘀，外伤瘀血用乳香、没药效果最著，故为君；血瘀在深处，当用虫类活血药攻逐，所以用水蛭、土鳖虫；活血药力猛，容易造成泻下，故用茯苓、白术、砂仁调和脾胃。

此方略有加减，共服用42剂，左腿肿胀全消，脚趾青紫亦退，呼吸顺畅，行走如常。

2011 年 10 月 20 日，患者又来诊所。当年秋天因与人发生争执，遂大怒，突发胃痛、呕吐，经医院确诊为急性心肌梗死。患者又住医院 ICU 病房，医生建议进行支架手术，重新进行造影、超声检查肺部和腿部静脉，结论是肺栓塞和静脉血栓都痊愈。患者得知此消息，立即办理出院手续，继续找我治疗。

刻诊：胸闷胸痛，胃部不适，痛时连及背部，出大汗。脉象沉弦。舌质紫，苔白滑。

辨析：寒凝痰阻，经络瘀塞。

处方：附子 20g，桂枝 10g，桃仁 10g，红花 15g，郁金 25g，桔梗 12g，柴胡 12g，枳壳 20g，胆南星 9g，白芥子 10g，木香 15g，葛根 20g，乳香 15g，没药 15g，片姜黄 15g，土鳖虫 8g，水蛭 10g，三七粉（单包，冲服）5g，瓜蒌 30g，茯苓 15g，泽泻 15g，砂仁 4g。

患者服药 4 天后心绞痛未再犯，后来感觉有些头晕，遂去掉柴胡、白芥子，加旋覆花。前后服药 24 剂，症状全消。我嘱咐他再做一次检查，以确认是否痊愈。患者做了心电图，结果显示一切正常，医院确认冠心病心肌梗死已经痊愈。

痿 证

痿证（重症肌无力）

赵某，女，54 岁，唐山人。2012 年 10 月 24 日初诊。

2012 年 6 月，患者于唐山市某医院确诊为重症肌无力，转北京就诊。

患者自诉，约在几年前，偶尔就有吃萝卜等硬东西时咬不动、咀嚼无力的症状，但只是一发而过，随即正常，当时并未在意。后来逐渐发展到了两臂举起无力，活动常有不适，背部寒冷。

2012 年 5 月，患者发现吃东西时咬不动的症状越来越严重，开车时急转弯打不动方向盘，拿不起东西，走路都很费劲；说话多了张嘴都感觉困难；干一些家务活，例如包饺子、和馅都不能一次完成，得边干边休息。甚至抬脖子都感觉吃力。手的无名指和小指颤抖，背部感觉寒冷，走不了远路。患者自感问题严重，怀疑患了"肌无力"。

患者到唐山某医院神经内科检查，确诊为重症肌无力，医生给她开了新斯的明等药物，但是服用后效果不明显，病情继续加重，呼吸有障碍，脖子两边像被掐住一样，颈部无力加重。患者随即转入北京某医院诊治，应用丙种球蛋白和激素，激素剂量加至每日 4 片时开始有了效果，抬脖子困难减轻，脖子被掐住的感觉有所缓解，各种症状都略有减轻。后激素逐渐加量到每日七八片。但总的情况仍不容乐观，走几十米都困难，家务活干不了，感觉体力不行，不能坚持。抬脖子仍感困难，每日只能卧床休息。患者感觉用激素虽然有效果，但是不能解决根本问题。

刻诊：面如满月（这是服用激素的结果），嘴唇暗黑，脉沉迟。

辨析：阳气不足，脾胃气虚，肾元亏虚，经络阻滞。

处方：黄芪 100g，桂枝 20g，炙甘草 30g，白术 25g，茯苓 20g，柴胡 12g，熟地黄 25g，党参 30g，陈皮 15g，香附 15g，桑枝 20g，枸杞子 20g，巴戟天 15g，升麻 8g，丝瓜络 15g，鸡血藤 30g，骨碎补 20g，当归 20g，延胡索 20g，补骨脂 12g。

方义：桂枝补心阳，巴戟天、骨碎补、补骨脂补肾阳，振奋心肾阳气，温通经脉；黄芪、党参、白术、炙甘草、茯苓补脾气；熟地黄、枸杞子补肾气；补脾则四肢百骸禀受其养，补肾则元气有根；柴胡、升麻升举胸中大气；丝瓜络、鸡血藤、当归、延胡索舒筋活络通血脉。

患者服药 48 剂后，自诉效果显著，家务活基本都能做，感觉内力充足，脖子无力基本消失，咀嚼无障碍，走路能行二三里，应付日常生活已经没有问题。激素由每日七八片逐渐减量至停用（不能骤然停止，需要逐步减少用量，乃至停用）。

按语：重症肌无力是一种神经肌肉接头传递功能出现障碍的自身免疫性疾病，中西医治之均颇为棘手，且迁延难愈。重症肌无力在古医籍中有类似记载，大约属"痿证"范畴。《素问·太阴阳明论》说："四肢皆禀气于胃，而不得至经，必因于脾，乃得禀也。今脾病不能为胃行其津液，四肢不得禀水谷气，气日以衰，脉道不利，筋骨肌肉皆无气以生，故不用焉。"《素问·痿论》说："宗筋弛纵，发为筋痿。"《灵枢·本神》说："脾气虚则四肢不用。"言而总之，现代多数中医认为，其发病乃是由于先天禀赋不足，饮食失宜，导致脾肾亏虚，气血不足，肌肉失养而发病。若脾失健运，脾虚气陷，则升举无力，脾虚失运，胃受纳无权，则升降枢机不利，水谷精微不运，气血生化乏源，四肢百骸、肌肉筋脉失养，出现肌肉、四肢无力，吞咽困难，纳呆，便溏。

邓铁涛先生对治疗此病颇为擅长，他也认为"脾胃虚损，大气下陷"是主要病机，倡导的治疗大法是甘温益气、升阳举陷。

痿证（运动神经元病）

王某，女，47岁，唐山人。2014年8月24日初诊。

患者于1年前发现开锁、拿筷子等动作很不协调，逐渐发展至颈部无力，四肢沉重，走路不稳，言语不清，在医院确诊为运动神经元病。医院开出利鲁唑等药物，服用效果不佳，病情仍逐步发展，手的动作和走路已经很不协调，言语不清加重。

刻诊：脉象沉软无力而迟，三五不调。苔白，舌质暗，有些挛缩，乃是萎缩之兆。

辨析：痿证，脾肾气虚，阳气不足，经络阻滞。

处方：黄芪80g，桂枝15g，白术15g，白芍12g，山药20g，当归15g，炙甘草20g，茯苓15g，熟地黄20g，菟丝子15g，续断12g，补骨脂12g，枸杞子20g，怀牛膝20g，狗脊12g，半夏8g，姜黄15g，水蛭10g，延胡索15g，三棱15g，桑枝20g，丝瓜络12g，络石藤12g，陈皮15g，香附15g。

方义：黄芪、桂枝为君药，补气温阳。以熟地黄、牛膝、枸杞子、菟丝子、补骨脂、续断、狗脊温补肾气，以白术、茯苓、山药、半夏、炙甘草补脾胃，以诸活血药加陈皮、香附活血理气，以桑枝、络石藤、丝瓜络舒经活络。

共服药36剂，患者症状逐步改变，动作逐步协调，口齿清晰，各种动作都趋于正常。40余天基本治愈。

按语：运动神经元病是世界疑难症。此患者发病期1年，各种症状表现较轻，还处于早期阶段，故中医治疗取得了迅速的疗效，阻止了病情严重发展。此病若耽搁2年以上，到了四肢完全不能动，说话不清，甚至不能平卧睡觉、饮水进食咳呛、呼吸非常吃力的阶段，是很难治愈的。

中医文献无运动神经元病病名。一般认为，运动神经元病属中医学"痿证""痿病"范畴，其症状表现以下肢较严重者又可称为"痿躄"。《中医内科学·痿病》指出："西医学的感染性多发性神经根炎、运动神经元病可参考本节（痿病）辨证论治。"现存最早论述"痿"的古籍当属《素问》。《素问·生气通天论》云："因于湿，首如裹，湿热不攘，大筋软短，小筋弛长，软短为拘，弛长为痿。"《素问·痿论》提出了"五痿"的分类，提出了"痿躄""脉痿""筋痿""肉痿""骨痿"等命名。本病在五痿之中，多属"肉痿"和"筋痿"。刘完素在《素问玄机原病式》中说："痿，谓手足痿弱，无力以运行也。"《实用中医内科学》称："痿证是指肢体筋脉弛缓、手足痿软无力的一种病证，以下肢不能随意运动及行走者较为多见。"这一定义包括了许多疾病，以出现痿软无力为特征，强调了肌肉的萎缩无力，不包括肌肉跳动，更未反映运动神经元病出现构音不清、饮食呛咳等延髓麻痹症状。因此，以痿证说明运动神经元病过于泛泛，难以反映其全貌。同时，由于本病常损害下肢功能和语言功能，又可以命名为"喑痱"证。《奇效良方·风门》对喑痱证临床表现进行了概括："喑痱之状，舌喑不能语，足废不为用。"这一病名定义包括了运动神经元病的基本特征：一是肢体的痿废不用，二是延髓麻痹的构音不清等。

痿证（腰椎间盘突出）

徐某，男，54岁，唐山人，工人。2010年7月25日初诊。

患者自诉患颈椎增生及腰椎间盘突出多年，腰痛严重，近年来逐步发展到下肢痿软，行动不便，走路腿呈O形，拉着腿勉强走短途尚可，长途则不能承受。曾经多中西医处就诊，基本上没有疗效。

刻诊：腿部肌肉轻度萎缩，脉沉涩，尺部虚，舌淡紫。

辨析：痿证，肝肾精血不足，瘀血阻滞。

治法：补益肝肾，填精益髓，活血化瘀。

处方：熟地黄 18g，砂仁 3g，山药 20g，山萸肉 8g，枸杞子 20g，核桃 15g，怀牛膝 20g，菟丝子 10g，川牛膝 20g，丹参 25g，续断 15g，红花 15g，乳香 15g，没药 15g，女贞子 15g，制何首乌 15g，茯苓 15g，白术 12g。每日 1 剂，连服 8 剂。

方义：熟地黄、山萸肉、怀牛膝、枸杞子为君，补益肝肾；菟丝子补肾阳；女贞子、何首乌补肾阴；续断接筋续骨；乳香、川牛膝、红花活血化瘀。

2010 年 8 月 6 日二诊：自诉服药感觉有效，腿部较以前有力，走路显得轻松，腰痛减轻。脉、舌象大抵如前。效不更方，再用 10 剂。

2010 年 8 月 18 日三诊：自诉腰基本不痛，走路轻松多了，两腿显得有力。脉尺部见充实，涩象好转，舌象趋于正常。

处方：精不足，补之以血肉有情之品，原方加龟甲（单包，先煎）12g，鹿角胶（烊化，兑入）10g。此属慢性疾病，以散剂缓缓图之，取 10 剂，打成粉末，每日服用 2 茶匙，早晚各 1 茶匙。

按语：痿证之病，病因病机非常复杂。《素问·痿论》载："帝曰：五脏使人痿，何也？岐伯曰：肺主身之皮毛，心主身之血脉，肝主身之筋膜，脾主身之肌肉，肾主身之骨髓。故肺热叶焦，则皮毛虚弱急薄，着则生痿也。……有所远行、劳倦，逢大热而渴，渴则阳气内伐，内伐则热舍于肾。肾者，水脏也。今水不胜火，则骨枯而髓虚，故足不任身，发为骨痿。"《灵枢·本神》曰："精伤则骨酸痿厥，精时自下。"

杂症病案

癌症及肿物

晚期骨癌、阴道癌并发 DIC 诊治记录

彭某，女，57 岁，广西人。2009 年 12 月 18 日初诊。

患者身患晚期溶骨性骨癌、阴道癌，并发 DIC，下消化道大出血，红细胞和血红蛋白极低，血小板指数很低，凝血酶原缺失，皮肤出现多处大片紫癜，心、脑等脏器随时可能出血，医院向家属出具了病危通知单。12 月 18 日中午，患者儿子刘某来电请我为他的母亲治疗。

刻诊：患者脸色蜡黄，消瘦，眼神迷离，口唇淡白而干枯起皮，呼吸急促，吸着氧气，不能说话。手足四肢高度水肿，手肿如戴皮拳套，腿肿如象腿，腹部水肿，但是轻于四肢。口渴甚，不肯多喝，只能不时用棉球蘸水润润干枯的嘴唇。双手能动，双腿不能动。脖子后面有两块手掌大小的紫癜，呈深黑紫色，腹部也有大片的紫癜。尿少，半小时左右腹泻一次，每次约半纸杯至一纸杯鲜血。

脉诊时，我手指就感觉患者的身体烘热（其体温 39.4℃），脉细数夹节律失常，这是促脉，一息九至（根据我以往的经验，一息八至已经不易治疗），内脏火热至极。舌绛而无苔，干燥，病已深入血分，津液欲竭，疾病已发展到了极期。

主治医生介绍说，患者是晚期溶骨性骨癌（那时阴道癌还没有检查出来，后来妇科医生来做检查确诊），伴肺部感染、尿路感染，高热达 39.7℃，高度水肿，胸腔积液，脖子后和腹部有大面积出血性紫癜，血小板降到 $34×10^9$/L，血红蛋白很低，

凝血酶原缺失太多，已经到了 DIC 病症阶段（弥散性血管内凝血和脏器出血），便血十几分钟一次，输血速度赶不上出血速度。患者随时都可能因脑出血和其他内脏出血而死亡，即使内脏不出血，便血再继续下去也极其危险。

患者 2009 年 3 月底发病，右边股骨下部疼痛，初以为是着凉，未予重视。以后间歇性发作，逐渐加重。8 月 11 日去广西某医院检查，拍腿部 X 线片，医生发现右耻骨区及下缘有溶骨性破坏，初步诊断为溶骨性骨转移癌，第二次又去中医院拍片，进一步确诊为溶骨性破坏、骨转移癌。

医院的专家认为"骨转移癌晚期，治疗意义不大，只是时间问题"。家属商议找中医治疗，服用 50 剂左右，病情无缓解。2009 年 10 月中旬，患者已不能下床，12 月时经检查确诊为阴道鳞状细胞癌。患者感觉骨痛加剧，大腿像被钳子夹住一样，并且睡眠越来越差，饭量大减。

前一位中医大夫又举荐另一位大夫治疗，新的大夫认为前医用药太寒凉，不对路子，认为是痹证，需要用灸法治疗，于是灸神阙、关元、足三里、阳陵泉等穴位，后用三棱针点刺出血，再拔火罐。治疗十余天，疼痛似乎稍减。

骨癌病机经常是属于热毒深入骨髓，其火热机制贯穿始终，切不可以随便用艾灸灸之，火上浇油也，最初似乎能减轻一些疼痛，这是因为热能扩张血管，不通之处稍有缓解，但是，从根本上说，灸法越发加重了热毒之邪，致使高热长期不退，大大加重了后来的治疗难度。

我的看法是，肝炎、肝硬化、白血病、各种癌症、感染性疾病、败血病、脑炎、糖尿病、高血压、肾炎、前列腺疾病，以及所有病机表现为热的患者，切记要慎重选择灸法，否则弊病无穷，徒增病尔！

施灸法后 10 余天，患者出现严重腹泻，随即便血，量多势猛，这是灸法导致火热太盛，迫血旺行。

12 月 15 日患者住院接受治疗。入院后，因为患者消化道出血严重，住进抢救病房，西医应用抗生素、止泻药、止血药、葡萄糖等，纠正电解质平衡，输血、输血浆（内含血小板），入院时还没有发热，但是，治疗手段控制不了病情发展，入院后逐渐发热至 39.7℃，血小板指数降到 $33×10^9$/L，神志渐迷离，谵妄幻觉，完全不能进食。经过专家会诊，认为患者已经到了DIC 阶段，治疗意义不大，向患者家属下达了病危通知单，说患者随时可能因脏器或脑出血而死亡，便血短期内止不住，也会死亡。

辨析：以中医的卫气营血理论析之，病情已经深入血分，乃是疾病的最后阶段，而营分、气分的症状也存在，治疗需要清热解毒、凉血滋阴、活血止血，此时虽有严重水肿，尚不能顾之，挽救血分之危，并顾及营分阴伤、气分热盛乃是第一要务。

此时不能顾及水肿，不能用利水药的原因在于利水药伤阴。此时患者阴气万万不可再伤耗，存得一分阴气，便有一分生机。

12 月 19 日第一方：生石膏（单包，先煎）80g，知母 20g，大青叶 30g，白薇 20g，白芍 15g，水牛角 60g，金银花 40g，白茅根 30g，大蓟 15g，茜草 20g，仙鹤草 30g，白及 15g，党参 12g，生地黄 20g，麦冬 20g，玄参 20g，龟甲（单包，打碎先煎）12g，甘草 12g，竹茹 12g，牡丹皮 12g。2 剂。

方义：犀角地黄汤为君，白虎汤合并用之，犀角可以水牛角 60g 代之，石膏量要大（80g），金银花增清热之力。血分热盛，以大青叶、白薇、牡丹皮凉血化瘀，白茅根、仙鹤草、白及止血，白茅根兼有利尿功能。纯止血无益，必须辅以活血，以大蓟、茜草活血止血，使止血不增瘀、活血不出血。生地黄、麦冬、玄参、龟甲滋阴，党参益气，竹茹止呕。

三七虽活血止血力量最大，但患者高热阴虚，不可随便使用。

开方后，大概是患者家属对我还不十分放心，将药方组成通报给了某些中医朋友，有中医硕士同行来电话，说黄芩、黄连清热消炎作用很好，黄芩又能止血，患者泻得厉害，二药都能止泻，为什么不上此二药？我答："《温病条辨》云：温病燥热，欲解燥者，先滋其干，不可纯用苦寒也，服之反燥甚。"所顾虑者，阴液欲竭，阴气将亡，不能丝毫有损也。

此时需牢记"存得一分阴气，便有一分生机"。紧要关头，不可不明，一药之误，患者阴阳两隔，医家可以不慎哉？

为防止患者服药呕吐，嘱咐其在用药前先服用2片维生素 B_6。然后分数十次把药徐徐服下，不可一次尽剂，否则必生呕吐。

又有医生给患者家属来电，认为方剂开得太大，有些庞杂，药味似应当少一些，针对性强一些为好。家属对我谈了彼医看法，我笑对之言："让我用一个连对付敌人一个师？可能吗？我只有用两个师对付一个师，才有胜的把握。现在是什么时候？杯水车薪，贻误战机，兵家大忌也。徐灵胎云：'用药如用兵！'感觉上我就是如同在调兵遣将打一场战争。一场与癌症和 DIC 的殊死搏斗！"

第二天去看患者，仍高热（38.7℃），但便血比以前减少了一半，此吉象也。

第三天，便血止住了，变成了大便隐血，患者儿子感叹："中医中药太厉害了。"

12月22日二诊：便血止住，变成隐血，发热38.4℃左右，尿量仍少，化验单血小板计数升至 44×10^9/L，脉仍促，八至左右，右关阳明脉独旺，动如脱兔。舌仍呈绛色，但是中间出现一小片黑苔，如枣大小。紫癜水肿如故，患者神志已经清醒。

开方大抵如第一方，因患者痰涎壅盛，加川贝母 12g。再用 2 剂。

我每日早晚都要看望患者各一次，不敢稍有疏忽大意。

12 月 29 日，我回到家的第三天，患者家属刘某打来电话，说停中药后 2 天又出现大便下血，每次有半纸杯，并且腹痛剧烈，情况危急，患者父亲、哥哥来电，急如星火地催促，无奈何，虽然家中事未办完，救人要紧，12 月 31 日又乘飞机至柳州。

12 月 31 日三诊：患者脉促，舌苔黑而厚腻，腹痛便血，此为肠胃湿热太过，迫血妄行。

处方：白头翁 15g，黄连 12g，黄芩 15g，秦皮 12g，当归 10g，白芍 12g，木香 10g，厚朴 10g，茯苓 12g，泽泻 12g，车前子 15g，黄柏 15g，金银花 15g，白茅根 12g，葛根 15g，生地 15g，麦冬 12g，大蓟 15g，茜草 20g，仙鹤草 20g。再服 2 剂。

2010 年 1 月 3 日四诊：此时下血完全止住，腹泻每日五六次，因为不能进食，腹泻物仅黑水而已，尿量不多，水肿、紫癜如故。

此期间西医曾给注射葡糖糖酸钙，半小时后患者感觉咽喉发热如窒息，有濒死的感觉，可能是对葡萄糖酸钙过敏，以后再也没用葡萄糖酸钙。后继续用中药未见过敏。

1 月 5 日五诊：血小板计数升至 94×10^9/L，DIC 各种指标继续好转，大便隐血亦除。脉仍促，右寸明显太快，舌黑苔满布。此时肺感染显著，根据西医诊断，也有泌尿系感染。

患者出现新的紧急情况，咽喉堵塞，痰涎壅盛，呼吸困难。轻者可以用喷雾剂稀释痰液，吸氧。严重时只有切开气管。我估计是出现了急性呼吸窘迫综合征（ARDS），是严重感染、创伤、休克等肺内外疾病后出现的以肺泡毛细血管损伤为主要表现的临床综合征。可能是肺感染和胸腔积液影响肺扩张不充分，造成呼吸困难。

处方：生石膏（先煎）100g，知母30g，甘草20g，生地黄25g，玄参25g，牡丹皮10g，连翘20g，金银花30g，黄连12g，黄芩15g，黄柏15g，桑白皮10g，车前子12g，葶苈子9g，紫苏子9g，桔梗8g，瓜蒌皮15g，赤芍10g。

病已经从血分转入营分、气分，停用水牛角，以清营汤、白虎汤为主，加入黄连、黄芩、黄柏、瓜蒌皮、葶苈子、紫苏子、桔梗，稍佐轻量活血药牡丹皮、赤芍以清热肃肺降气、活血化瘀，以解气管之危。

因患者病势危急，急用针刺，取手指井穴少商、商阳刺出血，泄其热。患者当即感觉呼吸困难缓解很多。西医予以吸氧、喷雾稀释痰液，加服用中药。几天后呼吸困难基本缓解，但是痰涎仍然壅盛。血小板计数降至正常，凝血功能正常。

1月6日六诊：脉促，一息七至，热势稍减，舌面苔黑厚腻，体温37.5～38.5℃，水肿依旧。尿量不多，每日600～700mL。

因为体内水势蔓延，须燥湿利水。舌面满布黑苔，利水渗湿药不能早用，过早利湿怕伤及阴液。

处方：生石膏（先煎）100g，知母30g，甘草20g，生地黄25g，玄参25g，牡丹皮10g，连翘20g，金银花30g，黄连12g，黄芩15g，黄柏15g，桑白皮10g，车前子12g，葶苈子9g，紫苏子9g，瓜蒌仁15g，猪苓10g，茯苓15g，泽泻20g，滑石 12g，麦冬 12g，丹参 30g，赤芍 15g。2 剂。

方义：清营汤、白虎汤合用，加桑白皮、黄芩清肺热；黄连、黄柏、车前子燥湿止泻；葶苈子、紫苏子、瓜蒌仁肃肺降痰；猪苓汤去阿胶，再加增液汤，利水而滋阴。

根据舌象，阴气稍复，可以燥湿利水，但是，需加增液汤护阴。

1 月 8 日七诊：续 1 月 6 日方，2 剂。

血常规化验血小板恢复至 $221 \times 10^9/L$，DIC 各种指标恢复正常，癌症晚期并发 DIC 已经基本治愈。这是一个奇迹！患者的儿子对我说："我们知道，您是我母亲的救命恩人。"我淡然一笑。

患者转至癌症病房，但是只做补充营养液之类支持性治疗，不做放化疗。

按语：总结这一阶段的中西医治疗，我也得到了许多启示。如患者的病情好转，从舌象来说，经历了"绛而干涸""绛舌""绛舌中间有一小块黑苔""绛舌黑苔逐渐扩大""黑苔满布""黑苔厚腻""黑苔变薄""黑苔边缘现少许黄苔""黑苔、黄苔兼见""黄苔多、黑苔少""黑苔退尽，完全黄苔""黄苔中间干燥裂纹"。

"绛而干涸"是阴虚血热、阴液将亡。"绛舌"，阴虚血热。"绛舌中间有一小块黑苔"，是阴气渐复。"绛舌黑苔逐渐扩大""黑苔满布"，是阴气逐渐扩充。"黑苔厚腻"是阴气来复，水湿壅盛。"黑苔边缘现少许黄苔"是阴虚又转为实热之象。"黄苔多，黑苔少"是阴虚少而实热多。"黑苔退尽，完全黄苔"是大部分转为实热。"黄苔中间干燥裂纹"是实热中有津液不足之象。

此证虽然中西医没有沟通，但是，我发现中西医合作确实有优越性，大抵总结概括如下，供大家参考。

①患者已经几十天未进食，喝中药更难，此时可以下胃管，轻易地解决了这个难题。经过胃管给服中药要比口服容易得多。

② DIC 凝血与出血并见，西医一般采用肝素类药物消除血栓（活血），一边输入血浆（内含血小板），还补充其他凝血因子（止血）。但是，肝素之类药物最大的弊病就是容易引发出血和血小板减少，患者一旦出血即不可收拾，这也许是 DIC 症治愈率低的重要原因。

而许多中药既能活血，又能止血；既能消除血栓，又能有效防止出血。这一点恐怕是中医药独有的优势。在患者肠出血的两次紧要关头，都是中药起了关键作用，挽狂澜于既倒。

③中医根据舌象能准确地判断患者体液的缺失情况。有两次医生见水肿严重，认为需要利尿，我根据舌象认为患者苔黄燥太甚，夜间经常渴醒，必须立刻喝水，白天也时时口渴，不可以再利尿，利尿必然伤阴，需要用中药滋阴生津液。中医的舌诊有时似乎更准确。

④患者不能进食，西医有很多方法补充各种人体必需的糖、脂肪、蛋白质，并且调节酸碱和电解质等平衡，无疑对促进病情恢复有重要意义。

⑤骨癌多为火毒炽盛，庸医艾灸足三里、关元、阳陵泉，热上加热，火上浇油，单用西医抗生素或单用中医清热解毒、泻火凉血，都未必能退下此热。而抗生素与清热解毒、泻火凉血药并用，二者相须协力，才基本平息燎原之火。实践证明，抗生素和清热解毒凉血中药并无矛盾和不相容之处，反有协作增强疗效之功。

⑥ DIC 患者必然有出血，而中药补血也不能使血速生，这是一个短处，而现代输血方法能救危急于顷刻，为一大优势，

也给中药从根本上逐步提高血小板提供了宝贵的时间。输入体内的血小板起作用后，中医能巩固血小板数量并逐步增加血小板，并抑制癌细胞破坏血小板（获得性血小板生成减少是由于某些因素，如药物、恶性肿瘤、感染、电离辐射等，损伤造血干细胞或影响其在骨髓中增殖所致），使患者的血小板数量得以持续上升，在十五六天内恢复正常，各种凝血酶原也迅速得到恢复。

第二阶段治疗：治愈患者 DIC，这只是第一步，患者尚发热不止，还有高度水肿，更大更困难的问题和挑战还在后面。患者异常消瘦，体重从原来的 65kg 减至现在的 35kg 上下。发热还没有得到有效解决，体温徘徊在 38.2 ～ 39.2℃。水肿基本上没有太大的变化，一般是夜间肿势较轻，白天肿势较重。

医生针对水肿和胸腔积液提出要进行胸腔手术探查引流，并留置导管放液，认为积液进一步发展可能威胁到患者的呼吸系统。医生征求家属的意见，并要求家属签字，因为这是有创检查，存在一定的危险性。我觉得患者的血象刚刚恢复，还很不巩固，有创检查有发生大出血的可能，而且下导管引流放液，随引还会随生，患者白细胞还高，创口极容易感染，这些都是不利的因素。患者家属也不愿手术引流。

但面临发热和水肿这两个难题，患者体温始终徘徊在 38 ～ 39℃，尽管抗生素（头孢和加替沙星之类）一直在用，我开的清热解毒、泻火凉血药也都是大剂量，包括三黄（黄连、黄芩、黄柏）各 30g，金银花、野菊花、紫花地丁等都在 30 ～ 40g，担任主力退热任务的生石膏用量始终是 100g 上下，但热就是退不下来，没有大的进展。

苦思冥想之间，我想到了张锡纯重用石膏，每每起大症、出显效，于是，我将生石膏用至 250 ～ 300g。首先，生石膏要单煎，时间要长。患者家属为了买石膏，跑遍附近几个药店，用石膏的总量达到了十几斤。1月20日后，热势终于逐渐减了下来。但是，体温仍徘徊于36.9 ～ 38℃，高热退了，转变为低热。

1月中旬后，患者已经可以吃一些流体食物，有了些基本的食欲，这是非常重要的转折点。从根本上说，输入维生素、葡萄糖、脂肪乳等，不是长久之计，患者必须恢复吃饭，才能恢复身体的生机。

患者从2009年12月下旬绛色而干的舌苔，经过清热凉血、滋阴止血活血，变成2010年1月上旬的黑黄厚苔，提示患者的状况有改善，可以利水化湿了。

从1月初开始加入利水化湿药物。在清热凉血、止血活血的基础上，加入猪苓汤，滋阴利水化湿。利水药需要逐步增加药量，切不可用量过大，恐伤本来不足的阴液。时时保护阴液是治疗热病的根本原则，贯穿于本病的始终。当阴液不足与水液潴留并存的时候，首当护阴液，有一些水肿未必危及生命，而阴液的不足造成亡阴足以危及患者的生命。治疗热证水肿应当谨记这一点。

从1月上旬，我开始采取清热凉血滋阴、止血活血、利水渗湿的治疗原则。

关于水肿，我的看法是，水肿的形成是由于癌症和高热造成了热壅血瘀，影响到三焦气化失职，高热和血瘀是水肿的本质原因，治疗上侧重于清热凉血、活血化瘀，不必用强力峻下逐水药，水肿也能逐步消除，需要的只是时间（峻下逐水虽可以取一时之功，但是水肿完全可能在利水后重新滋长，并且，患者4个月未进食，元气衰微，也不能耐受峻利药的攻伐）。功到自然成，到了一定的时候，热退而血液循环畅通，水肿自然能排除，不必有太多的顾虑。

患者胃口还很差，我叮嘱其在一天里把药分成多次服用，避免一次服用量大，患者不能承受，发生呕吐。到了 1 月下旬，在几天之内，患者每小时小便 1 次，200mL 左右，一天的尿量达到 2500mL 以上，几天后患者的水肿基本退下，只剩右腿还有少量的水潴留。

医院认为患者需要转移到肿瘤科住院治疗，但是患者家属觉得患者的状况不可能耐受放化疗，但住院可以及时补充体液和营养等，在危重时也便于抢救，所以患者继续在消化科住院，主要用中药来调治。

肺 癌

李某，男，69 岁，唐山人。2010 年 8 月 12 日初诊。

患者咳嗽、咳血，经医院检查：左肺上叶舌段可见团块状高密度影，4.44cm×6.83cm×5.4cm，边缘毛糙。舌叶上段支气管狭窄，中断。印象：考虑肺癌可能性大。痰液检查：查见癌细胞。考虑腺癌细胞。患者及其家属都不愿做放化疗，遂在药店购买鸦胆子油，应用一段时间后有一定效果。但是，患者仍咳血，颈部、肩膀、左臂疼痛厉害，不能入寐。因此来寻中医治疗。

刻诊：面色晦暗，精神不振，脉右沉数，左脉关部沉弦，左右脉皆濡滑。舌苔白而厚，中有裂纹，舌质深红。

辨析：肺肾阴虚、肝胆火旺，经络瘀滞，湿气壅盛。患者舌苔虽白，但是脉沉数，此为郁热在里，本质仍是热证。左脉沉弦，乃凝痰、死血、湿邪阻滞经络。此为疼痛之因。

治法：滋阴清肺，清肝胆火，活血化瘀止血，利湿消痰。

处方：半夏 12g，砂仁 3g，女贞子 12g，生地黄 15g，地骨皮 15g，大青叶 15g，龙胆 15g，夏枯草 12g，知母 15g，黄柏 20g，麦冬 15g，木香 15g，枳壳 12g，郁金 25g，赤芍 20g，蒲黄 25g，川牛膝 20g，茜草 30g，花蕊石（单包，先煎）20g，三七粉（单包，冲服）5g，白术 15g，茯苓 20g，独活 15g，羌活 15g。

方义：女贞子、麦冬、生地黄滋阴；地骨皮、大青叶清肺；龙胆、夏枯草清肝胆火；郁金、赤芍、蒲黄、川牛膝活血；因为咳血，以三七、花蕊石、茜草、蒲黄止血不留瘀。

两日 1 剂，连用 6 剂，水煎服。服药期间仍服用鸦胆子油。

2010 年 8 月 26 日二诊：自诉服药后咳血已止，左臂疼痛减轻，有效。右脉沉数已减，左脉较以前通利，仍有弦涩象。舌质仍红，白苔见退，苔仍显厚。

处方：半夏 10g，砂仁 3g，生地黄 12g，大青叶 12g，夏枯草 12g，黄柏 15g，玄参 12g，木香 12g，枳壳 12g，郁金 20g，赤芍 15g，川牛膝 15g，蒲黄 12g，三七粉（单包，冲服）5g，白术 12g，茯苓 15g，独活 12g，薏苡仁 20g。

两日 1 剂，再服 6 剂。仍加服鸦胆子油。

2010 年 9 月 10 日三诊：自诉咳血完全消失，基本不咳嗽。左臂疼痛大减，睡眠食欲安好。脉已不数，火气消尽，基本通利，不显涩滞。舌裂纹减轻，不红，舌苔仍显厚，白苔。

治法：补益正气，通经活络，利湿化痰。

处方：百部 10g，杏仁 10g，白及 10g，三七粉（单包，冲服）5g，白术 15g，茯苓 15g，炙甘草 12g，薏苡仁 30g，羌活 12g，丹参 12g，花蕊石（单包，先煎）15g，半夏 8g，紫菀 12g，知母 10g。

续服 6 剂。化验肿瘤标志物 1、3 项已经正常，2 项稍高。

2010 年 9 月 23 日四诊：自诉左臂基本不痛，稍有咳嗽，

偶尔有一点血，睡眠、饮食良好。脉至数正常，不快不慢，较

偶尔有一点血，睡眠、饮食良好。脉至数正常，不快不慢，较为通利，左关稍有涩滞。舌苔仍厚黏腻。

辨析：湿气流连，血脉稍有瘀阻。

治法：补肺止咳，利湿化痰，通畅血脉。

处方：法半夏10g，砂仁3g，龙胆12g，荆芥10g，紫苏12g，桔梗6g，陈皮12g，百部12g，杏仁10g，甘草12g，白前10g，紫菀10g，枳壳15g，白术15g，茯苓15g，羌活12g，薏苡仁20g，蒲黄20g，川牛膝15g，花蕊石（单包，先煎）20g，川芎20g，乳香15g，三七粉（单包，冲服）6g，郁金20g。

方义：以止嗽散为君，补肺止咳，兼之利湿化痰，活血化瘀。注意因为有咳血，所以活血药不能用力量太猛的中药，当用既能止血又能活血的药物。

4剂，共研细末，每日2次，每次1茶匙。同时服用鸦胆子油。大部分症状已经消减，此药乃是维持治疗用。

按语：本例患者患病后，始终坚持中医中药治疗，病情一直比较稳定。

肺癌大面积转移

张某，男，53岁，唐山人。5月11日初诊。

患者7个月前因发热住院，诊为肺炎，退热后出院。当年3月又发热，医院诊断为肺癌。检查：右肺鳞癌，双肺门、纵隔淋巴结转移，冠心病。经住院化疗2个疗程，每个疗程8次，化疗的副作用使患者剧烈呕吐，无法进食，不堪忍受，只好停止化疗。

刻诊：面色苍黑。气喘，喘息声如拉风箱。痉挛性咳嗽，咳血，胸闷、气短，稍活动则症状加重。右脉细数而涩，舌红

少苔。

辨析：肺阴虚火旺，痰浊凝滞。

治法：滋阴润肺，化痰散结，止咳平喘，活血化瘀。

处方：旋覆花 12g，白芍 15g，甘草 20g，枇杷叶 12g，地骨皮 15g，石斛 12g，生地黄 20g，黄芩 20g，沙参 15g，麦冬 12g，紫苏子 15g，陈皮 15g，半夏 12g，瓜蒌 25g，半枝莲 50g，杏仁 10g，百部 10g，茯苓 20g，橘核 15g，红花 20g，郁金 30g，莪术 20g，三七 6g，龙葵 20g。

患者服药从 5 月到 10 月，药味稍有加减，病情逐步减轻，拉风箱一般的喘息停止了，如果没有其他刺激，基本上不咳嗽，咳血完全停止。胸不闷，上楼不费力，饭量不小，体重未减。生活质量不错。

患者还需继续中药治疗，不能间断，方能巩固效果。

骨癌诊治记录

蒋某，79 岁，唐山人，退休工人。

2009 年 11 月，患者入住本市医院，诊断为脑梗死、肺炎、肺占位、骨转移癌、低蛋白血症。入院治疗期间，患者基本吃不进饭，夜间疼痛呼号，必须用哌替啶止痛，住院 4 天后，诊断出骨转移癌。医生告知癌病发现的太晚，且患者年事已高，身体又极度衰弱，无法耐受放化疗，建议出院保守治疗。患者出院时除了低蛋白血症和肺炎有所好转，其他如水肿、头痛、两肩及腿骨剧痛、饮食不进等症状仍较严重。

当时我在国外，患者的女儿给我发邮件，希望给她的父亲开个止痛的方子，解除一点痛苦。我思虑再三，认为患者是肾火旺，估计是火毒壅盛，酿成癌瘤。

处方：白花蛇舌草 60g，半枝莲 60g，黄柏 40g，知母 30g，败酱草 20g，玄参 30g，茯苓 20g，泽泻 20g，车前子 15g，泽兰 30g，桑白皮 15g，生石膏 (单包，先煎)50g，黄芩 20g，女贞子 15g，蜈蚣 2 条，乳香 15g，半夏 10g，没药 15g，莪术 30g，郁金 30g，川牛膝 20g。

患者出院回家后，立刻服上了我开的中药，头很快就不痛了，1 周内发热退，水肿在 15 天内基本消退。

2009 年 12 月底我回到国内，第二天就去看患者。患者的脉沉而数，涩滞不通，这是癌瘤阻塞经络，舌质红，舌苔发黑，患者喜吃冰块，喝凉水，内里热毒壅盛。我认为以前开的方子对症，稍作调整，继续加大清热解毒抗癌药剂量，增加了天葵子 20g，白英 20g，石上柏 15g。

然而又一个巨大的难题摆了出来，患者服药即吐，连吃的一点饭也吐出来，我让其服用维生素 B$_6$、甲氧氯普胺，再用赭石 12g 先煎先服，服下赭石汤后半小时，再服其他药物，吐的症状逐渐减轻，20 几天后基本不再吐。

我又给患者施以穴位注射疗法，取曲池、内关、肩髃、肩井、太溪、三阴交、悬钟、复溜、侠溪、内庭、足临泣、中脘、大椎、外关等穴位。轮流取穴，注射香丹注射液。

患者肩腿疼痛夜间最厉害，经过穴位注射疗法后，疼痛逐步减轻，哌替啶由每日 2 ～ 3 支减到 1 支，后来逐步以副作用较少的曲马朵代替。

然而，患者始终饭量太少，早晚仅吃几口粥，中午吃几口米饭，体重仍在继续减轻。我冥思苦想，为何其他症状都在减轻，而唯独吃饭问题解决不了。又仔细诊察了患者的舌苔，发现舌苔表面有一层浑浊的污物，我立刻醒悟，不能只盯在骨癌上，秽浊之气弥漫肠胃，胃的清气被淹没，这是吃饭极少的原因，于是在药方中加进了砂仁 3g（少量，多则生胃热），加大

杂症治验秘钥

半夏量，另加入藿香 12g，佩兰 12g，神曲 10g，山楂 12g，以芳香化浊药祛除胃中腐浊之气。

2 周后，患者的饭量回升，早晚可以吃一多碗粥，中午可以吃一个馒头，过去一向不吃肉类，现在也可以吃些猪蹄、鸡腿了。

1 个多月后，患者说话底气渐足，想要下地活动，我让他继续调养一些时日。因为骨癌的患者骨质有问题，能不能支撑身体，我尚有疑问。

患者出院已经半年多，身体虽然仍消瘦，但是精神状态较好，有时能下地拄拐走几步。后患者又成功存活 2 年。

贲门、胃底癌

陈某，男，61 岁，唐山人。2012 年 6 月 7 日初诊。

患者 2011 年冬初，吃饭时食物不能顺利咽下，噎膈中阻，饮食日益减少，身体一天天消瘦。2012 年 1 月 31 日到医院检查，诊为腺癌。后又去天津某医院检查，诊为贲门、胃底癌。医生告知家属，癌瘤已经扩散，肝也有转移，手术没有意义。患者全身情况不佳，恐难以耐受放化疗。

刻诊：患者身体瘦弱，面色黧黑，精神萎靡。主诉饮食噎膈梗阻，吃水果也不行，胃痛、腹痛、腰痛剧烈，四肢无力，气短疲乏。脉右关尺沉涩，整体脉象迟缓。舌质紫蓝，舌苔厚腻而白。

辨析：寒凝血瘀，湿邪集聚。

治法：温胃散寒，活血化瘀，利湿化浊。

处方：赭石 8g，柴胡 8g，党参 9g，薏苡仁 30g，白术 15g，茯苓 25g，高良姜 8g，泽泻 15g，佩兰 15g，藿香 12g，炙甘草 12g，陈皮 12g，半夏 10g，木香 15g，厚朴 15g，红花

10g，郁金 25g，没药 20g，急性子 6g，蒲黄 15g，五灵脂 15g，三七粉（单包，冲服）6g，瓦楞子 30g，鸡内金 12g，砂仁 5g。每日 1 剂，8 剂。

方义：高良姜温胃，为君药。失笑散合红花、郁金、没药、急性子、三七粉、瓦楞子为臣药。陈皮、木香、厚朴配合理气。白术、茯苓、砂仁、薏苡仁、半夏、鸡内金健脾胃而利湿。藿香、佩兰芳香化湿开胃气。赭石与柴胡，一升一降，有利于气机升降通畅。

2012 年 6 月 15 日二诊：患者吃饭比以前稍畅快一些，胃痛减轻，腰痛显著。脉象同前，舌象同前。

处方：一诊方加淫羊藿 20g，菟丝子 15g，怀牛膝 15g，续断 12g。每日 1 剂，再服 8 剂。

2012 年 6 月 25 日三诊：患者噎膈有所改善，阻隔减轻，饭量渐增，但是吃水果不行，腰痛没有大的改善。右脉关部涩象稍减，整体仍迟缓。舌象无大改变。

处方：二诊方加补骨脂 15g。每日 1 剂，又服 10 剂。

2012 年 7 月 6 日，患者症状全面改善，胃和腹部已经基本不痛。

2012 年 7 月 8 日四诊：患者胃部不痛，噎膈减轻，饭量持续增长，干稀饭食都能吃，腰痛也有减轻。脉迟象好转，右关部涩滞减轻，已经比较通畅。舌质已经不紫蓝，舌面白苔仍较厚。

处方：三诊方再加骨碎补 12g。

2012 年 7 月 18 日五诊：患者吃饭基本正常，吃某些水果还有较轻噎塞，腰痛好转很多。患者看起来精神很多，黧黑面色也见明快一些。脉象仍显略迟，右关微有涩滞。舌质红润，白苔仍厚，但是比以前薄多了。

三诊方续服 8 剂。

六诊：症状全面好转，吃饭和水果没有再噎塞。饭量基本达到患病以前的水平。还有些腰痛，但是比以前轻多了。

五诊方又服 8 剂。

按语：至此，这位胃癌患者的治疗可以说取得明显的效果。由于患者承受力的问题，自始至终家属没有告诉患者真实的病情，患者始终以为自己只是患了胃病，病情好转后以为已无大碍，遂终止治疗。半年后复发，已不可治。

肿瘤、中风、消渴

穆某，男，59 岁，唐山人。2005 年 5 月 7 日初诊。

患者患有高血压、糖尿病、脑出血、脑萎缩、口腔癌五种严重疾病，瘫痪在床，四肢不能动，神志不清，语言障碍，不能表达意思。饮食要靠人喂，口渴严重，一会儿就要喝次水。大便几天才一次，干燥异常。夜尿每半小时一次，血压 210/120mmHg，口腔肿物如橘子大，嘴都闭不严。血糖 14mmol/L，尿糖（+++），每日要靠打胰岛素维持。从医院回来时，医生说穆某大约还能活 1 个月。

面对如此严重的病情，我心里也没底，对家属说试试看。患者家属说，家人只能白天照顾，夜里十几分钟一尿，家人不能休息，苦不堪言。

刻诊：面红，目中红丝满布，口稍歪，口腔内癌瘤如橘子大，口气秽浊，舌苔呈地图型斑剥，脉弦数无力而滑，尺部大虚。

辨析：阴虚阳亢，肝风内动，瘀血阻滞。

治法：滋补肾阴，活血化瘀，化痰散结。

处方：白花蛇舌草 30g，熟地黄 12g，人参 10g，制何首乌

12g，女贞子 12g，首乌藤 10g，珍珠母 12g，桃仁 10g，红花 15g，丹参 15g，郁金 30g，川牛膝 20g，茯苓 12g，半夏 10g，胆南星 10g，海藻 12g，昆布 12g，生龙骨 10g，生牡蛎 12g，五味子 10g，生地黄 15g，玄参 15g，瓜蒌 15g，茜草 15g，砂仁 4g。6 剂。

方义：以熟地黄、制何首乌、女贞子、生地黄、玄参滋阴补肾；以桃仁、红花、丹参、郁金、川牛膝化瘀；胆南星、海藻、昆布、牡蛎、瓜蒌消痰散结；首乌藤、珍珠母安神；人参、半夏、砂仁护胃气；白花蛇舌草清解热毒。每日 1 剂，水煎服。期间继续用胰岛素。

2005 年 5 月 14 日二诊：夜尿减至一夜 4 次左右，家人已经有休息时间，大便干燥好转，口渴减少。脉仍弦数，仍有地图舌表现。

处方：白花蛇舌草 30g，半枝莲 30g，熟地黄 15g，人参 10g，制何首乌 15g，女贞子 15g，首乌藤 12g，生龙骨 12g，生牡蛎 12g，龙齿 12g，桃仁 12g，红花 15g，丹参 20g，郁金 15g，川牛膝 20g，茜草 20g，蒲黄 15g，大蓟 12g，茯苓 12g，半夏 10g，胆南星 10g，海藻 12g，昆布 12g，五味子 12g，生地黄 15g，玄参 15g，瓜蒌 12g，砂仁 4g。每日 1 剂，10 剂。

2005 年 5 月 26 日三诊：家属代诉，夜尿继续减少，大便基本不干，神志有些清楚，能表达自己的一些情感。脉弦数略减，口腔癌如故。

效不更方，半枝莲稍减，再用 10 剂，每日 1 剂，水煎服。

半个月后患者每夜尿二三次，大便通畅，口渴不甚。血糖稳定。血压降至 180/110mmHg，神志较为清楚，口里能"啊啊"地发音。口腔癌瘤略减小。饮食有所增加。

由于是慢性病，急难奏效，我建议将汤剂换成散剂，每日

3 茶匙，早、中、晚各 1 茶匙。后一直服用中药粉剂。

患者病情一直比较稳定，血压下降至 170/100mmHg，每日能食用 150g 左右粮食，能配合家属翻身等。神志清楚但表达不利。瘫痪无大进展，癌瘤稍有缩小。直至 2006 年 11 月，患者由于突发肺部感染高热昏迷，到医院抢救未果而逝世。

骨 瘤

杨某，男，45 岁，唐山人。1988 年 10 月 20 日初诊。

患者为果农，常为果树剪枝，站立时间长。5 个月前，患者发现左小腿胫骨前长了一个硬结，逐步增大成瘤状，腿部酸沉疼痛，愈来愈剧，入夜更甚，眠差食少。近日经 X 线检查初步诊为骨样骨瘤。医院医生要为其切片化验，患者及家属未同意，寻中医治疗。

刻诊：左小腿胫骨前有一个核桃大的肿物，推按坚硬异常，瘤体以下腿轻度浮肿，脉象沉涩，舌象稍紫暗。

辨析：肾虚痰凝瘀血。

治法：补肾调元，活血行气，消痰散结。

处方：熟地黄 15g，川牛膝 30g，桃仁 10g，茯苓 15g，泽泻 12g，独活 12g，天麻 10g，胆南星 10g，半夏 10g，乳香 15g，没药 12g，生地黄 12g，乌药 15g，丹参 20g，香附 12g，白芥子 12g，红花 15g，黄芪 15g，枸杞子 12g。每日 1 剂，连服 6 剂，水煎服。

方义：熟地黄、枸杞子补肾；乳香、没药、桃仁、红花、丹参、川牛膝活血；胆南星、半夏、白芥子消痰散结；茯苓、泽泻、独活利湿。

服药 6 剂后，下肢浮肿消失，瘤体减小。脉仍沉，舌色暗。效不更方，续服 10 剂。

患者未复诊，有一次带来五六个同乡求治，我问他的病症如何，他掀起裤子说腿部的肿物不见了，平复如常。

按语：薛氏《外科枢要》说："其自骨肿起，按之坚硬，名曰骨瘤。"并提出，本病系"劳伤肾水，不能荣骨所致"。《灵枢·刺节真邪》："有所结，深中骨，气因于骨，骨与气并，日以益大，则为骨疽。"

本例患者病起于久立伤骨，髓海空虚，骨失所养。复因寒湿痰浊之邪与正气搏结，气滞血瘀，渐成肿物。治之以补肾调元、活血行气、通络化痰为主，16剂汤药治愈，确实是始料未及。

卵巢癌术后大面积转移

陈某，女，61岁，重庆人。

其子约我赴重庆给其母治病。患者身体太虚，不可能再次手术，其子希望能用些中药恢复胃气，消减水肿等症状，延长生命时日。重庆某中医院的医生曾开出药方：党参40g，黄芪40g，白术20g，茯苓30g，猪苓15g，泽泻20g，丹参20g，川芎12g，枳壳30g，茯毛15g，麦冬20g，白芍20g，山药30g，甘草6g，酸枣仁12g，远志10g，大枣40g。

患者本就体虚，气血不足，脾胃弱，由于肿瘤转移的影响，腹胀感更加明显。补药如党参、黄芪、白术等必须有，但切不可如此大量；疏通的药只有枳壳、川芎，对比大量的补益药是杯水车薪，无济于事。所以胀满会更加严重。癌症虚瘀并存的患者，最难下药。根据具体的病情，下多少补益药就要配合多少行气活血药，才能补而不滞，通而不伤气耗血。

第一次中药治疗不成功，患者的儿子又找了另一位中医开出以下方剂：茯苓16g，泽泻10g，猪苓16g，白术20g，大枣

10 枚，枸杞子 30g，柴胡 18g，车前子 18g，金钱草 30g，瓜蒌 12g，槟榔 12g。

这个方剂利水药太多且量大，患者的舌苔脉象显示明显的阴虚，而药方中补阴的药几乎没有，这么多的利水药必然伤阴。癌症患者多有阴虚象，又多有水肿，问题的关键在于，造成水肿的原因是血脉因邪毒（癌细胞）阻滞，血流不畅，三焦郁滞，水道通调受阻，治疗主要在于活血化瘀，如果一味利水，会造成水肿依旧，而正常的体液受损，患者会更加口干舌燥，头昏眼花，严重者甚至肌肉痉挛（脱水的症状），这会加重病情，使病情更加复杂，甚至不治。果然，患者服用此药后，水肿丝毫不减，反而口干舌燥。大便不出，不敢再服。

患者的儿子在民间找了一位 70 多岁的老中医，开出了方剂，但是没给方子。回家一看，药里有蜈蚣、水蛭等诸多虫类药物。原来患者还能吃几口饭，服了中药后，滴米不进。我诊治当日已经是服用该方第四天。人体大虚之时，不可轻易使用峻猛虫类药物，否则不能承受，必然致使胃气消亡。

刻诊：患者极瘦，两腮深陷，颧骨高耸，痛苦貌相。脉左虚弱若无，右脉沉弦，关上涩滞而数。舌质红，地图舌，前部有沟纹。

辨析：正气大虚，脾胃郁热，阴血不足，瘀血内阻，水湿停留。

治法：补益气血，健脾开胃，滋阴凉血，活血化瘀，理气和中。

处方：生地黄 12g，女贞子 12g，天冬 8g，黄柏 12g，党参 12g，白术 12g，茯苓 15g，薏苡仁 15g，炙甘草 12g，半夏 8g，木香 12g，黄芪 15g，枳壳 12g，陈皮 12g，蒲黄 15g，丹参 15g，赤芍 15g，郁金 15g，桃仁 10g，莪术 15g，乳香 15g，

茜草 15g，血竭（单包，冲服）3g。

方义：党参、黄芪、炙甘草补气；白术、茯苓、薏苡仁、半夏健脾利湿和胃；生地黄、女贞子、天冬滋阴凉血；木香、枳壳、陈皮理气；蒲黄、丹参、赤芍、郁金、桃仁、莪术、乳香、茜草、血竭活血化瘀。

9月30日晚，患者服用了第1剂药。

10月1日，患者一口饭也没吃。当晚，我仔细斟酌了脉象，又将方子做了些改动，加入砂仁3g，神曲12g，鸡内金15g，以增强健胃的力量。患者服下第2剂药。

10月2日，患者晨起终于吃了半小碗米粥。以后的药略有增减，只在补益药与理气活血药之间微调。服药至10月5日（5剂药），患者的饭量已经增长到身体健康时的一半左右。每日白天6次小便，晚间3次小便，水肿略减，患者的身体状况逐步向好的方向发展。

10月5日我离开重庆，临走前给患者留下15剂药。

10月7日晚得到其子的信息，患者饭量达到正常时的六七成，腿部的水肿消退了一些，毕竟刚服用了六七剂药，还需要假以时日。治疗需要时间，效果应当说不慢了。

呕吐不能食（肝癌）

耿某，女，78岁，唐山人。1987年10月2日初诊。

患者家属代诉，患者右肋痛而呕吐、不能食，在本市某医院被确诊为肝癌晚期，已经扩散，且因高龄，不能承受放化疗，遂回家延续时日，求治于我。现希望给患者解决呕吐和吃饭问题。

刻诊：患者脸色黧黑，脉数疾而虚，舌无苔而红。

辨析：肝胃郁热，肝阴虚，血脉瘀阻，胃气上逆。

处方：党参 12g，白术 12g，茯苓 12g，木香 15g，砂仁 5g，胡黄连 15g，神曲 9g，蒲黄（单包煎）15g，五灵脂 15g，大蓟 12g，赤芍 10g，陈皮 12g，赭石（单包，先煎）10g，旋覆花（包煎）12g，生地黄 9g，知母 9g，半夏 12g。每日 1 剂，连服 4 剂。

方义：赭石、旋覆花为君，降逆止呕；党参、白术、茯苓、半夏、砂仁为臣，补益胃气；胡黄连为清胃热要药；辅助以失笑散、大蓟、赤芍活血化瘀，并防止出血。

按语： 凡是胃中瘀血，或肝中瘀血，活血时要小心，胃溃疡患者虽然胃有瘀血，但用活血药量稍大就会引发胃出血或隐血，这样的例子屡见不鲜。而肝硬化或肝癌凝血机制常受损，多阴虚血热，活血也容易出血，一旦出血，后果严重。因此肝胃病有瘀血者，活血时要选用一些既能活血又能止血的药物进行配伍，如蒲黄、大蓟、茜草等。

服药第二天，患者家属来告知，已经能吃一点饭。4 剂服完后，每顿能吃一两多饭，基本恢复了原来的饭量。

贲门癌患者

田某，男，59 岁，抚宁人。2009 年 6 月 10 日初诊。

患者儿子介绍，其父原有胃与十二指肠溃疡，胃切除了三分之二，后来病情稳定。但是，2009 年春天以来，患者开始胃痛，饮食不下，呕吐，下咽饭食有划痛感，到医院检查，确诊为贲门癌。患者随即到石家庄某肿瘤医院治疗 2 个月，口服中药，腹部外敷膏药，未见效果。目前每顿饭必吐，吐后不能再食，迅速消瘦。患者儿子暗中向我嘱托，不要告知患者是癌症。

刻诊：患者面色黧黑，形体消瘦，自春天以来瘦了 10kg，精神疲惫。舌面白厚苔，上面浮现一层薄黄，舌边紫蓝。脉弦硬而濡，右脉为甚，三五不调。

辨析：本患体质原本寒湿痰盛，日久瘀血凝结，痰湿瘀血互结于胃与食管，阻隔饭食下行，故逆而上行，发为呕吐。舌苔表面一层薄黄苔乃为浮阳，内里本质还是寒湿。

本例患者病情乃是寒湿痰浊与瘀血互结，阻隔于胃。

治法：和胃降逆，燥湿化痰，芳香祛浊，活血化瘀。虽有黄苔，但舌质紫蓝，本质乃寒，故寒热药皆不用，先和调胃气。

处方：党参 12g，瓜蒌皮 15g，白术 12g，旋覆花 15g，赭石（单包，先煎）10g，薏苡仁 30g，海藻 15g，昆布 15g，泽泻 12g，藿香 12g，三七粉（单包，冲服）6g，瓦楞子 20g，五灵脂 15g，延胡索 15g，急性子 15g，石见穿 12g，莪术 30g，川牛膝 20g，柴胡 12g，法半夏 12g，砂仁 3g，木香 12g，茯苓 15g，陈皮 12g，威灵仙 12g。每日 1 剂，连服 8 剂。

方义：以瓜蒌皮、茯苓、白术、藿香、泽泻等药燥湿化痰祛浊；以法半夏、赭石等药降逆止呕；柴胡、牛膝通上达下；陈皮、木香调气；莪术、五灵脂、急性子等药活血化瘀。

2009 年 6 月 20 日二诊：患者自诉服药见效，呕吐减少，疼痛减轻。脉仍弦硬而濡，舌苔厚腻见薄。

处方：党参 12g，瓜蒌皮 15g，白术 15g，赭石（单包，先煎）15g，薏苡仁 30g，海藻 12g，昆布 15g，泽泻 12g，佩兰 12g，胆南星 10g，延胡索 15g，急性子 15g，石见穿 15g，硇砂（冲服）1g，莪术 15g，三棱 12g，法半夏 12g，砂仁 3g，木香 12g，茯苓 12g，威灵仙 12g，12 剂。

2009 年 7 月 4 日三诊：患者自诉基本不呕吐了，胃部划痛感也好多了。脉弦硬缓和一些，舌苔变薄。

处方：党参 12g，瓜蒌皮 15g，白术 12g，赭石（单包，先煎）10g，薏苡仁 20g，海藻 12g，昆布 12g，佩兰 10g，胆南星 10g，延胡索 15g，急性子 15g，守宫 6g，石见穿 12g，莪术 15g，三棱 12g，法半夏 12g，砂仁 3g，木香 12g，茯苓 12g，威灵仙 12g。每日 1 剂，连服 12 剂。

患者前后共服药 32 剂，全部服完后即没有再诊。我电话回访，患者告知已经半个月不呕吐，基本不痛，病已痊愈。患者本人不知病情的严重性，以为只是一般的胃病呕吐，不吐即是痊愈。他不知道一旦病情再复发，神仙也难治。

按语： 噎膈之病，古已记载，《灵枢·四时气》曰："食饮不下，膈塞不通，邪在胃脘。"《景岳全书·噎膈》说："噎膈一证，必以忧愁思虑，积劳积郁，或酒色过度，损伤而成。"《临证指南医案》直接提出是"脘管窄隘"。古人多主"热伤津液，咽管干涩，食不得入"。但是，《临证指南医案·噎膈反胃》说得清楚："噎膈之证，必有瘀血、顽痰、逆气阻隔胃气。"

本例患者乃是寒湿痰浊与瘀血互结，阻隔于胃，故和胃降逆、燥湿化痰、芳香祛浊、活血化瘀为其治则。此种顽症，连续治疗是关键。

晚期结肠癌肝转移

王某，男，65 岁。2015 年 5 月 1 日初诊。

患者 20 多年前即有结肠息肉，医生建议切除，患者未在意，2014 年秋冬发作，大便干燥如羊粪，排便倍感艰难，到医院检查，已是结肠癌晚期，并且已经有肝多发性转移，手术已无意义，且患者长期患病，饮食很少，营养不良，体重大大减轻，面色漆黑，瘦骨嶙峋，非常衰弱，不能承受放化疗。检验结果示：结肠腺癌，高－中分化。肝多发转移瘤。

无奈之下，患者遍寻中医。患者曾服用民间中医开出的番泻叶，大便虽下，但番泻叶伤元气，时间稍久，患者迅速消瘦，更觉气短乏力，周身绵软，饮食少，每天蜷卧在床，痛苦煎熬。

刻诊：患者脸色漆黑，身体瘦弱不堪，大便数日一行，艰涩无比，如羊粪，而且仅仅一点点，每日早晚吃几口粥，中午吃几口馒头。右脉沉弱无力而涩滞，左脉沉弱。舌苔厚而灰白。

辨析：下焦湿邪壅盛，气血瘀滞，元气大虚。

处方：黄芪50g，白术30g，茯苓20g，薏苡仁30g，附子（单包，先煎）15g，肉苁蓉12g，桃仁12g，麻仁15g，柏子仁12g，红花15g，丹参30g，当归15g，砂仁4g，延胡索20g，蒲黄15g，五灵脂15g，花蕊石（单包，先煎）20g，厚朴12g，乌药15g，陈皮12g，昆布20g，胆南星10g，炙甘草20g。先服1剂，观察效果。

患者大便严重不通，通便的大黄、芒硝、番泻叶之类没少用。岂不知患者的大便不通不是一般的热结肠内，而是癌瘤阻塞，体质如此之弱，用峻泻药不过促其速死而已。由于患者严重贫血（长期吃饭太少造成），服中药期间又口服硫酸亚铁泡腾片。药服下后，旋即呕吐。

第二天二诊：舌苔灰白，脉沉弱而浊，此是中焦脾胃秽浊太盛，掩盖胃气，故不能受药，方中加入藿香、佩兰、半夏、赭石。

开方2剂，观察疗效。电话随访，未再吐。

三诊：开方3剂。

四诊：大便虽干但能下，有了一些食欲，饭量稍增。饮食不下的根本在于癌瘤阻塞。效不更方，续服3剂，服药期间患者家属打来电话，说患者发热、呕吐，遂嘱其停药，先输液退热。

3天后患者热退来诊，脉浮无力而涩，尺脉稍数。

引起发热的原因可能有两个：一是附子、肉苁蓉、黄芪等药引起发热，二是肿瘤细胞在分解过程中产热。患者舌苔厚灰白，表明脾肾阳虚，湿浊泛滥。中医学有"病痰饮者当以温药和之"之说，而本患不耐受温药，或者太多的湿浊饮证掩盖了内热的本质，或患者本身有内热。

方中去掉附子、肉苁蓉，加败酱草30g，红藤20g，冬瓜子25g，桔梗15g，3剂。

五诊：患者病状比较平稳，饭量增加，大便虽干，但是能下。左下腹有微痛，正是肿瘤所在的部位。时而仍有发热，吃一点退热药即好。原方3剂。

六诊：脉象仍旧沉弱，右关尺涩象稍轻，舌灰白苔见薄。每日早上起床就要吃饭，食欲不错。大便虽干但能下。4剂。

七诊、八诊：饮食继续增加。患者每日饭后能稍作活动，情绪较好。4剂。

九诊、十诊：食量已稳定，而且可以吃些肉、鱼等。

十一诊：开方5剂。服第2剂后患者突然胸闷、气短、心慌，诊断后，我担忧其是否有肿瘤脱落的碎片随血液流动，造成血栓，嘱咐患者到医院检查，发现贫血严重，让其服用硫酸亚铁，以纠正贫血。

患者精神尚可，食欲很好，大便还干，但排便无困难，体重增加了六七斤。患者家属对阶段治疗效果非常满意。

妇女乳房肿物

刘某，女，47岁，唐山人。2015年1月21日初诊。

患者主诉左乳房上长了一个肿块，红枣大小，不十分痛，唯感乳房发胀。到医院检查，认为是良性乳房肿物，需要手术切除。患者想先看看中医再决定。

刻诊：左脉弦涩，右脉弦滑。舌质略暗。

辨析：肝郁气滞，血瘀痰阻。

治法：理气解郁，活血化瘀，化痰散结。

处方：瓜蒌 30g，枳壳 20g，白芍 15g，甘草 15g，柴胡 12g，香附 20g，木香 15g，党参 15g，蒲黄（布包煎）15g，五灵脂 15g，王不留行 15g，瓦楞子 20g，川芎 12g，熟地黄 15g，砂仁 2g，海藻 15g，漏芦 12g，路路通 10g，昆布 15g，半夏 12g，茯苓 15g，7 剂。

方义：以柴胡、香附、木香、枳壳为君药，调理顺畅肝气；以蒲黄、五灵脂、王不留行、川芎为臣药，活血化瘀；以海藻、半夏、瓦楞子、漏芦、路路通化痰散结，通经活络。诸药共奏消化乳房结块之功。

2015 年 2 月 5 日二诊：患者主诉，触摸左乳房已感觉不到肿物。又诊脉，弦涩脉象大有好转，基本通畅。效不更方，续服 6 剂。

十几天后电话随访，患者已经到医院再查，证实肿物已消失。

按语：《妇科玉尺》云："妇人之疾，关系最钜者则莫如乳。"《医宗金鉴·积聚》曰："积之成也，正气不足，而后邪气踞之。"《格致余论》曰："忧怒抑郁，朝夕积累，脾气消阻，肝气横逆，遂成隐核。"妇女乳房肿块，病者甚多，服十几剂药能免除患者手术之苦，善莫大焉。人常说中医是"慢郎中"，由此观之，亦非绝对也。

乳房肿块是妇女的一种常见病，包括乳腺小叶增生、结核、肿瘤一类疾病，中医学称之为乳痞、乳癖、乳疬、结核等，其病因多由肝气郁结，七情致病。人若不如意，则气机阻滞，其情志不舒，气郁胸中，肝失条达，致气机阻滞，变生他病。气郁日久，必生血瘀，加之肝郁克脾，脾胃失于运化，久必生痰，则气郁血瘀，裹挟痰浊，而生肿物。

乳房与肝、胃、肾关系最密切，中医学有"乳头属肝，乳房属胃"之说；此外，作为女性性器官，乳房与肾气也有密切关联。一般诊治乳房病侧重于肝胃病机变化，治疗的主要手段无非是理气活血、化痰散结。

妇科、男科病

崩　漏

孙某，女，40岁，唐山人。2013年7月8日初诊。

患者近半年来月经过多，每次行经10天以上，近日突然大出血，到医院打针没有完全止住，目前仍有少量下血。

刻诊：患者面色苍白，贫血貌，精神萎靡，兼气短乏力、腰痛腿软、头昏耳鸣、脱发，饮食尚可。脉象细弱，左尺脉沉弱甚。舌淡白，根部裂纹。

辨析：肾阴虚不能敛纳，兼之气虚不能摄纳。

治法：补元气，滋肾阴，收敛止血。

处方：党参30g，甘草20g，熟地黄30g，山药15g，白术15g，砂仁4g，茯苓12g，枸杞子25g，女贞子20g，墨旱莲20g，生龙骨12g，生牡蛎12g，芡实6g，五味子12g，海螵蛸12g。每日1剂，连服6剂。

方义：六味地黄丸为君，补肾益阴，敛纳阴血，女贞子、墨旱莲、枸杞子辅助之。党参、甘草、白术、茯苓补脾益气为臣，气旺统血。生龙骨、生牡蛎、海螵蛸、芡实收敛，墨旱莲止血。

2013 年 7 月 14 日二诊：服药有效，下血全止住。但是气短乏力、腰痛、头晕等症状未愈，效不更方，续服 15 剂。后来电告知，月经按时而下，5 天止，量不多，各种症状减轻。

按语：治崩漏宗旨是塞流、澄源、复旧。但是，塞流切不可过分。分析患者以前服用之药方，多为止血药物。而崩漏之症最忌用过多止血药物强力止住，极易留瘀，给今后留下祸根。本崩漏病案仅用墨旱莲一味止血药。用众多药物滋补肾阴与元气，肾阴足则自能收敛。"阴在内，阳之守也"，元气足则自能摄血。

月经过多或骤然崩漏，肾阴虚之情况颇多，如张寿颐说："不知血之所以妄行，多是龙雷相火，疏泄无度，唯介类有情之品，能吸纳肝肾泛滥之虚阳，安其窟宅，正本清源，不治血而血自止。"

痛经（子宫腺肌病）

吕某，女，31 岁。2012 年 10 月 19 日初诊。

患者被医院诊断为子宫肌腺病，子宫内膜增厚，盆腔积液。

刻诊：右尺脉沉涩而濡。舌色稍紫，根部苔厚。

辨析：肾虚血瘀，痰湿凝滞。

治法：补肾化瘀，利湿消痰。

处方：熟地黄 15g，山药 12g，枸杞子 15g，茯苓 15g，泽泻 15g，白术 15g，砂仁 3g，半夏 6g，川牛膝 25g，延胡索 20g，丹参 15g，瓦楞子 20g，郁金 20g，海藻 15g，山慈菇 10g，穿山甲（代）6g，水蛭 8g，怀牛膝 20g，益母草 15g。

此方基本不变，共服药 30 剂，患者痛经消除。经医院检查，患者原来子宫内膜增厚至 13mm，现已减至 7mm，治疗后内膜厚度已经正常，另一项盆腔积液已经消失，子宫大小形态正常。

2013 年 4 月初，患者已怀孕，后产下一女，母女健康。

按语： 子宫腺肌病严重者，西医施治通常以手术切除子宫。可是许多患者仅仅三十出头，还想怀孕生子。中医治疗子宫肌腺病有肯定疗效，且不必切除子宫。子宫肌腺病属于中医学"痛经"范畴，但治疗难度远远超过一般的痛经，需要持之以恒地用药才能取效。治疗主要方法是活血化瘀，有些病例还伴有痰湿郁结，需要利湿化痰散结。

痛经、癥瘕（子宫腺肌病、腺肌瘤）

宁某，女，36 岁，沈阳人。

患者经医院确诊为子宫腺肌病，子宫腺肌瘤，盆腔积液。屡治无效。

刻诊：脉象尺部虚弱，涩滞带滑。舌痿软，有瘀斑。

辨析：肝肾不足，经络不畅，湿痰瘀阻。

治法：补益肝肾，活血化瘀，化痰通络。

处方：熟地黄 30g，山药 30g，枸杞子 30g，砂仁 5g，山萸肉 15g，菟丝子 20g，女贞子 20g，川牛膝 30g，丹参 30g，当归 20g，半夏 10g，海藻 20g，昆布 20g，牡蛎 20g，桃仁 12g，红花 15g，王不留行 30g，水蛭 8g。

患者断断续续服药 8 个月，百剂左右，病情逐步减轻，首先是痛经减轻，下腹胀闷、不适感也逐渐消失。再做检查：腺肌瘤消失，无盆腔积液，已无不规则型暗区、结节样改变等，子宫内膜由 0.9cm 变成 0.8cm。妇科医师告诉患者，轻度的子宫腺肌病可以怀孕。

2016 年 4 月，患者告知做试管婴儿成功，已怀孕 4 个多月。

尖锐湿疣

王某，男，25 岁，唐山人。2012 年 5 月 9 日初诊。

患者阴部痒痛异常，在唐山某医院确诊为尖锐湿疣弱阳性。

刻诊：左寸关弦数，右脉濡数。舌质红，尖边有红点，苔薄黄。

辨析：心肝火旺，湿热血瘀。

治法：清泄心肝火热，活血利湿滋阴。

处方：生地黄 20g，玄参 15g，龙胆 15g，栀子 15g，黄芩 15g，柴胡 10g，车前子 15g，泽泻 20g，木通 10g，茯苓 20g，地肤子 12g，白鲜皮 12g，女贞子 12g，薏苡仁 40g，苦参 12g，甘草 15g，白术 15g，乳香 12g，没药 12g，丹参 20g，当归 12g，赤芍 15g。每日 1 剂，连服 6 剂。

方义：以龙胆泻肝汤为君，清泄心肝之火热；地肤子、白鲜皮、苦参清热利湿辅助之；茯苓、白术、薏苡仁为臣，健脾利湿；生地黄、玄参、女贞子滋阴；乳香、没药、丹参、赤芍、当归活血。

二诊：患者自诉阴部痒痛减轻，出血点已经消失。脉象弦数减。舌红稍退，无黄苔。

效不更方，6 剂。

2012 年 6 月 8 日三诊：患者自诉曾去医院检查，尖锐湿疣弱阳性消失。为了巩固疗效，再来治疗。

脉象不数，舌不红。为巩固疗效，再开 4 剂。

癃闭（前列腺增生）

徐某，男，40 岁，四川人，在唐山打工。2010 年 4 月 19 日初诊。

患者因排尿不畅、尿后滴沥不尽就诊于唐山某医院，确诊为前列腺增生。

刻诊：面色正常，舌根苔黄，脉数、尺涩。

辨析：下焦湿热瘀滞。

处方：川牛膝30g，桃仁12g，红花20g，郁金30g，丹参25g，水蛭8g，乳香15g，竹叶12g，冬葵子10g，滑石（布包煎）12g，车前子12g，川楝子12g，厚朴12g，香附12g，龙胆12g，黄柏12g，知母15g，乌药12g。每日1剂，连服4剂。

方义：排尿不畅多为瘀塞，瘀血是其主要病因，川牛膝、桃仁为要药治血兼祛湿，辅以水蛭、丹参、乳香、红花、郁金；又多兼有湿热，以竹叶、滑石、冬葵子、车前子、龙胆、知母、黄柏清热利湿通窍；厚朴、川楝子、乌药理气。

5天后二诊：症状减轻，舌脉如前。

效不更方，每日1剂，连服10剂。

半个月后三诊：自诉排尿不畅、尿滴沥等症状大抵消失。舌不黄，脉不数，涩脉亦减，但是阳事有所减弱。此肾气虚，兼寒凉药物伤及阳气。

治法：活血利尿，补肾气。

处方：川牛膝30g，桃仁12g，红花15g，郁金30g，丹参25g，水蛭6g，熟地黄15g，砂仁3g，车前子12g，川楝子10g，枸杞子12g，龟甲（单包，先煎）10g，菟丝子12g。每日1剂，连服6剂。

按语：在中医文献中虽没有前列腺增生这一名称，但对此病很早就有认识。从症状、体征看，前列腺增生相当于中医学的"癃闭"范畴。"癃"指小便不利，点滴而出，起病较缓慢；"闭"指小便闭塞，点滴不出，起病较急。从以上描述不难看出癃闭之表现与前列腺增生颇有相似之处。

本例瘀血是主要病因，辅之以清热利湿、通利小便药物，如有肾虚病证，还当补益肾气。

男性不育

刘某，男，27 岁，唐山人。2008 年 4 月 18 日初诊。

患者结婚 2 年，无避孕措施，妻子未孕。经检查，患者精子量少而活力不足，精子存活率仅 33%，多方求医未果，越治症状越重。早泄严重，平时稍有刺激即勃起，乃至滑精。周身乏力，精神萎靡。腰部疼痛剧烈，腿软不能久立。

刻诊：面色㿠白；脉浮虚而数疾，左尺尤虚甚；舌红无苔。

处方：熟地黄 15g，山药 15g，黄柏 20g，知母 15g，女贞子 12g，砂仁 3g，枸杞子 15g，炙何首乌 12g，五味子 10g，山萸肉 9g，覆盆子 10g，生龙骨 10g，人参 9g，红花 15g，龟甲（单包，压碎先煎）10g，丹参 25g，桃仁 12g。每日 1 剂，连服 6 剂。

方义：熟地黄、枸杞子、女贞子、龟甲滋肾阴；知母、黄柏泄有余之相火；山萸肉、覆盆子敛精；丹参、桃仁活血通络。

2008 年 4 月 26 日二诊：早泄症状稍有改善，上方不变，再服 10 剂。

2008 年 5 月 8 日三诊：脉数象大减，舌已不甚红，有薄苔，性生活能持续 10 分钟以上。今后重在滋阴敛纳。

处方：熟地黄 20g，山药 15g，黄柏 10g，知母 10g，女贞子 15g，制何首乌 12g，砂仁 3g，枸杞子 15g，山萸肉 12g，覆盆子 12g，莲子 12g，龟甲（单包，压碎先煎）12g，芡实 12g，五味子 12g。每日 1 剂，连服 8 剂。

2008 年 5 月 18 日四诊：性交到射精延长到 20 分钟。

后患者没来，再过 1 个月，患者来电告知妻子已经怀孕。

按语： 张景岳谓"疾病之关于胎孕者，男子在精，女子在血，无非不足而然"，岳甫嘉亦云"生子专责在肾""种子之法，要在固精"。精血乃生身之本，化育之基，维系机体之生长、发育与生殖之力，肾藏精、主生殖，为先天之本；若禀赋不足，素体虚弱，房事劳伤，恣情纵欲，少年早淫，大病久病伤及肝肾等，皆可致其精血不足，阴精亏损，化气生精乏源而有绝嗣之殃。治当遵《广嗣纪要·调元》所录"男子弱者，精常不足，当补肾以益其精"之法。

我细查患者曾经服过的药方，皆属温补肾阳之类药物，鹿茸、淫羊藿、杜仲、巴戟天、肉苁蓉、附子、肉桂等。明是肾阴不足，相火太旺，仍走温肾助阳老路，岂不南辕北辙？辨证施治之精神于今淡化矣。

我认为：男子不育症病机，属于肾阴虚者多，肾阳虚者少。可惜当今之医治疗此证，专补肾阳者占了大多数，辨证施治未得法也。

软下疳

姚某，25岁，男，唐山人。2013年6月13日初诊。

患者面红，脸上油脂分泌严重，脉象滑数，舌苔黄厚。在医院检查确诊为软下疳病，痛痒异常，浑身有很多疱疹和脓包。

刻诊：阴茎包皮处红肿，有血丝。

辨析：湿热壅滞，痰凝血阻。

治法：利湿清热，祛痰活血。

处方：川牛膝20g，山药15g，茯苓25g，泽泻20g，土茯苓12g，苦参10g，白术15g，山慈菇10g，半夏10g，胆南星8g，瓦楞子30g，白芥子10g，海藻15g，昆布15g，没药15g，乳香 15g，王不留行 12g，三棱 12g，姜黄 10g，白鲜皮 12g。每日 1 剂，连服 6 剂。

方义：茯苓、泽泻、白术、山药健脾利湿为君；土茯苓、白鲜皮、苦参清热利湿为臣；半夏、胆南星、山慈菇、白芥子、瓦楞子、海藻、昆布化痰散结；诸活血药活血通经络。

2013 年 6 月 22 日二诊：病情有好转，包皮红肿稍消退。

刻诊：左关脉滑数明显，此肝火也。舌苔仍黄厚。

辨析：肝经湿热，痰瘀血阻。

处方：龙胆 12g，黄芩 15g，生地黄 15g，黄连 6g，柴胡 4g，泽泻 20g，土茯苓 12g，苦参 12g，白术 15g，山慈菇 12g，半夏 12g，茯苓 15g，瓦楞子 30g，白芥子 10g，海藻 15g，薏苡仁 15g，玄参 12g，女贞子 12g，没药 15g，土鳖虫 8g，王不留行 12g，郁金 15g，姜黄 15g，白鲜皮 10g。每日 1 剂，连服 6 剂。

后患者来电反馈阴部红肿完全消退。

按语：中医学认为，淫毒侵入，与体内邪热相结合，则易发疮疡、肿痛，毒热内蕴，与气血相搏，则可溃烂成脓。湿热之邪下注肝经，肝经绕阴器，湿热久稽，必致阴部气血失和，发生溃疡等疳疮。故治疗本病以解毒利湿化痰与清肝胆湿热为主要治疗手段。

中医学把本病与硬下疳统称为"疳疮"，明代医家孙一奎指出："商贾中野合不洁淫妓，便构此证，或疳疮，或杨梅者，皆由欲火淫炽，一旦交合不洁，为淫火冲动，肤腠开通，是以受毒。"不但认识到下疳与梅毒是两种病，而且认识到它们均由不洁性交引起。

遗精、尿频

农某，男，广西人。2011年10月9日初诊。

患者自诉患有前列腺疾病、遗精。除了尿急、尿频、小腹不适外，每周遗精数次。自觉气短乏力，精神萎靡，腰痛腰酸。患者迫近婚龄，颇为烦恼。

刻诊：面色㿠白；脉虚弱无力，尺部尤甚；舌质淡红，舌根白苔。

辨析：肾阳大虚，瘀血阻滞，精关不固。

治法：补肾阳，通瘀血，固肾敛精。

处方：黄芪20g，熟地黄20g，山药20g，山萸肉15g，五味子15g，茯苓20g，泽泻15g，白术18g，砂仁4g，女贞子12g，菟丝子20g，巴戟天15g，芡实10g，瓜蒌20g，丹参25g，川芎20g，郁金20g，红花10g，乳香15g，没药15g，枳壳12g，香附12g，鹿角胶（烊化服）8g。每日1剂，连服6剂。

方义：菟丝子、巴戟天、鹿角胶补肾阳，为君；六味地黄丸加女贞子补肾阴，为臣，乃阴中求阳也；芡实、五味子助山萸肉固肾；丹参、川芎、红花、乳香、没药、枳壳、香附化瘀理气。

2011年10月15日二诊：感觉有些效果。病情本为肾虚，时间较久，亏空太多，补益需要时间，原方再用8剂。

三诊：遗精次数减少，肾虚脉象好转，舌根白苔退。治疗需要较长时间，患者由于工作原因，带药10剂回广西续服。

四诊：服完药后，患者又将舌象发给我看，我再为其寄药8剂。

处方：黄芪25g，山药25g，熟地黄18g，山萸肉15g，茯苓20g，白术15g，砂仁4g，巴戟天15g，肉苁蓉15g，鹿角胶

（烊化服）10g，瓜蒌 20g，郁金 20g，川芎 20g，红花 15g，姜黄 15g，川牛膝 20g，枳壳 20g，乌药 12g，沙苑子 10g，莲须 12g，甘草 15g，枸杞子 15g，龟甲（单包，先煎 30 分钟）8g。

方义：血瘀象已轻。补肾阳不能疏忽肾阴，故加龟甲；增强固肾之力，故加沙苑子、莲须。

2012 年 3 月 19 日，患者来电告知病情基本痊愈，不久即将步入婚礼殿堂。

遗　精

孟某，男，28 岁，邯郸人，在唐山打工。2014 年 3 月 14 日初诊。

患者遗精，每周数次，腰膝酸软，气短乏力，无精打采，嗓子沙哑。曾经西医检查确诊为前列腺炎，但服西药无显著效果，故寻中医治疗。

刻诊：面色黑红，身体瘦小。右脉沉数无力，左脉虚弱。舌红，瘦小，有裂纹。

辨析：肾阴虚火旺，元气不足。瘦人多火，且元气不足，阴火内生，伤及阴液。阴主内敛，阴虚则精气不能内敛，故遗精频数。久之元气更伤。

治法：补肾滋阴，助元气，敛阴精。

处方：熟地黄 40g，半夏 4g，山萸肉 30g，砂仁 4g，山药 30g，茯苓 15g，泽泻 12g，白术 12g，女贞子 30g，制何首乌 25g，桑椹 25g，五味子 15g，牡蛎 12g，莲子 12g，知母 20g，黄柏 15g，枸杞子 25g，怀牛膝 25g，芡实 5g，人参 12g，陈皮 12g。

方义：以六味地黄丸为君，滋补肾阴；女贞子、制何首乌、桑椹滋阴助之；山萸肉、五味子、莲子、牡蛎、芡实为臣，收敛阴精；人参大补元气；知母、黄柏泻肾火。

方子基本不变，连服 24 剂，病愈。因病而致的声音沙哑，在病愈后也恢复了。

按语：《景岳全书·遗精》说："有素禀不足，而精易滑者，此先天元气之单薄也。"若肾阴亏虚，则阴虚而火旺，相火偏盛，扰动精室，精液自出，发为遗精。《医贯·梦遗并滑精论》说："肾之阴虚则精不藏，肝之阳强则火不秘，以不秘之火加临不藏之精，有不梦，梦即泄矣。"

重症阳痿

于某，男，34 岁，唐山人。2011 年 7 月 4 日初诊。

患者 3 年前患紫癜和阳痿，在北京治疗后紫癜基本痊愈，但是阳痿依旧。遍访唐山市及区县老中医治疗，历经 2 年多无效。自诉阴茎见色即起，旋萎，性交不过 2 分钟。腰背冷痛，精神疲乏，腰腿无力，不能远行。

刻诊：两尺皆虚而迟。舌正常。

辨析：肾阴阳两虚。

治法：补肾阴阳，培元益气。

处方：山药 30g，熟地黄 15g，菟丝子 20g，巴戟天 10g，女贞子 15g，龟甲 8g，枸杞子 20g，砂仁 4g，半夏 5g，山萸肉 15g，墨旱莲 12g，杜仲 15g，芡实 4g，茯苓 15g，泽泻 12g，人参 15g，白术 15g。每日 1 剂，连服 6 剂。

方义：熟地黄、枸杞子、女贞子、龟甲、墨旱莲补肾阴；菟丝子、巴戟天、杜仲补肾阳；山萸肉敛精气；人参、白术、茯苓补脾益气。

2011 年 7 月 11 日二诊：仍然无效。脉诊如前，考虑此患阳气大虚，阴虚不著，应当大补肾阳，欲求速效，当加入针刺疗法。

处方：山药 30g，熟地黄 20g，菟丝子 20g，巴戟天 12g，鹿角胶（烊化服）8g，龟甲 8g，枸杞子 20g，淫羊藿 15g，杜仲 15g，仙茅 12g，山萸肉 12g，砂仁 4g，半夏 6g，茯苓 15g，白术 15g，人参 15g，黄芪 20g。

方义：熟地黄、枸杞子、龟甲补肾阴；菟丝子、巴戟天、杜仲、淫羊藿、仙茅、鹿角胶补肾阳。

针刺：气海、关元、中极、太溪、三阴交、肾俞、命门、昆仑、申脉、金门穴。

穴义：下腹任脉之穴，多能大补肾气，为阴中求阳。足太阳经阳气最旺，酌取足太阳经穴。

至 2011 年 8 月 20 日，每日 1 剂，隔 2 日针灸 1 次，共计服药 40 余剂，针刺 12 次。患者主诉，房事时间已经达到十几分钟以上，无早泄。

按语： 在我所治疗的阳痿患者中，此例病情最重。单纯药物根本不能见效，于是加用针刺疗法，针药并举，才取得疗效。

痰瘀互结阳痿

刘某，男，26 岁，唐山人。2015 年 2 月 25 日初诊。

患者结婚时间不久，性生活几分钟后随即痿软，不射精。服用药物无效。

刻诊：患者身强体胖，面色白里透红。脉坚实有力，右尺部不虚，无肾虚之象。尺部虽不虚，但是涩滞。舌白稍黄，腻苔厚厚一层铺于舌面。

辨析：痰湿壅盛，瘀血阻滞。病在于痰湿与瘀血互结于阴器，性交时痰瘀阻滞血脉，使阴器活动时供血不足，遂致痿软，并且不射精。

治法：活血化瘀，化痰健脾利湿，稍加补肾之品引药入经。

处方：乳香15g，没药15g，王不留行20g，鸡血藤20g，桃仁15g，川牛膝40g，水蛭8g，半夏15g，胆南星8g，瓜蒌20g，海浮石15g，海藻15g，白芥子12g，茯苓20g，白术20g，泽泻15g，独活20g，熟地黄25g，肉桂5g，菟丝子15g，骨碎补15g，乌药15g。8剂。

方义：乳香、没药等诸活血药为君药，半夏、胆南星等诸化痰药为臣药；白术、茯苓健脾，治生痰之本；稍加补肾温阳药，引药入肾。

2015年3月4日二诊：患者症状大大好转，感觉性功能已经基本正常。观其舌象，厚腻苔已经变薄。尺脉涩滞象已经不显著，整体脉象滑象减轻。

巩固疗效，再服6剂。

按语：阳痿实为非常复杂之病，《类证治裁》所说"伤于内则不伤肾"。张景岳说："凡男子阳痿不起，多由命门火衰，精气虚冷，或七情劳倦，损伤生阳之气，多致此证。亦有湿热炽盛，以致宗筋弛纵而痿弱者，譬以暑热之极，则诸物绵萎，经亏状火食气，亦此说也。然有先天火，脉证可别，但火衰者十居八九，而火盛者仅有之耳。"

张景岳说阳痿，火衰者十之七八，我看不尽然。当今时代，人们饮食丰盛而活动少，血脂多高，肥胖人渐多，血脂高者极易血瘀，血瘀在下焦，前列腺极易阻塞，又"肥人多痰"，假若再有痰湿与瘀血互结，泌尿与生殖系统极易患病。这种类型的阳痿，当前占的比例很大。

治疗本病辨证很重要，认准证型，方能选方用药。

奇难怪症

忽冷忽热怪病治验

葛某，男，24岁，英国美术学院中国留学生。2008年9月20日初诊。

患者在国内时就患一种怪病，发热起来，烦热大汗出，过数小时后又发冷，背部冰冷战栗，症状颇像疟疾，数年来痛苦不堪。遍寻中西名医治疗，未见效果，各种化验检查均正常。

刻诊：面部色泽正常，诊脉忽快忽慢，余平生少见，唯左关脉涩滞明显。舌尖红，舌面白苔。

辨析：曾有医生认为本病属寒热错杂，以寒热药并用，大约半夏泻心之类，但是无效；亦有用小柴胡之类调和表里者，亦无效。

处方：膈下逐瘀汤加减治疗。五灵脂10g，当归10g，川芎10g，桃仁10g，牡丹皮15g，赤芍10g，乌药6g，延胡索9g，甘草10g，香附10g，红花10g，枳壳10g，柴胡12g，白芍12g，乳香15g。每日1剂，连服6剂。

方义：方中当归、川芎养血活血；赤芍、牡丹皮清热凉血活血；桃仁、红花、五灵脂逐瘀；配香附、乌药、枳壳、延胡索行气止痛，尤其川芎不仅养血活血，更能行血中之气；乳香增强逐瘀之力；甘草调和诸药；柴胡和解表里。

10余天后复诊：自言好转一些，效不更方，再用8剂。

三诊：痛苦减大半，病愈七八分，复用8剂，完全病愈。

按语：此患者膈中有瘀血，心中血热，肺胃有寒，膈中瘀塞，互不交通，所以寒热互作，譬如冷水与热水交融，能迅速中和，而冷粥与热粥掺和，如搅拌不均，则一口热，一口凉。其病之根源在于肺胃主气，气分寒盛；心主营血，血分热盛，而膈中瘀血作梗，寒热各行其道。用活血化瘀疗法，调和营分气分，和解阴阳气血，其病自愈。

病唯怪异，志于此。

水　肿

孙某，女，61 岁，唐山人。2013 年 9 月 28 日初诊。

患者于 2013 年初患轻度下肢水肿，逐步严重，到医院检查肝功能、肾功能，做 B 超、CT 等，结果都正常。因其血压稍高，医院开了降压药和利尿药，服用无效果，水肿依旧，甚至更加严重。患者之前曾多次服用中药未果。

刻诊：患者面色微黑，右脉沉涩微迟，余皆正常；舌苔白，舌质稍暗红。膝盖以下明显肿胀，腿显得很粗，按几处皆没指，抬手凹陷不起。腿有沉重感和胀感，大小便基本正常，饮食正常，腰部有轻微酸痛。

辨析：初步印象是肾阳不足，不能气化行水，兼之下肢血脉瘀滞，血行受阻，故发水肿。

治法：温肾助阳，化气行水，活血化瘀。

处方：白术 20g，附子（单包，先煎）20g，白芍 15g，茯苓 20g，生姜 5 片，川牛膝 40g，桃仁 12g，红花 15g，王不留行 15g，乌药 12g，冬葵子 10g，川芎 12g，姜黄 15g，丹参 25g，厚朴 12g，甘草 10g。每日 1 剂，连服 5 剂。

方义：以真武汤为君，温肾阳气化行水。诸活血药为臣，活血化瘀，通畅经脉。

2013 年 10 月 3 日二诊：外观水肿基本消退，稍有余留，腰痛亦愈。附子减至 12g，4 剂。

按语：离照当空，阴霾自散。真武汤化气行水，效如桴鼓。又水肿之因，常因血脉瘀滞，循环不周，故活血化瘀为治疗水肿的重要手段。当然要有瘀血证候者。

《金匮要略》中曾经指出："诸有水者，腰以下肿，当利小便，腰以上肿，当发汗乃愈。"张介宾说："凡水肿证，乃脾、肺、肾三脏相干之病。盖水为至阴，其本在肾；水化于气，故其标在肺；水唯畏土，故其制在脾。今肺虚则气不化精而化水，脾虚则土不制水而反克，肾虚则水无所主而妄行。"真武汤名曰补肾阳，实乃补脾阳而制水。为何用活血化瘀药？唐容川所说"血病不离乎水，水病不离乎血""血积既久，亦能化为水"是也。

睡前大汗淋漓

全某，男，42 岁。2014 年 3 月 14 日初诊。

患者自诉每晚刚入睡时浑身燥热，随即大汗淋漓，如水洗一般，衣服湿透，约半小时才能停止。平素背部不适，膝关节、肩关节略疼痛。此病已经困扰患者两三年，曾去医院检查，未能查出病因。又历经多名中医诊治，均未能见效。

刻诊：右关尺疾数，左关弦数。舌深红色，表面水滑明显。

辨析：火旺阴虚，湿邪困体。右关尺数为胃肾火旺，左关弦数为肝火旺，舌深红是血热，水滑乃是水湿为患，因血热而未成苔。

治法：降火滋阴，利湿通经络。

处方：生石膏（单包，先煎）40g，知母 20g，龙胆 15g，黄芩 20g，金银花 15g，熟地黄 15g，茯苓 15g，玄参 20g，女贞子 15g，山萸肉 8g，牡丹皮 12g，川牛膝 20g，黄柏 15g，白薇 12g，大青叶 15g，白术 15g，泽泻 15g，薏苡仁 20g，威灵仙 12g，络石藤 12g，王不留行 15g。

方义：白虎汤合龙胆、黄芩、金银花为君，清胃火、肝火；知母、黄柏清肾火；大青叶、白薇凉血；六味地黄丸加女贞子、玄参滋补肾阴；白术、茯苓、泽泻、威灵仙、络石藤利湿通经络。

服药 6 剂见效，药方不变，共服用 18 剂，病愈。

按语：本病以火旺为主，阴虚为次，故重用清热降火凉血药物，滋阴在其次。之所以舌无苔而水滑，是因火旺阴虚，也反映湿气不是很盛，故祛湿药物不宜多用。又大汗出，本应该多用收敛药敛汗，唯其火旺之因，过多收敛反不利于内热向外透发，故仅用少量山萸肉。

晚上睡觉时大约是亥时，阴气正旺，故人思睡。但是本患者胃、肾、肝火旺盛，又兼有湿邪，身体阳气过旺与时令阴气过旺，阴阳两强交战相争，加之湿邪作祟，遂大汗出，故出此怪症也。

脱发奇证

患儿，女，十四五岁，石家庄人。2008 年春初诊。

患儿父亲代诉，孩子 4 岁时曾发高热，热退后头发也跟着脱落，最后连眉毛也脱落。此后遍访名医，却始终未能治愈。

刻诊：患儿头发、眉毛均脱落。脉左关弦涩，左尺虚甚。右脉关上数，尺脉也虚。

辨析：瘀血是主因，兼之肾阴不足，引起脱发。

治法：活血化瘀，滋阴补肾。

处方：通窍活血汤化裁。熟地黄 20g，山药 15g，山萸肉 15g，枸杞子 15g，制何首乌 20g，桑椹 20g，覆盆子 15g，女贞子 15g，麦冬 15g，玄参 20g，天花粉 15g，砂仁 5g，生地黄 20g，赤芍 30g，郁金 40g，川牛膝 30g，丹参 40g，桃仁 12g，红花 20g，陈皮 12g，川楝子 12g，茜草 10g，半夏 6g，竹茹 8g，知母 15g，龟甲（单包，先煎）8g，鳖甲（单包，先煎）10g，茯苓 15g。每日 1 剂，水煎服。

我告诉患儿父母，因病程长，见效慢，服药是个漫长的过程。从 2008 年春起，患儿开始服药，每 2 个月复诊一次，药方稍有加减，但不离主旨。2008 年秋，我赴英行医，仍然与患儿父母保持联系。他们把患儿的症状转达给我。患儿除了脱发，还有大便艰涩，五六天 1 次，所以我稍稍加重了滋补阴血的药物。

2009 年春，我回国。患儿已服药 1 年，共计 200 余剂，来复诊时我仔细检查了病情，效果不尽如人意，头发还是没有长出的迹象。于是我劝他们找别的医生治疗，不要耽误病情，但患儿的父母坚持让孩子服用我开的药方。直至 2009 年 4 月，患儿父亲来电告知，孩子的头发开始生长。

患儿父母带着孩子来复诊，看到孩子果然头皮上长出细细短短的一层头发茬，主要集中在后头部，头顶还是光的。眉毛也长出了一半，新长出的毛发格外黑亮。

患儿的情况继续好转，但非常缓慢，有时还有反复，长出的毛发还有脱落的地方，可是新的地方又在生长出毛发。总之，效果是肯定的，治愈只是时间问题。因患儿患病时间长达 10 年，治疗过程必然漫长。

按语： 瘀血造成脱发，中医典书有过记载，清代著名中医学家王清任所著《医林改错》名噪一时，其中所载"通窍活血汤"所治之症目，第一条就是头发脱落。"伤寒、瘟病后头发脱落，各医书皆言伤血，不知皮里肉外血瘀，阻塞血路，新血不能养发，故发脱落。无病脱发，亦是血瘀。"《血证论》说："瘀血在上焦，或发脱不生，或骨膊胸膈顽硬刺痛，目不了了，通窍活血汤治之。小柴胡汤加归、芍、桃仁、红花、大蓟，亦治之。"

五实证一例

患者，男，36 岁，斯里兰卡人。2008 年 10 月 3 日初诊。

患者原在英国一个导引术学习班里练习，不料越练越难受。服用云南白药及金匮肾气丸后腹痛不可忍。

刻诊：脸色本黑，病色难寻，但见脸色痛苦异常，腹部胀痛不止，大便不通。诊其脉，盛壮如坚石，且涩滞不通，余平生未见如此脉盛壮者。舌紫红，苔厚。

经询问，患者喜好多种运动，近期工作压力大。

辨析：此五实证也。其人身体盛壮，内气太实，遇工作压力，婚姻不遂心，元气郁于内，化为邪气，不宜再练导引术，"久而增气，夭之由也"。金匮肾气丸亦不对证，实实之弊也。

处方：方以少腹逐瘀汤为主，去热药小茴香、炮姜、官桂，加承气汤。当归 12g，没药 15g，赤芍 12g，川芎 15g，延胡索 15g，五灵脂 15g，蒲黄 20g，柴胡 15g，莱菔子 20g，川牛膝 30g，川楝子 15g，大黄（后下）30g，厚朴 15g。每日 1 剂，5 剂。

方义：大黄为君，荡涤实热，釜底抽薪。诸活血药通畅气血，最主要的是柴胡、川牛膝同用，上行下达，协调气机升降。

半个月后二诊：脉已见弱。患者言腹部已不甚疼痛，大便通，诸症皆减。

效不更方，再服 6 剂。

按语:《黄帝内经》载："黄帝曰：余闻虚实以决死生，愿

闻其情。岐伯曰：五实死，五虚死。帝曰：愿闻五实五虚。岐
伯曰：脉盛、皮热、腹胀、前后不通、闷瞀，此为五实；脉
细、皮寒、气少、泄利前后、饮食不入，此为五虚。岐伯曰：
浆粥入胃，泄注止，则虚者活；身汗得后利，则实者活。此其
候也。"

血小板减少症

患者，女，21 岁。2011 年 5 月 31 日初诊。

患者母亲代诉，2008 年 5 月，患者在承德读书期间，发现
脚上有斑斑紫点，到医院检查，血小板计数 30×10^9/L，紧急输
入血小板，但是仅维持 2 天，血小板计数又下降。后又赴天津
治疗，确诊为"特发性血小板减少性紫癜"，应用泼尼松和丙种
球蛋白治疗。泼尼松首服每日 10 片，基本控制了病情，血小板
计数上升至基本正常。

2008 年 10 月去石家庄某中医诊所，泼尼松加中药，血小
板计数保持 60×10^9/L 左右。

2009 年 5 月病情复发，在秦皇岛市某医院血液科住院治
疗，采用中西医结合疗法，一边用泼尼松控制病情，一边用中
药治本，但效果不理想，停用泼尼松，血小板计数就下降。出
院后仍然用中药，终不能摆脱泼尼松的"枷锁"。

2010 年病情复发，又住院治疗，治法同前，结果同前。

2011 年 4 月，一次感冒后应用头孢治疗，血小板计数突然
下降至 30×10^9/L，紧急用大量泼尼松缓解。

患者长期应用泼尼松，骨质疏松、高血压、肥胖等弊病无
穷。3 年间多方求医，但病情如故。就诊时，每日服用 6 片泼
尼松维持血小板计数正常值。

刻诊：患者满月脸（激素造成）。左脉关尺沉细，右脉关尺

沉虚。舌稍红，稍瘦。

辨析：病本于脾肾不足，肝肾虚弱，营血亏虚，阴虚血热。

治法：补脾益肾，滋肝养血，凉血益阴。

处方：熟地黄25g，党参15g，黄芪15g，砂仁5g，枸杞子20g，山萸肉15g，黄精15g，墨旱莲20g，当归15g，甘草15g，白术15g，茯苓12g，怀牛膝20g，女贞子20g，龟甲（单包，先煎）20g，白芍15g，白薇15g，玄参20g，大青叶15g，仙鹤草15g，小蓟15g，黄芩15g，生地黄15g，麦冬15g。

方义：党参、黄芪、熟地黄、白术、茯苓、枸杞子、黄精补脾益肾，为君药；女贞子、龟甲、玄参、麦冬、墨旱莲滋肾阴，为臣药；生地黄、白薇、大青叶凉血，仙鹤草、小蓟止血化瘀。

每日1剂，服用80剂左右。期间有腹泻，加入泽泻、车前子；有恶心，加入半夏、竹茹；有发热，加入连翘、金银花、薄荷；有腹胀，加入枳壳、厚朴等。

服药20天后将泼尼松减至4片，1周后家属来电反映血小板计数掉下来，不得已恢复至6片，继续服中药。

服药1个半月后，5片泼尼松加中药可以维持血象（150×10^9/L以上），2个月后4片泼尼松可以维持血象，3个多月后3片泼尼松加中药可以维持血象，3个半月后2片泼尼松加中药可以维持血象。2011年7月中旬至下旬，为了加强疗效，我为其针刺治疗4次，取穴涌泉、血海、三阴交、太溪、太冲、照海、大椎。

近期化验结果：血小板计数190×10^9/L。最可喜的是，患者过去经常感冒，每次感冒后血小板计数都要大幅度下降，而近期也感冒，但是血小板计数下降不那么明显了。

2012年2月28日来诊：患者继续服用中药，已经停止服用泼尼松 30 天，血小板计数 160×10^9/L。后患者未再联系。

按语： 原发性血小板减少性紫癜指原因不明的血小板减少，是以全身皮下紫癜或内脏黏膜出血为临床特征的一种出血性疾病，多见于妇女及小儿，中医学一般将之归入"血证""虚劳"等范畴。从其临床表现看，有人认为本病与明代陈实功《外科正宗·杂疮毒门》中的"葡萄疫"相似；也有人认为明代李梴《医学入门·斑疹门》中所载"内伤发斑"的症情与之相符。但古代论血证，有吐、衄、便、溲的不同，病因病机各别；论虚劳，也有五脏六腑之区分，对于本病并无整套的理法方药可资承袭。

多数学者认为本病为本虚标实之证，其主要病机为热、虚、瘀三种，认为本病与肝、脾、肾关系密切。脾主统血，脾气亏损则血不循经而外溢。肾藏精，主骨生髓，精能化血，肾虚则精血无以化生，故血小板减少。肝藏血，主疏泄，肝郁化火，则迫血妄行；肝气郁结，疏泄失常，气机不畅，气滞血瘀而成紫斑；肝虚而致藏血失职也可致出血。心主血、属火，心火亢盛，迫血妄行，也可导致出血。

我以补益脾肾、滋补肾阴、凉血止血为主治疗本患，临床取得满意疗效。

疑难水肿

郝某，男，10 岁，唐山人。1989 年 10 月 4 日初诊。

患儿于 2 个月前因感染，在地方医院输液治疗，其父不记得是何种药物。输液后，患儿全身旋即水肿，院方使用各种利水药均无效，随即出院（当时的村民保护自己的意识不全，并没有追究院方责任）。

刻诊：患儿面上浮肿，眼成一条缝隙，腹部与肢体浮肿按之没指，正常褶皱消失，手足肿如馒头。其父讲述起病过程，并说患儿进食尚可，小溲甚少，已限制食盐及饮水量，起居并无太多的异常。

脉浮之太甚，浮而软绵，几乎找不到本脉之象。舌面苔白厚腻。

辨析：从脉象无从查找病因病机，唯从舌象可以看出水湿浸淫。当是肾阳衰微，水道不利。

处方：拟补肾利水，以真武汤加熟地黄、山药、猪苓、木通、车前、泽泻、大腹皮。4剂。

6天后二诊：未见分毫疗效，肿势如故。

通利水道者，肺、脾、肾也，三焦为枢纽，猛然想起某前贤医案，治疗不明原因水肿，用活血化瘀疗法，效若桴鼓，可堪效法之。

处方：王清任膈下逐瘀汤方化裁。乌药12g，枳壳12g，香附15g，当归12g，川芎20g，桃仁12g，红花20g，赤芍15g，五灵脂15g，延胡索20g，牡丹皮10g，乳香15g，没药12g，甘草12g，茯苓15g，泽兰20g。每日1剂，4剂。

方义：本方主旨是活血化瘀，茯苓、泽兰只是引药入脾肾而已。

5天后三诊：患儿肿势大消，眼缝大了，皮肤稍现褶皱，腹部见小。效不更方，续服6剂。

四诊：又见起色，手足肢体肿势已退，唯腹部还大，原方继用6剂。

五诊：水肿全消，颜面恢复正常，遂停药。

按语： 因三焦水道瘀塞，引发水肿，关键是由于水肿使经络瘀阻，脉搏浮软，不能显出涩滞的本脉，舌苔厚腻又难查觉舌质瘀象，所以开始时难以找到原因，治疗走了弯路。

《素问·汤液醪醴论》说"平治于权衡，去菀陈莝，微动四极"，乃是除旧生新之意。后世唐容川见识卓越，所言"瘀血化水，亦发水肿，是血病而兼水也"，乃振聋发聩之语，足为后世楷模。

假如水肿症百治不应，活血化瘀也许会使病情柳暗花明。

脂肪液化

葛某，女，58 岁，唐山人。

患者于一次体检时被怀疑有肾肿瘤，转至唐山某医院复查，诊为"肾癌"，遂做手术切除，术后伤口不愈合，从伤口内流出脓水样物，主治医生解释为"脂肪液化"。病情拖延二十几天终不能愈，西医无奈再次手术切开，并用蛋白肽口服液促进伤口愈合，但伤口依旧不能愈合，继续流脓水三十多天。医生愁眉不展，患者忧心忡忡。

刻诊：脉象涩滞，舌苔厚腻。

辨析：气滞血瘀，水湿泛溢，化为脓水，故伤口久不收口。

治法：活血化瘀，利水渗湿。

处方：乳香 15g，没药 15g，川芎 12g，蒲黄 15g，白芍 12g，丹参 25g，川牛膝 25g，当归 12g，大蓟 12g，茜草 12g，茯苓 25g，薏苡仁 30g，白术 30g，萹蓄 15g，乌药 12g，地肤子 12g，黄柏 12g，车前子 12g。每日 1 剂，连服 6 剂。

6 天后患者来电告知，脓水已经止住。

巩固治疗，续服 5 剂。伤口迅速愈合。

按语：随着经济快速发展，人民生活水平提高，肥胖人群快速增加，加之高频电刀的广泛使用，临床上手术切口脂肪液化的情况有增多的趋势，一旦发生这种情况势必增加患者的住院时日，甚至继发切口感染或破裂，严重影响患者的术后康复。

左手手心汗流不止

吴某，女，28 岁，唐山人。2014 年 5 月 22 日初诊。

患者左手手心汗水淋漓滴下，而右手手心并无变化。患病已 2 年，其他部位无汗，西医不能解释，更无治疗方法，求治于多名中医，效果不好。

刻诊：患者面色白里透红。左脉寸关弦数，右脉正常。舌尖边发红，舌苔薄。

辨析：手心为阴，此病必与心阴有关，脉弦数，舌尖边红，应当还有肝阴不足，肝火旺盛。

治法：清泻心肝之火，补心阴，敛心气。

处方：黄连 10g，连翘 15g，夏枯草 12g，龙胆 15g，大青叶 12g，黄芩 15g，栀子 12g，甘草 12g，车前子 15g，生地黄 40g，白芍 15g，百合 12g，生龙骨（单包，先煎）10g，生牡蛎（单包，先煎）10g，五味子 12g。

方义：黄连、连翘为君，清泻心火。龙胆、黄芩、夏枯草、车前子为臣，清泻肝火。大青叶凉血，栀子清热燥湿，生地黄、白芍养心肝之阴，生龙骨、生牡蛎、五味子敛阴止汗。

6 剂见效，12 剂汗止病愈。

按语：汗是津液所化。《灵枢·决气》说："腠理发泄，汗出溱溱，是谓津。"汗在体内为津，在体表为汗。人在天热、进行体力劳动或进热食时出汗，是正常的生理现象。但是，无缘无故过度出汗，尤其是在身体某一部位汗出不止，就属于病理现象了。无缘由的汗出，原因较复杂，具体到手心出汗不止，我认为汗为心液，手心分属心阴，病因上定然与患者心阴不足、心火旺盛有关，本患左脉弦数，那应该还与肝火旺有关系，所以清泻心肝之火、滋心阴应是主要治疗原则。另加少量的收敛药物，予以敛阴止汗，且龙骨、牡蛎用生不用煅，恐怕收敛过分而火热难清。敛汗而不能妨碍火热发散，这是应该重视的一个关键。

其他杂症

皮疹瘙痒

张某，男，56岁，唐山人，干部。1991年7月6日初诊。

患者全身皮疹4个月，随起随消无定处，瘙痒异常，夜不能寐。经多家医院治疗，有诊为风疹者，有诊为荨麻疹者，有诊为老年性瘙痒者。患者服用许多西药均无效，求治于我。

刻诊：脉浮数，舌黄苔腐如豆腐渣。

辨析：风邪、湿毒、血热交织，搏击于皮肤。

治法：疏风利湿，清热凉血，养血活血。

处方：防风15g，荆芥15g，羌活15g，薄荷12g，川芎12g，僵蚕12g，蝉蜕12g，陈皮12g，厚朴12g，生地黄15g，玄参12g，茯苓20g，泽泻15g，滑石（布包煎）12g，车前子12g，苍术25g，黄芩12g，牡丹皮12g，知母12g，连翘12g，当归15g，丹参20g，赤芍15g，川牛膝15g。每日1剂，连服6剂。

方义：以防风、荆芥、羌活、薄荷、僵蚕、蝉蜕散风热；以苍术、茯苓、泽泻、滑石、车前子利湿；以黄芩、生地黄、玄参、知母、连翘清热；治风必治血，以当归、丹参、赤芍等养血活血。

1991 年 7 月 15 日二诊：患者自诉服药后瘙痒逐渐减轻，仍有新疹出来，但已较少。脉浮稍数，黄苔变淡黄。

处方：防风 15g，荆芥 12g，羌活 12g，薄荷 10g，川芎 12g，僵蚕 12g，蝉蜕 10g，陈皮 10g，厚朴 12g，生地黄 12g，茯苓 12g，泽泻 12g，车前子 10g，苍术 15g，黄芩 12g，连翘 12g，当归 12g，丹参 12g，赤芍 12g。每日 1 剂，连服 10 剂。

1991 年 7 月 28 日三诊：患者自诉瘙痒大减，疹见平复，新疹很少。

再用二诊方 10 剂，每日 1 剂。

按语： 风湿之邪加血热之因，最易形成皮疹瘙痒，本病顽固难愈，即便治愈也极易复发，日久常伴有阴虚。尤其是老年人最多见。

荨麻疹

于某，女，37 岁。2013 年 8 月 30 日初诊。

患者 2012 年曾患荨麻疹，在我处治愈，今年又复发，遂来就诊。

刻诊：四肢均有红疹，抚之碍手，两臂尤甚，瘙痒异常。右脉寸浮数，左寸数。舌红。

辨析：肺胃有热，血热，风邪盛。

处方：知母 20g，桑白皮 10g，鱼腥草 20g，栀子 12g，大青叶 15g，黄连 6g，牡丹皮 12g，白芍 15g，薄荷 12g，赤芍 20g，丹参 30g，郁金 20g，甘草 10g，白薇 10g，生地黄 20g。每日 1 剂，连服 6 剂。

方义：桑白皮、鱼腥草、知母、栀子为君，清肺热；大青叶、白薇、生地黄、白芍清血热；黄连清心火；丹参、赤芍、郁金活血，取"血行风自灭"之意；薄荷疏风透热。

患者服药后痊愈。

按语：疹发太阴，关乎气分，发疹类疾病，必有风邪为患，血分亦有热，此时若多用祛风透表之类药物，例如荆芥、蝉蜕之类，常使出疹越发严重，治疗时间延长，令患者不满。临证中我主张少用透发药物，待肺热、血热清除后，疹必迅速痊愈。此经验之谈，仅作参考。

蛇盘疮（带状疱疹）

于某，女，75 岁，唐山人。2005 年 6 月 18 日初诊。

患者患带状疱疹 1 周，两肋下及腋下、腰部布满疱疹，内有浆液，疼痛难忍，夜不能寐。

刻诊：脉弦数，三五不调。舌红苔黄。

辨析：带状疱疹多为胆经郁热夹湿，气血不和，此例为典型病例。

治法：清热凉血利湿，活血化瘀。

处方：龙胆泻肝汤加减。柴胡 12g，当归 10g，枳壳 15g，车前子 15g，龙胆 12g，栀子 12g，黄芩 12g，大青叶 15g，白薇 12g，玄参 12g，生地黄 12g，地肤子 12g，茯苓 12g，滑石（包煎）12g，泽泻 12g，赤芍 15g，郁金 20g，丹参 25g，泽兰 20g，香附 12g。每日 1 剂，连服 8 剂。

方义：以龙胆泻肝汤为主，大青叶、白薇增强凉血之效；滑石、地肤子增强利湿之功；赤芍、郁金、丹参、泽兰活血化瘀。

8 剂见效，水疱结痂，新出者不多。效不更方，续服 10 剂。

2010 年 7 月 12 日三诊：经过 20 多天治疗，疱疹大部分已经结痂，但是留有硬结，疼痛依然没有明显减轻，舌不红，苔淡黄。此是余邪未尽，疼痛不减是因为血瘀之故。

治法：清解余热，活血化瘀。

处方：复元活血汤加减。柴胡15g，当归12g，熟大黄8g，桃仁10g，红花20g，穿山甲（代）10g，乳香15g，郁金20g，赤芍20g，泽兰15g，香附15g，陈皮12g，川楝子12g，车前子12g，泽泻12g，茯苓12g，白薇12g。

方义：复元活血汤"治从高坠下，恶血留于胁下，及疼痛不可忍者"。大黄、柴胡为君，疏肝理气，引血下行，一升一降，相互配合；臣以当归、桃仁、红花、穿山甲（代），破血消瘀止痛。

此方服用20余剂，胁下腰腹方不疼痛，硬结完全平复。痊愈。

按语：带状疱疹在中医学有"串腰龙"及"蛇串疮"之说，《医宗金鉴》称之为"缠腰火丹"。带状疱疹并不难治，难治的是遗留的硬结疼痛，有的患者几年都不痊愈，根本原因是少阳经脉阻滞，胁下有瘀血停留。《临证指南医案》说："盖久病必入于络，络中气血虚实寒热，稍有留邪，皆能致痛。"复元活血汤活血化瘀，引药直达胁下乃至全身，效果很好。但是也并非只服几剂药就能见效，需要坚持一段时间才能清除瘀血而止住疼痛。

气阳虚脱危象

范某，女，55岁，唐山人。

患者与我妻子相识，病休在家，身体瘦弱，原来患有甲状腺功能亢进。1998年11月4日晚8时，患者突然打来电话，要我给她看病。

刻诊：患者形瘦体弱，卧床不起3天，面色阴晦，冷汗淋漓，语声低微，惶恐不安。脉搏每分钟 50 次，虚弱浮软，重按若无。舌痿软、水滑。

此气阳虚脱证。病情紧急，我取出随身携带的针具消毒后，取膻中、神门、足三里、关元针刺，留针半小时。半小时后，患者大汗退下，神色稍定。

治法：回阳固脱。

处方：附子（单包，同甘草 15g 先煎 1 小时）30g，桂枝 20g，干姜 20g，炙甘草 15g，当归 15g，川芎 20g，丹参 20g，山萸肉 12g，五味子 15g，人参 15g。每日 1 剂，连服 4 剂。

方义：以四逆汤为君，必须重用附子；加人参益气，当归益血，川芎、丹参宣通血脉，山萸肉、五味子固脱。

4 天后二诊，脉搏已至每分钟 65 次，稍有力。原方再服 4 剂。服完药后来电说已能下楼活动。

按语：甲状腺功能亢进的表现本来应该是心率快，而本例反慢，估计是服用药物过量所致。治疗阳虚脱证，针刺最快，关元、足三里、膻中为要穴。回阳用四逆汤加味，加桂枝增强温阳作用，加山萸肉、五味子固涩欲脱之阳气，加人参、当归补益气血。

阴虚动风（多发性抽动）

孙某，女，6 岁，唐山人。2009 年 1 月 16 日初诊。

患儿患多发性抽动症 3 个月余，白天身体手足不自主地抽动，有怪异的动作，脸上出现怪相，夜间睡梦中哭闹咬牙，其父母心急如焚，带着患儿走遍市各大医院，做各种检查未见异常，服用氟哌噻吨美利曲辛、丁螺环酮等，无效。

刻诊：面色基本正常，脉象细数，舌红苔黄。

细审病之根源，我问孩子是否睡觉的炕太热，其父母答没有睡炕，而是睡床，但是铺着电褥子，而且，父亲怕孩子夜间冷，用电暖气为其烤着头部，我听了豁然明白，原来病因在这里。

我告诉其父母，孩子睡觉温度低些没关系，用电暖气烤绝对不可取。

治法：滋阴清热，柔肝益肾，养血息风定惊。

处方：阿胶（单包，烊化）12g，生地黄 12g，麦冬 10g，玄参 12g，知母 12g，生石膏（单包，先煎）20g，白薇 10g，女贞子 8g，龟甲 8g，生龙骨 10g，生牡蛎 10g，地龙 10g，白芍 10g，甘草 6g，钩藤（后下）6g。

方义：阿胶、生地黄、麦冬、玄参、女贞子、龟甲滋阴液、补肝肾；龙骨、牡蛎敛阴潜阳；钩藤、地龙息风；白芍、甘草甘寒化阴，柔肝和营止痉。

3 剂药后，患儿周身抽动停止，各种怪异动作消失，再服 3 剂巩固。

按语：此例患儿采用了滋阴养血息风的治疗原则，临床效果显著。此类患儿较多，而本例证型较为典型，有一定参考意义。

"阴主柔静，阳主刚躁"，阴失内藏镇守，则阳浮于外而行为乖戾。本病的发病机制主要是脏腑阴阳失调，即阴静不足，阳动有余，以阴虚为主，当治以滋阴潜阳、柔肝滋肾。

病情复杂的口腔溃疡、舌溃烂

梁某，女，45 岁，哈尔滨人，在唐山打工。患者患胃炎多年，吃饭少，饭后胃痛或胀满不舒，在我诊所服了 12 剂药，基本痊愈。患者对我的医术颇为赞许，因在此之前也曾经多方医治无显效。

梁某因此想到她的父亲，已经 82 岁高龄，住在老家哈尔滨，她的妹妹近日打电话说，父亲患了严重的口腔溃疡、舌炎，口腔及咽部满是溃疡点，舌头溃烂。服用西药毫无效果，服用当地中医给开的中药，越吃越严重，最近 4 个月已经到了不能进食的地步，舌头痛得厉害。舌头不能转动，话也不能说，舌干不能进食，原来能喝点稀饭，现在只能喝一点米汤。原来体重 140 多斤，几个月下来瘦了 40 多斤。梁某得知后心如刀绞，想把父亲接来由我诊治。

当时我稍有迟疑，因为患者年事已高，若再患有其他疾病，恐怕治疗过程中出现意外。但是，我又不忍拒绝梁某，便问她的父亲除了口腔溃疡是否还有其他疾病。梁某说其父原来身体很好，没有其他疾病，于是我答应给她父亲诊治。

刻诊：初次见面，我便发现老人瘦得很，两腮深陷，脸色蜡黄，张开嘴，满口是溃疡点，分布在嘴唇边、口内颊部，咽喉部。舌面溃烂，口唇还流涎水，顺着嘴角滴答。因为不能说话，由他女儿代诉，舌头不能动，痛、麻木，平日进食米汤都勉强。老人老泪纵横，我不免心酸。

诊脉时，一接触他的手，我就感到冰凉无比，像摸着一块冰。一般的口腔溃疡都是心胃火旺或者阴虚火旺，李时珍的《脉诀》说"寸数咽喉口舌疮"，说明心火旺容易长口腔溃疡，他却完全相反，属于寒证。再仔细诊脉，脉象迟而紧，这是寒邪束表，内里阳气不足。再看舌苔，舌面一层白苔，这是寒湿之邪，白苔底下，舌色紫红，有几道裂痕，这说明内里还有阴虚，应是胃阴虚，还有瘀血的情况。病情如此之复杂，表有寒湿所困，内里既有阳虚又有阴虚，还有瘀血阻滞，看病几十年，未曾遇到病情如此复杂的口腔溃疡患者。

辨析：外寒内阴虚，肾阴阳两虚，血瘀阻胃，湿邪困脾。

处方：麻黄 8g，桂枝 10g，防风 15g，荆芥 12g，陈皮 15g，丹参 25g，蒲黄 15g，五灵脂 15g，石斛 6g，麦冬 5g，炙甘草 15g，白芍 10g，延胡索 15g，木香 15g，白术 15g，茯苓 20g，王不留行 25g，降香 5g。每日 1 剂，连服 5 剂。

方义：麻黄、桂枝为君，散寒发汗，防风、荆芥助之；石斛、麦冬为臣，滋养胃阴。炙甘草合白芍，甘酸化阴；炙甘草合桂枝、防风，辛甘化阳。茯苓、白术健脾化湿，木香、陈皮和胃理气，蒲黄、五灵脂、延胡索、王不留行、丹参活血化瘀。

按语：患者病情复杂，若按一般心胃火旺治疗，只会越治越重。为了慎重，我每日为患者诊一次脉，根据症状加减药物。

5 天里，每天患者都是汗出融融。第三天，患者的舌头能动了，也能喝些稀米粥了，口涎也不再顺嘴流淌。第五天，患者能说话了，但是话音含混不清。我大喜，知道治疗此病有希望。

12 剂药以后，舌面的白苔退尽，表寒基本没有了，摸着他的手也不再感到冰凉。吃饭大有好转，原来只能喝粥，现在可以吃些馒头，也可以吃鱼。但是，患者还不能吃肉和米饭。舌面白苔退尽后，露出烂肉一样的溃疡舌面。

我减去麻黄、防风、荆芥三味解表药，因为患者的手还是冰凉，脉象仍迟缓，说明阳虚的情况还有，所以桂枝不能去掉。此外，患者舌象说明胃阴不足，石斛、麦冬不可缺少。考虑患者长期不规律吃饭，元气必虚，故加了点党参、砂仁。

处方：桂枝 10g，陈皮 15g，丹参 25g，生蒲黄（布包煎）15g，五灵脂 15g，石斛 6g，麦冬 5g，炙甘草 15g，白芍 10g，延胡索 15g，木香 15g，白术 15g，茯苓 15g，王不留行 25g，党参 15g，砂仁 12g。

此方刚服用 2 剂，患者有了不适的感觉，胃中胀满痞闷，吃不下东西。我琢磨，可能因胃中有瘀滞，不可以补，一补瘀滞就严重，胀满不舒，饭也吃不下。

马上去掉党参，另加入山楂 15g，红花 15g，桃仁 12g，用药后胀满痞闷缓解了许多。

第二个方剂吃了 7 剂，问题又出现了，口中已经消掉的溃疡有的地方又长出来，另外，身体的腹部、两臂、手上也长出了溃疡点，像是疱疹一样。脉诊感觉尺脉虚。问患者腰痛否，患者说自从得了口腔溃疡，腰就莫名而痛。突然明白，患者的阳虚根源在肾，肾阳虚火不归，应该引火归元才对。此外，胃阴虚的根源也可能是由于肾阴不足。于是，减去桂枝，加肉桂 8g，女贞子 10g。又加入胡黄连 6g，黄芩 12g。

桂枝改为肉桂，是因为桂枝药性走而不守，体内虚阳随着桂枝全身浮游致疼痛不舒。而肉桂虽热，但专入肾经，可引火归元，他药不可替代。

3 剂之后，患者前胸后背的溃疡点基本消退，口腔的溃疡点也减少了许多，舌头疼痛、舌面麻木、胃中胀满症状均减轻。

但是，老人的病又陷入一个怪圈，口内旧的溃疡点不断消失，新的溃疡点不断地滋生，病情辗转反复 1 个月依然如故。我陷入冥思苦想，考虑还是火不归元，突然想起引火汤。引火汤最早见于陈士铎的《辨证奇闻》，主治咽喉肿痛属阴娥者。因陈士铎师从于傅山，故后世也称此方为傅山引火汤。原方用熟地黄、麦冬、天冬、巴戟天、茯苓、五味子。方中重用熟地黄大剂滋水填精，为君；麦冬、天冬、五味子滋肺，金水相生，以助熟地黄滋水，为臣，其中五味子酸敛，使既补之阴得固封；茯苓补土以制水；巴戟天水火并补，水火既济，水下趋，火不得不随，有引火归元之功。灵光一现，使我彻底改变方剂，从补肾、引火归元下手。

处方：熟地黄 45g，巴戟天 20g，肉桂 6g，麦冬 12g，天冬 12g，山萸肉 20g，五味子 12g，茯苓 15g，生蒲黄（布包煎）15g，血竭（冲服）3g，延胡索 15g，王不留行 30g，丹参 25g，降香 10g，白术 12g，木香 12g。

方义：熟地黄、麦冬、天冬滋阴，巴戟天益肾阳，肉桂引火归元，山萸肉、五味子收敛浮游阳气，白术、茯苓健脾胃，诸活血药调理胃中瘀滞。

此方用了 3 剂后，旧的溃疡点消除大半，新的溃疡点少见滋生。同时，舌痛，舌麻都大有好转，食量倍增。治疗 1 个多月，患者体重增长了 9 斤。

患者的女儿梁某对我感激不尽。回想治疗过程，我唏嘘不已，此病看似寻常，实比癌症还难治。我也从中收获了许多治疗口腔溃疡的经验。